# 엘리 허먼의
# 필라테스 매트운동

Ellie Herman's Pilates Mat

노수연 / 박성미 / 배경진 / 여지영 /
이명의 / 이진숙 / 정영수 공역

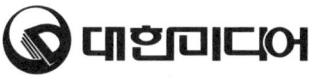

Ellie Herman's Pilates Mat
by Ellie Herman

Copyright ⓒ 2007 by Ellie Herman
All rights reserved.

Korean translation copyright ⓒ 2008 by Daehan Media Co.
This Korean translation right was arranged with Ellie Herman Books in U.S.A.

이 책의 한국어판 저작권은 미국 Ellie Herman Books사와의 독점계약으로 도서출판 대한미디어가 소유합니다.
저작권법에 의하여 한국 내에서 보호 받는 저작물이므로 무단전재와 무단복제를 금합니다.

엘리 허먼의
# 필라테스
### 매트운동

**지은이** Ellie Herman
**옮긴이** 노수연 / 박성미 / 배경진 / 여지영 /
      이명의 / 이진숙 / 정영수

초판 5쇄발행 / 2025년 3월 5일
발행인 / 이광호
발행처 / 도서출판 대한미디어
등록번호 / 제2-4035호

전화 / (02)2267-9731  팩스 / (02)2271-1469
홈페이지 www.daehanmedia.com

ISBN 978-89-5654-191-4  93690
정가 15,000원

※ 잘못 만들어진 책은 구입처 및 본사에서 교환해 드립니다.

엘리 허먼의
# 필라테스
## 매트운동
Ellie Herman's Pilates Mat

# 차 례

**서론**
- 이 책을 시작하며     6
- 조셉 필라테스에 대하여     8
- 필라테스의 8가지 원리     10
- 엘리 허먼의 필라테스 기초학     14
- 주요 동작 용어     20
- 척추중립과 골반중립     23
- 척추 굴절: 무엇을 알아둘 필요가 있는가     26
- 척추 신전: 무엇을 알아둘 필요가 있는가     29
- 1시간의 연습 구성 방법     32
- 이 책의 사용 방법     35

**동작**     39
- 척추중립 자세에서 호흡하기     41
- 어깨 으쓱하기     42
- 어깨 올렸다 내려놓기     43
- 팔 뻗어주기     44
- 꼬리뼈 들기     45
- 발꿈치 미끄러뜨리기     46
- 골반 안정화 동작     47
- 타이니 스텝     48

**4개 층의 복부 근육**     50
- 심복부 파악하기     51
- 상복부 운동     52
- 감귤 조이기     53
- 100회 흔들기     54
- 힙업     56
- 도장찍으며 전환하기     57
- 균형점 자세     58

**몸통 풀컬스 동작의 단계별 분석**     60
- 롤다운     61

**둔근, 조여줄 것인가? 말 것인가?**     63
- 롤업     64
- 롤오버     66
- 한쪽 다리로 원그리기 I, II, III     68
- 볼처럼 구르기     72

**5대 시리즈 동작과 추가 1개 동작**     74
- 1. 한쪽 다리 스트레칭     75
- 2. 크리스 크로스     76
- 3. 양다리 스트레칭     77
- 4. 양다리 일직선 스트레칭     78
- 5. 한쪽 다리 일직선 스트레칭     79
- 6. 흉곽 제어     81

- 섹시 척추 스트레칭     82
- 브리지     83
- 한쪽 다리 브리지     84
- 척추 전방 스트레칭     85
- 앉아서 다리 위로 뻗기     86
- 코르크 마개뽑기 자세     88
- 톱질 준비 자세: 마사 그라함 단축 자세     90
- 톱질 자세     91
- 인어 자세     92
- 일어나는 백조 자세: 어린 백조-스핑크스-고고한 백조     96
- 백조 다이빙 준비 자세     98
- 백조 다이빙 자세     99

| | |
|---|---|
| 휴식 자세 | 100 |
| 한쪽 다리 차올리기 | 101 |
| 양다리 차올리기 | 102 |
| 고양이 자세 | 104 |
| 섹시 고양이 자세 | 105 |
| 사냥하는 고양이 자세 | 106 |
| 목 당겨주기 | 108 |
| 높은 가위 자세 | 110 |
| 높은 자전거 자세 | 111 |
| 어깨 브리지 | 112 |
| 척추 트위스트 | 114 |
| 잭나이프 자세 | 116 |
| 팔을 뻗어준 잭나이프 자세 | 117 |

## 사이드킥 시리즈     118

| | |
|---|---|
| 평행 업/다운 | 120 |
| 전방/후방 사이드킥 | 121 |
| 사이드 자전거 자세 | 122 |
| 엉덩이 걷어차기 | 124 |
| 아래쪽 다리 들기 | 125 |
| 발레 동작 카브리올 자세 | 126 |
| 아래쪽 다리로 박자 맞추기 | 127 |
| 대합조개 자세 | 128 |
| 업/다운하기 | 129 |
| 발레 동작 데벨로뻬 자세 | 130 |
| 8자 그리기 | 131 |
| 대형 가위 자세 | 132 |
| 발레 동작 롱드쟝브 자세 | 133 |

## 엎드린 자세의 둔근 시리즈     134

| | |
|---|---|
| 발꿈치 조이기 | 134 |
| 찰리 채플린 자세 | 135 |
| 수영하는 다리 자세 | 136 |
| 수영 자세 | 137 |

## 티저 자세 배우기     138

| | |
|---|---|
| 티저 I: 변형된 티저 자세 | 141 |
| 티저 II: 클래식 티저 자세 | 142 |
| 티저 III: 양팔 귀 옆으로 뻗어주기 | 143 |
| 티저 IV: 머리와 팔다리 들기 | 144 |
| 티저 V: 양팔 귀 옆으로 뻗어준 머리와 팔다리 들기 | 146 |
| 티저 VI: 8자 그리기 | 148 |
| 엉덩이로 원그리기 | 150 |
| 3가지 힙 스트레칭 | 152 |
| 사이드 밴드: 고급 인어 자세 | 155 |
| 레그 풀 프론트(전방 제어) | 156 |
| 레그 풀 백(후방 제어) | 158 |
| 무릎 꿇고 하는 사이드킥 | 159 |
| 별 자세 | 160 |
| 부메랑 자세 | 162 |
| 물개 자세 | 164 |
| 균형 제어 자세 | 165 |
| 필라테스 팔굽혀 펴기 I | 166 |
| 필라테스 팔굽혀 펴기 II: 아라베스크 | 168 |

## 특별한 필라테스 매트운동     170

| | |
|---|---|
| 나무 오르기 자세 | 170 |
| 앞으로 노젖기 자세 | 172 |
| 뒤로 노젖기 자세 | 174 |
| 뱀 자세 | 176 |
| 트위스트 | 177 |
| 바늘 꿰기 자세 | 178 |
| 세계 일주 자세 | 180 |

## 동작 찾아보기     182

| | |
|---|---|
| 기초시리즈(교습생의 첫 시간동작) | 185 |
| 초급 시리즈 | 186 |
| 중급 시리즈 | 187 |
| 고급 시리즈 | 188 |
| 척추 안정화 동작 | 190 |
| 공동저자에 대하여 | 191 |
| 역자에 대하여 | 192 |

# 이 책을 시작하며

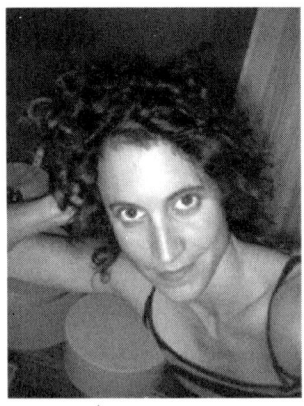
엘리 허먼

내가 필라테스를 알게 된 것은 1988년경 샌프란시스코에서 직업무용수 겸 안무가로 활동하던 때였다. 나는 당시 여성 무용단 〈플라잉 버트레스(Flying Buttresses)〉에서 활동하고 있었다. 말할 필요도 없이 그것만으로는 여행을 좋아하며 살아가던 베이 지역에서의 내 생활을 뒷받침할 충분한 돈을 마련할 수 없었다. 22살을 눈앞에 두고 있던 나는 자만심에 가득차 있었지만 경험은 부족했다. 그 때문에 나는 나와 같은 처지의 자존심 강한 젊은 여성들이 해야 한다고 생각했던 것을 하기에 이르렀으며, 그것은 여자 프로 레슬러가 되는 것이었다. 하지만 "루스 레스"란 이름으로 활동한 레슬러 인생은 곧바로 끝나고 말았다. 어느 날의 팀 매치에서 땅딸막한 체구의 거친 선수 한 명이 나를 바닥에 팽개쳤고, 결국 쓰러진 나는 일어나질 못했다. 내가 들은 유일한 소리는 무엇인가 심하게 "끊어지는" 소리였다. 전십자인대의 파열이었다. 그것도 영원히 끊어진 것이었다. 매트 위에 누워서 나는 스스로를 저주했다. 나는 어쩌면 이렇듯 어리석었던 것일까? 나는 나의 무용 경력이 이제 완전히 끝났다고 생각했다.

그리고 나는 필라테스에 발을 들여놓게 되었다. 나는 샌프란시스코의 성 프란시스 병원에 내 운명을 맡겼다. 그 병원엔 필라테스 기반의 재활 프로그램을 전담하는 완벽한 무용 치료부가 있었고, 그 부서는 엘리자베스 라크햄의 지도 아래 운영되고 있었다. 5개월의 재활 치료 뒤, 나는 다시 무용을 할 수 있게 되었고, 필라테스는 점핑(jumping), 리핑(leaping), 트월링(twirling)의 기능을 회복시켜주는 데 그치지 않고, 실질적으로 무용 기술과 제어력, 균형 감각, 몸 중심부(코어)의 강인함을 더 향상시켜주었다.

이어 나는 뉴욕으로 이사를 했으며, 그곳에서 뉴욕대 무용과의 석사학위 과정에 등록했다. 나는 뉴욕대에서 매일 아침 조셉 필라테스의 원래 문하생 가운데 한 명인 캐시 그랜트의 매트 필라테스 교실에 나갔다. 캐시는 내게 어떻게 해야 필라테스의 깊이와 창조성을 갖출 수 있는지 가르쳐주었으며, 이는 내가 주중에 발레 강의를 받을 때면 느끼고 있던 엉덩이의 묵직한 통증을 완화시키는 데 큰 도움이 되었다. 나는 이 석사과정을 도중에서 그만두었지만 캐시 그랜트는 내가 필라테스의 지도자 과정을 밟도록 많은 영감을 주었다. 그리고 결국 나는 조셉 필라테스의 또 다른 원래 제자 가운데 한 사람이며 현재도 계속 뉴욕시에 거주하고 있는 로마나 키라노브스카에게 필라테스를 배우게 되었다.

1992년 다시 샌프란시스코로 돌아온 나는 바디 키네틱스의 제니퍼 스테이시, 캐롤 에이펠과 함께 필라테스 공부를 계속했다. 그리고 다음 해 나는 샌프란시스코의 미션 지역에서 나의 생활 공간이자 작업장에 개인 필라테스 스튜디오를 열었다. 몇 년 동안 교습생들이 크게 불어났고, 그 때문에 우리는 필라테스 기반의 휘트니스와 재활 운동, 지도자 양성, 교육, 보완 치료 요법을 소화할 수 있는 두 개의 완벽한 마루 스튜디오를 갖춘 보다 큰 빌딩으로 이사를 했다. 필라테스가 대중성을 얻어감에 따라 나의 사업은 성장을 했고, 2001년 나는 캘리포니아주 오클랜드에 두 번째 필라테스 스튜디오의 문을 열기에 이르렀다.

앎에 대해 굶주렸던 나는 2000년 샌프란시스코의 미국 전통 중국 의학대에서 침술 및 중국 약초 의학을 공부하여 이학석사 학위를 따내기에 이르렀다.

그때쯤 나는 가족과 동부 해안의 풍경이 그리워지기 시작했고, 그래서 브룩클린으로 이사를 했으며, 2005년 10월 파크 슬로프에 세번째 필라테스 스튜디오를 열었다.

필라테스의 혁신에 대해 끊임없이 관심을 갖고 있었던 나는 그 일환으로 필라테스 스프링보드라 불리는 새로운 필라테스 기구를 설계했다. 이 스프링보드는 월 유닛(Wall Unit), 캐딜락(Cadillac)이라 불리는 필라테스 기구를 공간절약형으로 변형한 것으로 값이 저렴하며, 현재는 밸런스트 바디란 업체에서 생산하고 있다.

필라테스가 수많은 육체적 질병을 고치고 몸의 재활을 가져다줄 수 있는 훌륭한 운동 체계이긴 하지만 그것이 항상 서서 걷기 운동을 한다고 되는 것은 아니다. 활동적인 사람의 경우 하루에 5천보 이상 걷기 때문에 나는 우리의 걸음걸이가 자세에 어떤 영향을 미치고 있는가에 대해 많은 생각을 하게 되었다. 사랑스럽고 똑똑한 낸시 마이어스(엘리 허먼 스튜디오의 전 부회장이며, 그녀는 아무리 멀리 떨어져 있어도 사람들의 걸음걸이에서 이상 유무를 파악할 수 있는 인물이다)의 도움을 얻어 나는 필라테스와 걷기를 결합한 워킬라테스(Walk-ilates)를 개발했다. 우리는 이 운동에 MBT(마사이족 보행 기술) 운동화를 사용하고 있으며, 이 신발은 지면을 발의 앞쪽과 뒤꿈치로만 딛는 것이 아니라 발 전체로 부드럽게 딛을 수 있도록 해줌으로써 워킬라테스 프로그램의 자세 치료 효과를 크게 향상시켜주고 있다.

나의 웹사이트인 www.ellie.net에 마련된 블로그를 방문하면 나의 필라테스 스튜디오에 대한 최신 소식과 기타 필타테스에 대한 다양한 정보를 얻을 수 있다. 나는 워크숍과 지도자 육성 프로그램에 적극적으로 참여하고 있다. 이메일 주소는 ellie@ellie.net이다.

# 조셉 필라테스에 대해서

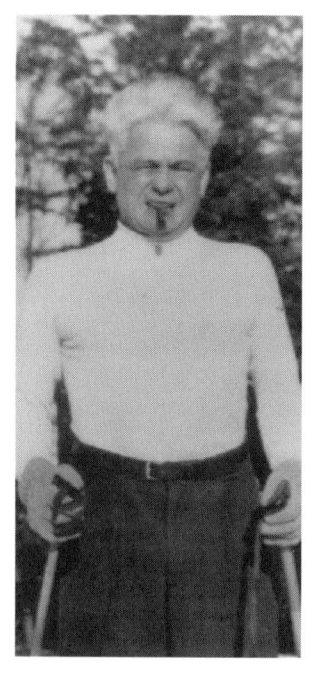

조셉 후버투스 필라테스는 1880년 독일에서 태어났으며, 어렸을 때 천식으로 건강을 해쳐 많은 고통을 받았다. 그는 평생 동안 자신의 약점을 극복해 가면서 뛰어난 운동선수가 되었으며, 스키광이자 다이빙 선수, 체조선수, 요가 수행자, 그리고 권투 선수로 활동했다.

필라테스는 어떻게 해야 건강하고 행복한 사람이 될 수 있는가에 대해 끊임없이 생각하던 꿈을 가진 사람이었다. 그는 처음에는 복부의 힘과 몸의 전체적 제어력을 갖출 수 있으며 매트 위에서 할 수 있도록 고안된 일련의 운동법을 개발했다. 이어 그는 운동의 형태를 확장하고 효과를 높이기 위하여 다양한 기구를 발명했다. 조셉 필라테스가 1차 세계대전 때 영국의 포로수용소에서 일하고 있던 간호사였으며, 병원 침대 위로 스프링을 설치하여 부상당한 환자들의 재활 치료를 돕고 침대에 누워서도 운동을 할 수 있도록 해주는 반짝이는 아이디어를 내놓았다는 것은 널리 알려진 얘기이다. 이 침대 비슷한 장치는 나중에 주요 필라테스 기구 중 하나인 캐딜락으로 발전했다.

1923년 조셉 필라테스는 미국으로 이주하여 뉴욕시에 정착했으며, 그곳의 맨해튼 8번가에서 필라테스 스튜디오를 개장한 뒤 조지 발란신, 마사 그라함을 비롯하여 직업안무가들의 훈련과 재활을 돕기 시작했다.

조셉 필라테스는 자신의 저서 『생명의 회복』(Return to Life)에서 전체적인 건강의 향상을 위한 총체적 체제를 펼쳐보였으며, 이에는 물론 고전적인 매트 필라테스 동작이 포함되어 있었다. 그리고 자신이 스스로 사진 모델이 되어 전체적인 운동의 시범을 보였다. 그는 원래 자신의 방법을 "조절학"(Contrology)이라 불렀으며, 그가 자신의 방법론을 다른 사람들에게 가르치기 시작한 이후에야 비로소 그의 방법이 "필라테스"라 불리게 되었다. 자신의 책에서 그는 조절학을 가리켜 "몸을 균형있게 개발해주며, 잘못된 자세를 교정해주고, 육체적 생명력을 회복시켜주며, 마음을 활기차게 해주고, 정신을 고양시켜주는 것"이라고 설명했다.

필라테스는 평생동안 20여개가 넘는 장치들을 발명했다. 그 중 일부는 어느 정도 중세의 고문 도구와 비슷해 보이는 것도 있었다. 나무와 철제 파이프로 조립되어 있고, 도르레와 줄, 수평 막대, 상자, 스프링을 다양하게 조합하여 이용했기 때문이었다. 필라테스 전체는 500가지 이상의 운동으로 구성되어 있으며, 이에는 매트, 리포머, 캐딜락, 운다 체어, 척추 교정기, 래더 배럴, 타워와 같은 기구를 사용한 필라테스가 포함되어 있다.

## 필라의 후계자들

맨해튼에 설립된 원래의 8번가 필라테스 스튜디오는 필라테스의 1세대 지도자들을 탄생시켰다. 로마나 키라노브스카, 캐시 그랜트, 론 프랫쳐, 이브 젠트리, 캐롤라 트리어, 메리 보웬, 브루스 킹이 그들이었다. 이들 후계자들 중 일부는 미국의 각지역으로 흩어져 필라테스 스튜디오를 열었으며, 반면 일부는 뉴욕시에 그대로 남았다. 로마나는 조셉의 사후에까지 그의 원래 필라테스 스튜디오를 지켰다. 캐시 그랜트는 지금도 여전히 뉴욕대 무용과에 있는 작은 필라테스 스튜디오에서 활동하고 있으며, 나는 바로 운좋게도 그곳에서 그녀로부터 많은 것을 배울 수 있었다. 지난 50년 동안 필라테스 방법론은 수많은 지도자 세대를 거쳐 이어져 왔으며, 방법론 자체가 그 과정에서 크게 변형이 되었다. 현대의 필라테스 지도자들은 대다수가 자신의 통찰력을 가미하여 원래의 필라테스를 개선해놓고 있지만 한편으로 다른 지도자들은 "순수" 필라테스의 개념을 그대로 지키면서 절대로 이를 고치는 법이 없다! 여기서 나의 견해를 밝히자면 이렇다. 필라테스 선생이 혁신가였으며, 평생 변화를 추구했고, 자신의 운동법을 개선해 나갔으며, 또 새로운 고안물을 발명했다면 왜 우리는 안 되는 것일까?

## 필라테스란 정확히 무엇인가?

전체적으로 필라테스 동작은 복부와 척추, 엉덩이, 내부 깊숙한 곳의 자세 근육을 강력하게 개발하여 골격계를 지지해주는 것이며, 이 동작은 필라테스가 몸의 "발전소(powerhouse)"라고 불렀던 것과 같은 기능을 한다. 필라테스 요법은 몸의 중심부 강화, 등의 길이 확대, 몸의 인식력 증대, 근육의 탄력성 구축, 유연성 증대와 같은 효과를 가져다 준다. 아울러 필라테스는 척추와 무릎, 엉덩이, 어깨, 그리고 반복적 스트레스성 부상에 매우 뛰어난 재활 효과를 갖고 있다. 필라테스는 몸을 전체적으로 균형있게 향상시켜주며, 몸의 불균형과 만성적으로 허약한 체질을 고쳐줌으로써 부상의 재발을 방지해주고, 이를 통하여 몸을 균형 상태로 되돌려준다.

# 필라테스의 8가지 원리

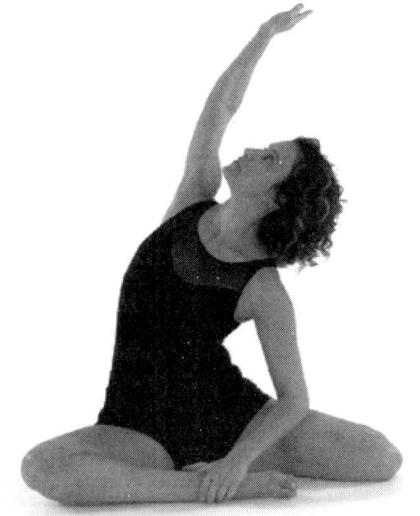

조셉 필라테스의 저서 『생명의 회복』(Return to Life)은 필라테스 요법의 토대를 이루는 중요한 8가지 원리에 대해 자세하게 소개하고 있다. 이들 원리는 필라테스의 핵심을 이룬다.

### 조절(control)

필라테스 동작을 취할 때의 기본 원칙은 우리 몸의 모든 동작을 정밀하게 조절하라는 것이다. 이 원칙은 동작뿐만 아니라 동작과 동작 사이의 전환 단계, 도구의 사용 방법, 운동을 하는 동안 기울여야 할 전체적인 세부적 주의사항에 이르기까지 모두에 적용된다. 매트 필라테스 동작을 취할 때 조절은 각 동작의 시작에서 끝까지 모두 이루어지게 된다. 잘 제어된 방법으로 몸을 조절하게 되면 근육이 신장되었을 때 근육의 훈련이 이루어진다. 이를 신장성 근육 수축이라 부르며, 이는 길고 유연한 근육을 만들어준다. 아울러 동작의 조절에 초점을 맞추면 몸이 어쩔 수 없이 보조 근육(이를 협력근이라 부른다)을 이용하게 되며, 이들 근육은 대체로 주근육보다는 작다. 많은 근육이 서로 함께 어울려, 즉 근육이 협력하여 어느 한 동작을 취하게 되면 몸이 전체적으로 좀더 균형 있고 조화롭게 개발된다. 아울러 이렇게 되면 모든 동작을 큰 근육으로만 취할 필요가 없어지기 때문에 큰 근육이 지나치게 비대해지는 법이 없게 된다. 따라서 우리는 길고 날씬한 몸을 가질 수 있게 된다. 일단 우리의 몸이 조절을 통한 동작을 익히고 나면 빠른 속도로 달려야 하는 스키 운동부터 격렬한 탱고춤, 또는 줄사다리를 타고 흔들리는 지붕 위로 올라가야 하는 경우에 이르기까지 어떤 종류의 상황에서도 더 강한 자신감을 느낄 수 있다.

### 호흡(breath)

대부분의 사람들은 자신의 폐활량을 모두 사용하고 있지 않다. 얕은 호흡은 불행히도 활기 없고 스트레스가 심한 생활의 부작용이다. 사람들은 새로운 동작이나 어려운 동작을 취할 때면 종종 호흡을 멈추곤 한다. 필라테스 교습가로서 그런 일을 지켜보는 것은 고통스러운 일이다. 나는 종종 교습생들에게 숨을 내쉬라고 말한다. 그들은 그렇게 하지 않으면 숨을 내쉬질 않는다! 일부 사람들은 숨을 내쉬지 않기 때문에 새로운 동작을 취할 때 사실상 호흡을 멈추는 경우가 있다. 호흡을 멈추면 근육이 긴장되어 부적절한 자세가 더욱 악화되며, 그러면 긴장하는 습관이 굳어지게 된다. 그것이 바로 일정한 호흡이 물 흐르는 듯한 동작과 적절한 근육의 균형을 이루는 데 핵심이 되는 이유이다. 요가에서와 마찬가지로 호흡은 필라테스 요법의 핵심적 부분이며, 다른 형식의 운동과 구별되는 요소이기도 하다.

모든 필라테스 동작은 그에 알맞는 특정한 호흡 방식을 갖고 있다. 동작을 취하면서 호흡을 한다는 것이 항상 쉬운 일은 아니지만 제대로 이루어지면 뛰어난 효과를 발휘할 수 있다. 호흡에 집중력을 모으면 몸의 스트레칭 능력을 최대화하는 데 도움이 되며, 그러면 긴장이 이완되어 최적의 신체 조절 상태를 이룰 수 있다. 깊게 들이쉬고 길게 내쉬는 호흡은 폐운동이 되어 폐활량이 증대되며, 아울러 긴장을 크게 이완시켜주는 즐거운 부수적 효과까지 가져다준다.

### 흐르는 움직임(flowing movement)

필라테스 동작의 사진을 보면 많은 경우 요가 자세와 비슷하다는 것을 알 수 있다. 하지만 요가와 달리 필라테스에서는 자세를 멈추지 않는다. 대신 필라테스는 한 동작에서 다른 동작으로 물 흐르듯 흘러간다. 필라테스를 할 때는 동작의 각 단계를 물 흐르듯 흐르며 자유롭게 움직이다가 정확한 조절을 통해 동작을 끝내야 한다. 물 흐르는 듯한 움직임은 신경 조직과 근육, 관절을 통합시켜 몸을 매끄럽고 고르게 움직일 수 있도록 훈련시킨다.

### 정확성(precision)

정확성은 조절과 비슷하지만 공간 인식이라는 요소가 추가된다. 어떤 동작을 시작할 때는 해당 동작이 시작되고 끝나는 곳을 정확히 알고 있어야 한다. 모든 필라테스 동작은 항상 몸의 위치, 즉 다리의 각도, 팔꿈치의 위치, 머리와 몸의 위치는 물론이고 심지어 손가락을 어떻게 움직여야 하는지에 대해서까지 정확하게 정의하고 있다. 필라테스에서는 그러한 작은 요소들도 모두 고려의 대상이 된다.

### 중심화(centering)

하루 종일 필라테스를 가르치고 나면 때로 내 머리 속에서 "배꼽을 척추쪽으로 당기라"라는 말이 녹음된 테이프처럼 계속 돌아가고 있는 듯한 느낌이 들 때가 있다. 왜일까? 그건 교습생들에게 복부를 집어넣으라는 신호를 보내기 위해 내가 하루종일 그 말을 주문처럼 반복하기 때문이다. 필라테스의 모든 동작은 심복부를 이용하여 적절한 중심화를 갖춘 상태에서 이루어져야 한다. 대부분의 필라테스 동작은 직간접적으로 복근력의 개발에 초점을 맞추고 있다. 심지어 팔근육을 강화하는 데 초점을 맞춘 동작을 취할 때도 복부를 집어넣은 상태로 유지하고 어깨를 등쪽으로 당겨야 하며, 심지어 엉덩이 근육도 수축시켜주어야 한다. 이들 모든 동작은 중심화와 핵심 근력을 강화하기 위한 것이다. 어떤 동작도 몸 중심부의 안정성을 해쳐서는 안 된다. 다시 말하여 척추를 이용하여 견고하게 침대 자세를 취해야 할 때 척추 부분이 국수처럼 흐느적대며 중심을 잃게 되면 동작의 다음 단계로 전환하는 것이 불가능해진다.

### 안정성(stabilty)

그것이 상체의 안정성이든, 어깨의 안정성이든, 또는 발목의 안정성이든 필라테스 동작은 안정성을 바탕으로 이루어지며, 그것은 척추와 관절 건강의 핵심 요소이기도 하다. 부상을 입게 되면 해당 부위는 대체로 불안정해진다. 부상을 입었을 때 첫 번째로 해야 할 일은 부상 부위를 안정화시켜 부상의 재발을 방지하고 치유가 시작될 수 있도록 해주는 것이다. 이런 점에서 필라테스는 부상을 입은 후에 할 수 있는 가장 안전한 운동 요법 중의 하나이다. 필라테스를 통하여 상체와 관절의 안정성을 갖추면 부상을 방지할 수 있으며, 동작을 시작하자마자 부상을 입는 경우는 거의 없게 된다.

### 관절의 가동범위(range of motion)

"가동범위"란 관절의 동작을 표현하기 위하여 전문의들이 사용하는 말이다. 예를 들어 어깨 관절의 가동범위란 팔을 자신의 앞뒤나 기타 방향으로 들어올릴 수 있는 높이로 정의된다. 가동범위는 근육과 함께 인대 및 근막(결합조직)과 같은 섬유조직의 길이나 유연성에서 영향을 받는다. 기본적으로 가동범위는 유연성의 또 다른 설명 방법이다. 관절이나 척추의 유연성이 부족할 때 필라테스를 하면 가동범위가 증대될 수 있다. 하지만 가동범위가 지나치게 커서 관절과 척추의 불안정을 가져오는 원인이 될 때는 필라테스 동작을 통하여 이들 부위의 안정화 방법을 배울 수 있다. 필라테스는 이런 방법으로 몸의 균형을 갖추어준다. 안정성이 부족할 때는 가동범위를 제한하는 방법을 이해하는 것이 중요하다. 이는 미래의 부상 예방에 도움이 된다.

### 대립(opposition)

내리면서 들어올리고, 들어올리면서 내린다. 필라테스를 가르칠 때면 나는 종종 동작의 형태를 확장하기 위하여 대립의 개념을 보여주는 상상의 이미지를 이용하곤 한다. 예를 들어 똑바로 앉은 자세에서 시작하는 〈롤 다운〉 동작을 취할 경우, 나는 항상 "척추를 아래쪽으로 내릴 때 노란 줄이 머리 꼭대기의 뒤쪽에서 몸을 위로 들어올리고 있다고 상상하라"고 말한다. 이는 교습생이 몸을 뒤쪽으로 유연하게 내려주기 전에 사실상 몸을 위로 들어올려 길게 펴주어야 한다는 생각을 심어준다. 기본적으로 내리면서 들어올리는 것이다. 이는 척추의 길이를 늘려주며, 유연하게 휘어진 척추에서 압박감을 제거해준다. 이는 척추를 건강하고 부상 없이 유지하는 데 핵심적 요소이다. 대립은 교습생들의 동작 형태를 향상시켜주기 위하여 다양한 방법으로 이용할 수 있다.

### 엘리의 9번째 요소: 몸의 인식력(Body Awareness)

우리들 대부분은 몸속에서 어떤 활동이 이루어지고 있는지 전혀 알고 있지 못하다. 우리는 앉거나 설 때, 또는 걸어갈 때 적절한 자세가 어떤 것인지 모르고 있으며, 몸이 고장났을 때 어떻게 고쳐야 하는지도 모르고 있다. 필라테스는 이 모든 것을 가르쳐준다. 그것이 바로 내가 이를 가리켜 "상급 동작"(high exercise)이라 부르는 이유이다. 필라테스는 척추와 관절, 근육의 관리 방법에 대한 기본 요소들을 알려주는 최상위의 운동이기 때문이다. 필라테스는 부상을 입지 않는 방법과 신체의 최장수 방법을 알려준다.

나의 교습생들 대다수는 "…어깨의 긴장을 풀고, 목 뒤의 등을 길게 펴주고, 복부를 안쪽으로 집어넣으세요"라는 내 얘기를 수없이 들어서 이제는 그 말이 머릿속에서 계속 들릴 정도라고 말하곤 한다.

습관화된 잘못된 자세로부터 고통 받고 있으면서도 그것을 알지 못하고 있는 사람의 경우, 유능한 필라테스 지도자로부터 일정 기간 레슨을 받고 나면 곧바로 새로운 인식력이 몸에 영향을 미쳐 긍정적 변화를 가져올 수 있으며, 이에 크게 놀라 기뻐하곤 한다.

13

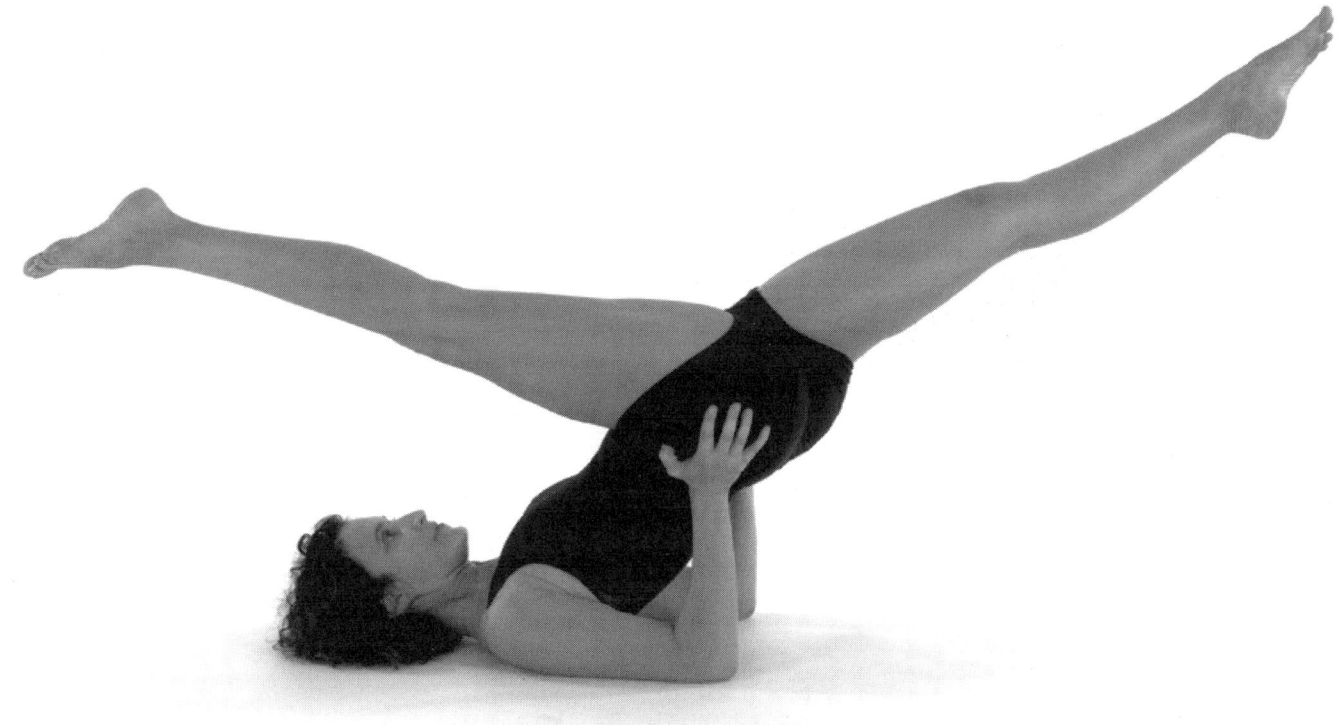

# 엘리 허먼의 필라테스 기초학

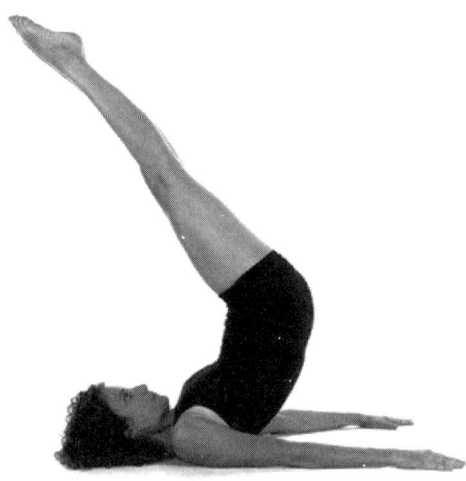

모든 단어를 글자로 나눌 수 있듯이 모든 필라테스 동작도 세분화된 부분으로 나눌 수 있다. 필라테스의 기초는 학습 과정을 용이하게 해주고, 심지어 가장 복잡한 필라테스 동작도 쉽게 접근할 수 있도록 해주는 나만의 방법이다. 거의 모든 고급 동작들은 필라테스에서 반복적으로 사용되는 이들 기초적 동작을 포함하고 있다.

## 복부 수축(abdominal scoop)

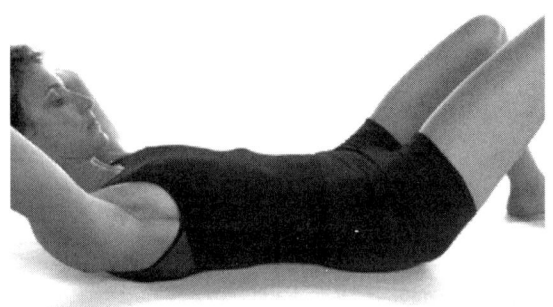

"배꼽을 척추 쪽으로 잡아당기세요…" 아마 나는 평생 이 말을 백만 번도 더 했을 것이다. 이는 필라테스 요법의 처음이자 중간이며 마지막의 실마리를 쥐고 있는 말이다. 복부 수축은 장소와 시간을 불문하고 할 수 있으며, 솔직히 가능한 이를 많이 해두어야 한다. 해부학적으로 "복부 수축"은 복부 가장 깊숙한 곳의 근육에 영향을 미치며, 이들 근육은 내장을 고정시켜 주는 기능을 한다. 이들 근육이 수축되면 복벽의 직경이 감소된다. 복부 수축은 땀복의 고무줄을 팽팽하게 당겼을 때와 비슷한 효과를 가져다준다. 복근은 4개의 층으로 이루어져 있으며, 가장 안쪽에 있는 층의 근육을 복행근이라 부른다. 두 번째와 세 번째 층은 내복사근과 외복사근이다. 그리고 가장 표면에 자리 잡은 복부층을 복직근이라 부른다. 복직근(필라테스 강사들은 그냥 간단하게 직근이라 부른다)이 가장 많이 일을 하는 근육이며, 그대로 놔두면 모든 일을 혼자 다하려 든다. 복부 수축, 즉 "배꼽을 척추쪽으로 붙여주는" 동작은 안쪽의 3개 층을 자극하여 복벽을 압박하고 등을 지지할 수 있도록 해준다. 모든 동작에서 가장 효과적인 결과를 얻으려면 복부 수축을 이용해야 한다. 수축의 반대는 부풀림이며, 따라서 부풀림은 절대로 허용해서는 안 된다.

## 균형점(balance point)

내 식으로 말하자면 균형점은 위치이자 동시에 기본적인 매트 필라테스 동작이다. 위치일 때는 매트 위를 구르는 동작의 시작과 끝 지점이며, 아울러 티저(teaser) 동작의 최고점에서 도달하는 곳이

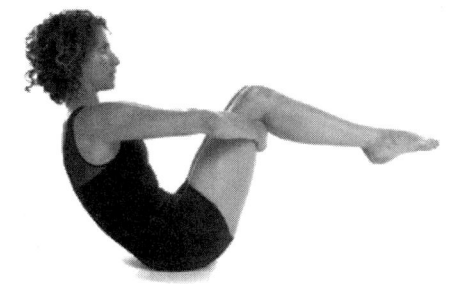

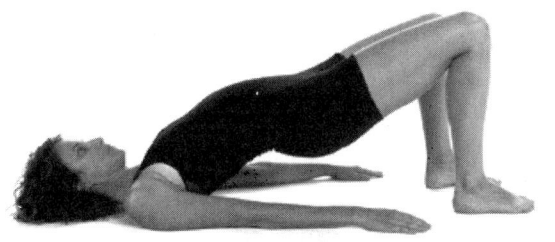

잘못된 브리지: 등을 지나치게 피고 있다

기도 하다. 균형점은 무릎을 구부리고 앉아서 허벅지 뒤쪽을 잡은 자세로 연습할 수 있다. 꼬리뼈 뒤쪽으로 약간 구르고 아랫배를 안쪽으로 당겨주며 발을 바닥에서 떨어뜨려 위로 들어올린다. 이때 균형을 유지하며 몸이 계속 뒤로 구르지 않도록 하려면 심복근을 안쪽으로 끌어당기며 허리를 약간 둥글게 가져가야 한다. 이러한 동작은 쉽게 균형을 잡으려면 심복부를 이용해야 한다는 점을 알려준다.

### 브리지(bridge)

브리지는 매트와 볼을 이용한 초급 수준의 동작임과 더불어 동작으로 들어가고 나갈 때 이용하는 필라테스의 기본 자세이다. 운동생리학 용어로 보자면 브리지는 둔부의 신장을 가리킨다. 그러나 일반 사람들에게는 둔부와 햄스트링을 이용하여 둔부가 바닥에서 떨어지도록 들어올리는 것을 뜻한다. 나는 브리지는 등근육이 아니라 둔부 신근(둔부와 햄스트링)을 이용하여 취해야 한다는 점을 말해두고 싶다. 따라서 브리지 자세를 취할 때는 척추를 반드시 중립으로 유지하고(심지어 약간 유연하게 유지하더라도), 척추를 지나치게 뻗어주며 구부려서는 안 된다. 필라테스는 요가가 아니다.

### C-곡선(C-curve)

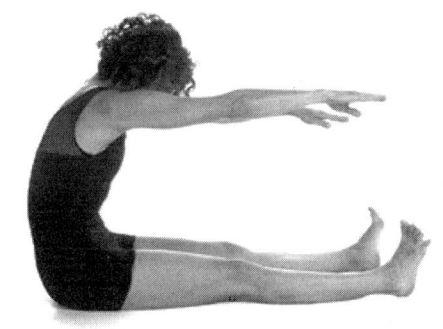

현대 무용의 어머니인 마사 그라함은 처음으로 척추 구부리기(그녀는 이를 척추 "수축"이라 불렀다)를 도입하여 무용의 혁명을 일으켰다. 그것은 원초적이면서도 신비하고 너무도 인간적인 동작이었다. 추측해 보자면 조셉 필라테스가 8번가 스튜디오에서 그라함과 함께 일할 때 그녀에게 두 가지의 기술을 배운 것으로 보인다.(하지만 반대로 그녀가 그에게 그 기술을 배웠을지 그건 아무도 모른다.) C-곡선은 등을 둥글게 해주거나 척추를 구부려주는 것이다. 여기서 'C'는 아랫배를 수축시키고 난 뒤의 등모양을 뜻한다. 이러한 자세는 심복근의 수축을 통하여 시작해야 하며, 척추를 부드럽게 뻗어주어야 한다. 필라테스 동작은 이러한 C-곡선을 폭넓게 이용하고 있다.

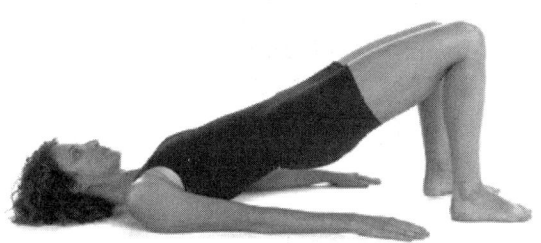

올바른 브리지: 등이 중립을 이루고 있다

### 도어 프레임 암(door frame arms)

### 힙업(hip up)

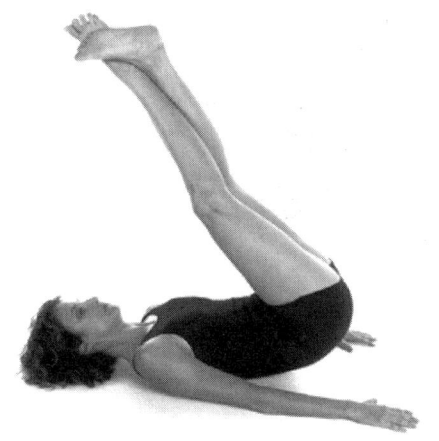

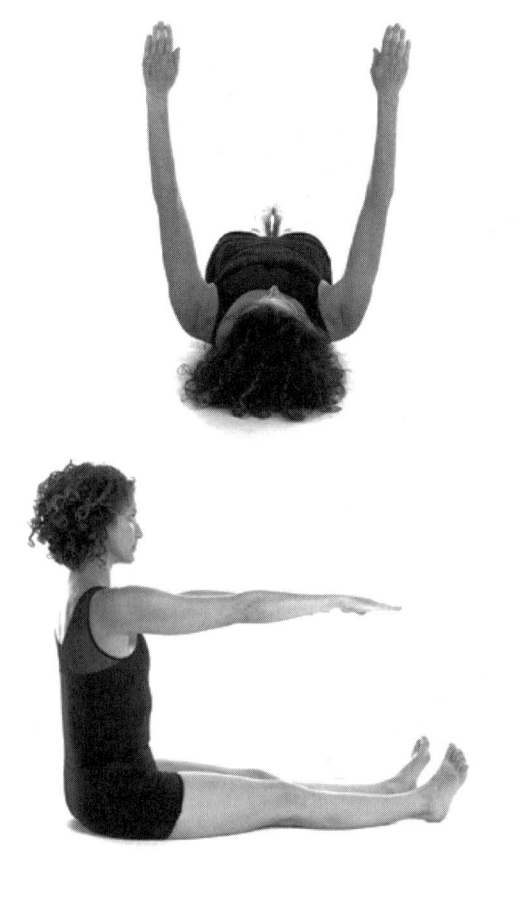

이 자세는 이름이 가리키는 대로 엉덩이 들어올리기이다. 드러누워 다리를 들어올린 뒤 무릎을 구부려주고 팔을 옆으로 내려 문틀 모양으로 만들어준다. 몸을 뒤로 움직여주며 아랫배를 수축시켜 엉덩이를 위로 들어올린다. 힙업은 아랫배를 이용하기 때문에 아랫배가 약하거나 등이 굳어있는 사람, 또는 둔부가 큰 사람에게는 매우 어려운 자세가 될 수 있다!

### 레비테이션(levitation)

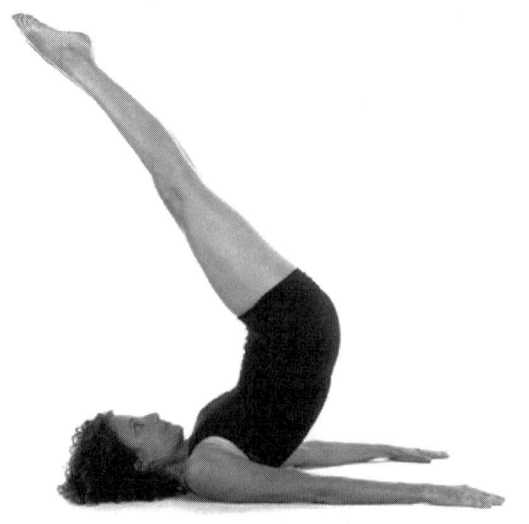

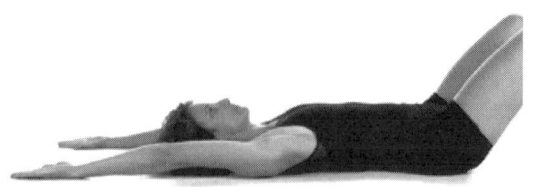

3가지 형태의 도어 프레임 암

팔을 어깨넓이로 벌려서 앞으로 똑바로 뻗어주어 문틀 모양을 만들어준다. 이는 팔이 머리 위에 있을 때나 바닥에 누운 상태에서 옆으로 놓여있을 때, 또는 침대 자세에서 몸을 지탱하고 있을 때를 막론하고 필라테스 동작에서 많이 사용되는 팔모양이다.

힙업에서 엉덩이를 펴주면 그것이 바로 레비테이션, 즉 공중부양이 된다. 원한다면 다음과 같이 시도해보자. 바닥에 누운 뒤 복부 수축을 이용하여 엉덩이를 위로 들어올리고, 힙업 자세의 정점에 이르렀을 때 엉덩이를 조여준다. 그러면 엉덩이가 공중으로 들리면서 마치 필라테스 여신의 손이 아래로 내려와 힘도 들이지 않고 마법처럼 둔부를 바닥에서 공중으로 들어올리는 것처럼 둔부가 빠르고 높게 떠오른다는 것을 느낄 수 있을 것이다.

### 필라테스 복부자세
**(Pilates abdominal positioning)**

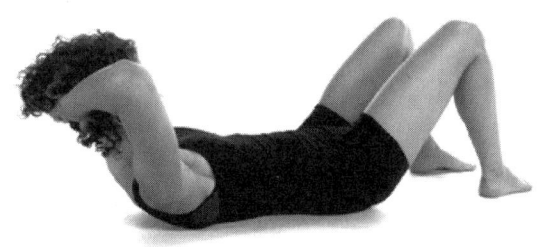

필라테스 복부자세는 나만의 방법으로 누운 자세에서 필라테스의 여러가지 마루 동작을 취할 때 상체의 위치를 알려준다. 드러누운 자세에서 머리를 바닥으로부터 충분히 들어올려 견갑골의 아래쪽 끝이 바닥에 살짝 닿거나 약간 떨어지도록 해준다. 흉골의 기저 부분으로 바닥에서 중심을 잡아주며, 목의 뒤쪽과 등의 상부를 흉골 기저 주위로 스트레칭해준다고 상상한다. 턱밑으로 5~10cm 정도의 공간을 유지한다(18쪽 참조). 그러나 이는 목 뒤쪽을 과도하게 스트레칭해주라는 뜻은 아니다. 복부 운동을 할 때는 이러한 자세를 유지하는 것이 핵심이다. 머리를 뒤로 젖히면 목의 피로가 느껴지기 시작하며, 복부를 충분히 이용하지 못하게 된다. 윗배는 이러한 자세를 유지할 수 있는 방향으로 움직여야 하며, 그러면 윗배에 힘이 들어가는 것을 느낄 수 있다.

### 필라테스 "V"(필라테스 1번 자세)

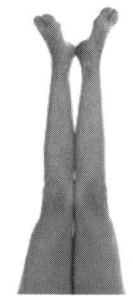

무용에서 1번 자세란 다리를 붙이고 서서 엉덩이를 바깥으로 틀어 턴아웃하고 동시에 무릎이 서로 바깥으로 등을 돌리도록 해주면서 발을 'V'자 형태로 만드는 것을 뜻한다. 필라테스 'V'자세는 절대 강제로 엉덩이를 턴아웃해서는 안 된다는 것을 제외하면 그것과 매우 흡사하다. 필라테스 V에서는 발로 파이 조각과 같은 작은 'V'자를 만들어야 한다. 말하자면 작은 필라테스용 크기의 조각을 만드는 셈이다. 필라테스는 많은 동작에서 이 1번 자세를 이용하고 있으며, 그 이유는 엉덩이의 외회전이 대둔근과 허벅지 안쪽 근육에 영향을 미치며, 이들 근육이 골반과 척추의 안정화에 도움이 되기 때문이다. (일반 동작 용어 부분의 평행 대 턴아웃을 참조할 것.)

### 서라피(serape)

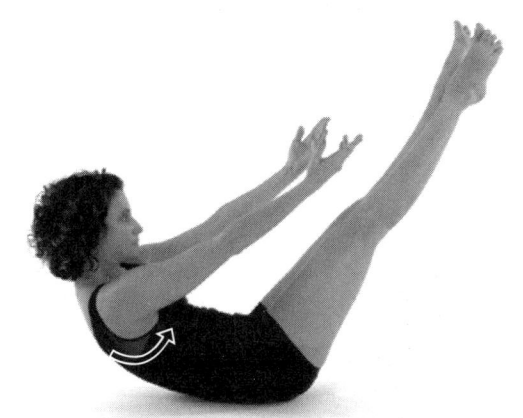

'서라피'란 등에서부터 앞으로 몸을 감싸주는

숄, 즉 일종의 모포를 말한다. 필라테스에서는 티저 자세에서와 같이 팔을 앞쪽으로 들며 동시에 어깨의 견갑골을 등쪽으로 끌어당겨 연계시켜 주는 동작을 설명하는 때 이러한 이미지를 이용한다. 이러한 자세를 취하면 전거근(the serratus anterior)과 사근(obliques interdigitate)이 맞물려 몸의 뒤쪽과 앞쪽을 연결시켜 주게 된다. 이러한 자세를 취할 경우에는 팔을 들어올릴 때 마치 등의 상부에서 펴주는 것처럼 여기면서 "들어올리기 위해 내려준다"고 생각하면 된다.

### 로즈버드(rosebud)

장미 한 다발을 사면 항상 부러진 꽃봉오리가 하나 정도 있게 마련이다. 그 슬픈 장미는 줄기에 떨어질 듯 매달려 있다. 정확한 자세를 부러지지 않은 건강한 장미로 보고, 머리를 봉오리, 척추를 줄기로 생각한다면 척추의 동작을 취할 때는 머리가 꺾임이 없이 지속적으로 척추 곡선을 따라가게 된다. 머리를 '잘못된' 순서로 움직이게 되면(말하자면 바닥에 엎드려 등을 뻗어주며 백조 자세를 취할 경우) 머리가 마치 부러진 꽃봉오리처럼 보일 수 있다. 즉, 목이 척추의 나머지 부분에 비하여 더 큰 각도로 꺾여 있게 된다. 필라테스에서 부러진 봉오리는 바람직하지 않다. 오직 긴 줄기에 똑바로 피어있는 건강한 꽃봉오리만 필요할 뿐이다.

### 감귤 조이기(squeeze a tangerine)

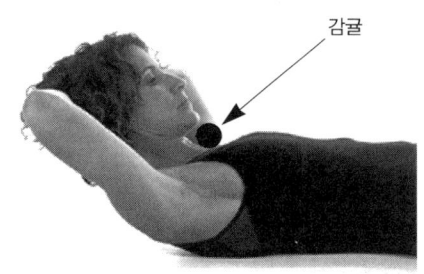

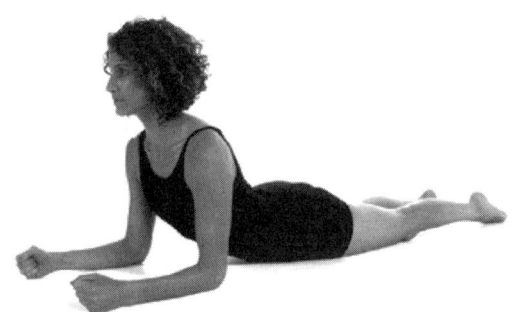

바른 목 자세: 줄기 위에 봉오리가 놓인 상태

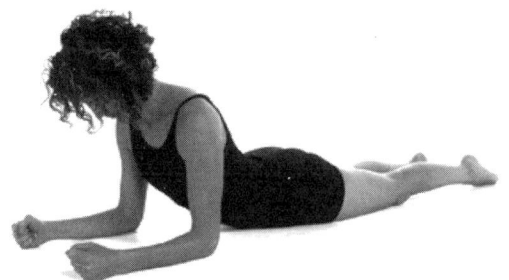

부러진 꽃봉오리: 지나치게 숙여준 상태

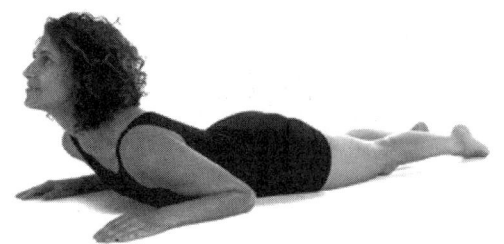

부러진 꽃봉오리: 지나치게 뻗어준 상태

이 자세는 머리를 바닥에서 들어올릴 때 머리의 동작 순서를 설명해주는 이미지이다. 이 경우 머리를 바닥에서 들어주기 전에 먼저 머리를 약간 구부려주면서 턱을 가슴 방향으로 가져가야 한다(하지만 "감귤을 쥐어짜서는 안 되며" 턱의 아래쪽으로 작은 공간을 유지해야 한다). 이때 근육의 동작 순서는 목 깊은 곳의 굴근을 움직여주는 것이 먼저이며, 이것이 머리를 약간 아래쪽으로 숙여주는 동작을 촉발해야 한다. 그리고 이어 복부 근육으로 머리를 매트에서 떨어뜨리며 들어주어야 한다. 감귤은 필라테스 복부자세를 취하고 있을 때 턱과 가슴 사이의 정확한 거리를 나타내는 데 있어 완벽한 크기이며, 따라서 그 거리는 5~10cm 정도로 보면 된다.

## 테이블 탑 레그(table top leg)

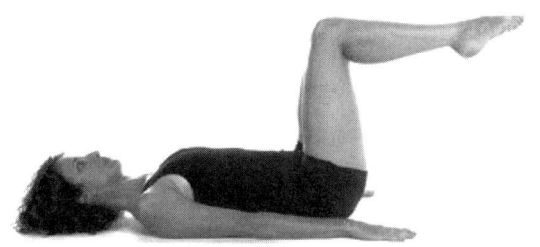

테이블 탑 레그, 즉 테이블에 올려놓은 다리 자세는 누워있을 때의 다리 자세를 말하는 것으로, 무릎과 다리를 바닥에서 들어준 뒤 허벅지 안쪽을 붙이고 무릎을 90도 각도로 굽혀주며 동시에 허벅지를 90도로 굽혀준 자세이다.

## 척추 쌓아올림(stacking the spine)

척추를 쌓아올리는 자세는 필라테스 요법의 몇 가지 동작에서 마지막 단계의 자세이다. 척추를 쌓아올리는 자세는 수직으로 앉은 방법과 더불어 척추의 분절에 대해 알려준다. 이는 구부린 자세에서 윗몸을 일으켜 앉거나 똑바로 서는 방법이다. 척추 쌓아올리는 자세는 발끝에서 머리까지의 동작 순서를 알려준다. 이 자세는 대체로 C-곡선에서 시작하며, 이어 가장 낮은 부분에서 한 번에 하나씩 척추를 쌓아나가고, 최종 시점까지 머리를 무겁게 아래쪽으로 유지하는 형태로 동작을 진행한다. 그리고 최종 단계에서는 등이 자연스럽게 본래의 곡선을 갖추면서 척추가 수직 상태가 되어야 한다. (척추의 수직 정렬 상태를 좀더 정확히 느껴보려면 몸을 벽에 대고 연습을 하면 된다.)

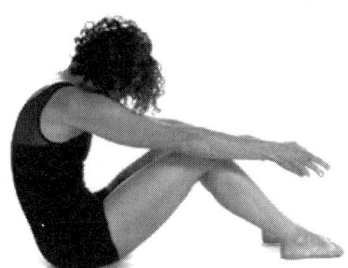

척추 쌓아올리는 동작 1

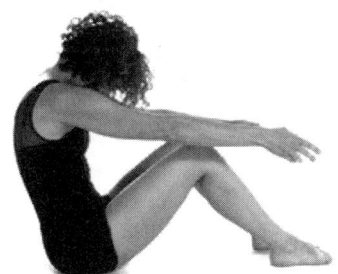

척추 쌓아올리는 동작 2

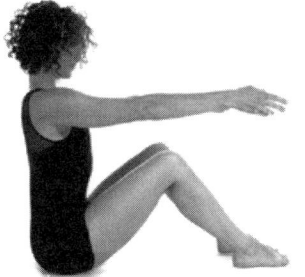

척추 쌓아올리는 동작 3

## 가슴 선반(thoracic shelf)

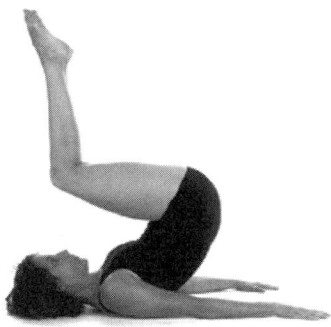

바른 목 자세 : '가슴 선반' 위의 양 견갑골 사이에서 균형을 이룬 자세

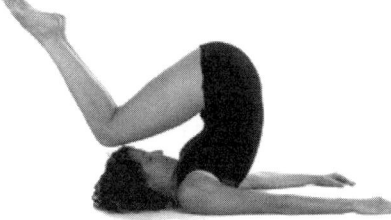

잘못된 목 자세: 목 위로 구르지 않는다.

이번 자세는 누워서 역방향으로 컬스 동작을 취할 때(몸을 등의 상부쪽으로 감아주어야 하는 경우)의 균형 지점을 알려준다. 이 경우 목이 아니라 양 견갑골 위에서 균형을 이루어야 한다. 이는 흉추가 굳어 있는 사람들에겐 매우 어렵다.

# 주요 동작 용어

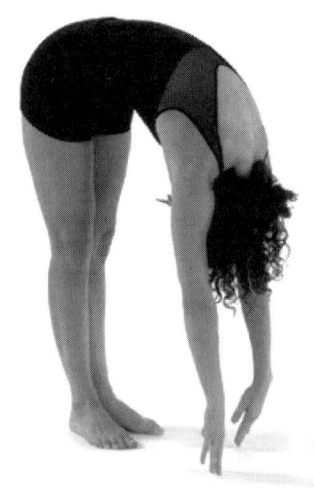

### 분절 운동(articulation)

이는 가동범위의 다른 이름이다. 우리는 이 용어를 주로 매트 위에서 구를 때 척추를 전체적으로 한 번에 내려놓지 않고 척추 관절을 한 번에 하나씩 움직이는 것을 가리키는 말로 사용한다.

### 전상장골극(anterior superior iliac spine)

전상장골극, 즉 앞쪽 윗부분의 엉덩뼈 가시는 골반 전면에 있는 뼈의 돌출부를 가리키는 것으로, 서 있을 때 손으로 만질 수 있으며, 심지어 누워있을 때는 더 잘 보인다. 골반의 정렬 상태를 파악할 때 좋은 기준뼈가 되어준다.

### 연속 호흡(continuous breathing)

특정 몸동작에 맞추어 호흡을 조화롭게 가져가는 것이 아니라 똑같은 리듬으로 들이쉬고 내쉬는 호흡을 말한다.

### 신전(extension)

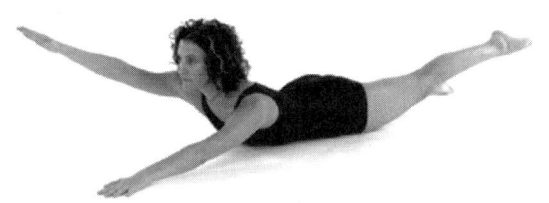

척추, 엉덩이, 무릎, 발목의 신전

기술적으로 보자면 신전은 몸의 일부를 정상적 해부학적 위치에서 뒤로 움직여주는 동작이지만 아울러 이는 "무릎을 곧게 펴주다"에서와 같이 곧게 펴준다는 뜻이기도 하다. 또한 이는 "매트 위에서 팔과 다리를 길게 뻗어주다"에서와 같이 길이를 길게 해주거나 스트레칭해주는 것을 뜻하기도 한다. 척추 신전은 척추를 뒤로 굽혀주면서 아랫배를 펴주고, 이와 동시에 머리나 발끝을 뒤나 서로의 방향으로 움직여주는 것을 뜻한다. 백조 동작은 이러한 척추 신전의 가장 완벽한 예이다.

## 굴절(flexion)

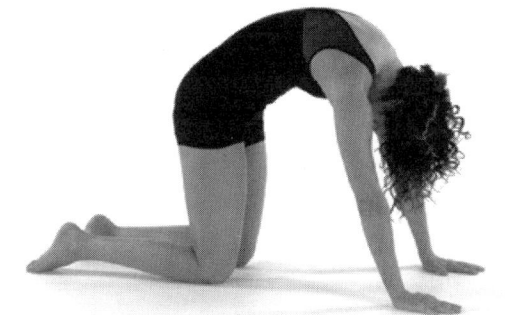

척추, 엉덩이, 무릎, 발목의 신전

굴절은 신전의 반대이다. 이는 몸의 일부를 정상적 해부학적 위치에서 앞으로 움직여주는 동작이다. 아울러 이는 "무릎을 굽히다"에서와 같이 굽히는 것을 뜻한다. 척추의 굴절은 머리를 골반 가까이 앞으로 가져가거나 그 반대로 움직이는 동작을 말하며, C-곡선이나 복부 곡선 운동이 좋은 예이다.

## 평행과 턴아웃(parallel vs. turn out)

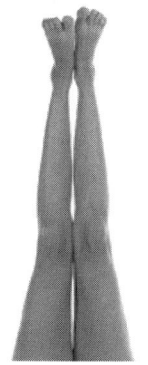

평행 상태의 다리

현대무용수업을 받아본 적이 있는 사람이라면 다리를 평행으로 하거나 턴아웃한다는 얘기를 들어보았을 것이다. 간단하게 말하여 평행은 다리를 대부분의 우리들이 자연스럽게 서 있을 때 하는 것과 같이 무릎이 앞쪽으로 향하게 하여 다리가 중립적 위치에 놓이도록 해주는 경우를 뜻한다. 둔부의 턴아웃, 즉 외회전은 무릎과 발이 서로 등을 돌리게 하여 골반강 속에서 다리뼈를 측면으로 회전시킨 상태를 뜻한다. 모든 발레 동작은 턴아웃 상태에서 이루어지는 반면 현대 무용은 종종 다리를 평행 상태로 놓고 동작을 취한다. 필라테스에서는 많은 동작을 턴아웃 상태에서 행한다(필라테스 기초학의 필라테스 "V" 참조). 그럼 왜 턴아웃을 할까? 그것은 턴아웃이 엉덩이와 안쪽 허벅지에 영향을 주어 특정 동작을 취하는 동안 골반을 안정화시키는 데 도움을 주기 때문이다.

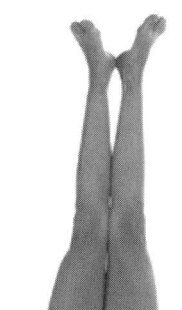

필라테스 "V"(필라테스 1번 자세)

## 프로운(prone)

엎드리기라고 할 수 있는 이 용어는 바닥에 엎드리는 것을 뜻한다.

## 파워하우스(powerhouse)

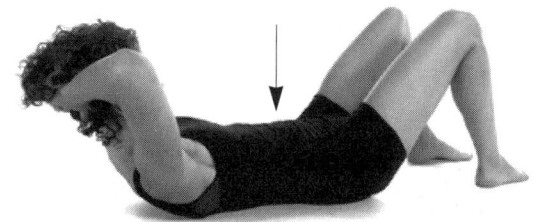

파워하우스

발전소를 뜻하는 파워하우스는 조셉 필라테스가 스스로 만든 용어이며, 오늘날 대부분의 뉴욕 지도자들이 사용하고 있다. 복부, 엉덩이, 허벅지 안쪽 근육이 함께 작용할 때 파워하우스가 구성된다. 이는 많은 필라테스 동작이 시작되는 지점이다. 아울러 이는 많은 동작에서 파워하우스의 구축을 시도하는 지점이기도 하다. 이들 근육은 몸의 주요 안정화 근육이며, 척추의 부상 방지에 매우 중요한 역할을 한다.

## 수파인(supine)

이는 단순히 등을 바닥에 대고 눕는 것을 가리키는 용어이다. 척추를 뜻하는 spine을 생각하면 된다(supine에서 "u"를 빼면 spine이다).

## 상체의 안정성(torso stability)

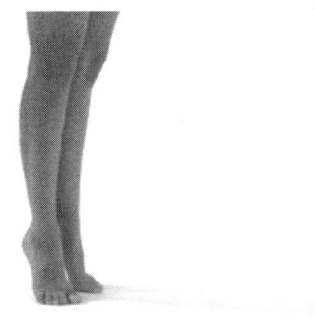

잘못된 상체의 안정 상태: 척추의 위치가 부정확
강력한 상체의 안정 상태: 척추의 위치가 정확. 복부가 등을 바닥에 평탄하게 붙여주고 있다.

상체의 안정성은 주로 복부의 힘에 의해 이루어지며, 필라테스 요법에서 가장 중요한 개념 가운데 하나이다. 대부분의 필라테스 동작은 팔과 다리를 움직이는 동안 상체의 안정적 유지를 필요로 한다. 척추의 주변으로 힘이 가해지는 동작을 취하는 동안 척추를 고정시켜 주는 것은 복부의 책임이다. 그러므로 이러한 안정성 동작 가운데 하나를 할 때는(동작을 취하는 동안 상체를 일정 위치에 고정시키고 있다면 그것 또한 안정성 동작이라 할 수 있다) 단순히 "움직여서는 안 된다"고 생각하도록 한다. 이것이 바로 안정성의 핵심이다.

## 르레베(relevé)/발꿈치 들어올리기

발의 무게를 발끝과 접합부(발끝과 나머지 발의 접합 부분)에 실어주고 발꿈치를 들어준 경우를 말한다. 이 경우 발목은 발바닥쪽으로 굴절하지만 발끝은 등쪽으로 굴절한다.

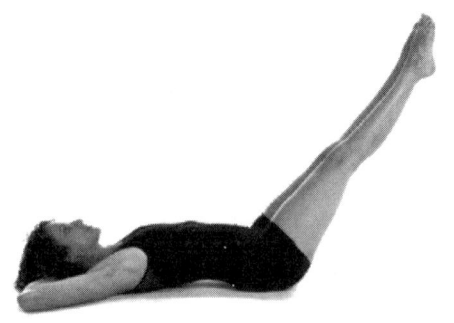

잘못된 상체의 안정 상태: 척추의 위치가 부정확

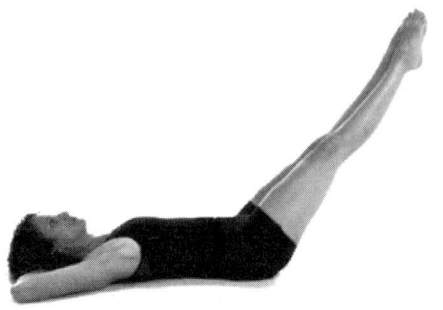

강력한 상체의 안정 상태: 척추의 위치가 정확.
복부가 등을 바닥에 평탄하게 붙여주고 있다.

# 척추중립과 골반중립

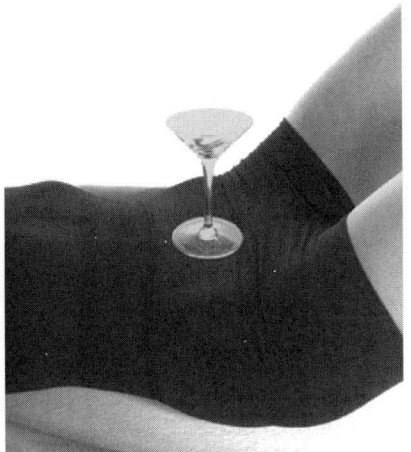

**엘리 허먼이 말하는 중립에 관한 모든 것**

척추중립은 필라테스 기초 자세 가운데서 가장 미묘하면서도 강력한 원리 중 하나이다. 척추가 중립 상태이면 척추 곡선이 세 가지로 형성되며(경부 곡선, 흉부 곡선, 요추 곡선), 이는 달리고 도약하거나 단순히 거리를 걸어갈 때 충격을 흡수하는 기능을 한다. 척추중립 상태로 생활을 하면 궁극적으로 근육과 뼈에 최소의 압박을 가하게 된다. 이것이 바로 완벽한 자세의 장점이며, 느낌도 더 좋다. 우리는 이러한 자연 곡선을 유지하고 강화해야 하며, 그것이 필라테스에서 안정성 강화 동작을 취할 때 척추를 중립으로 가져가야 하는 이유이다.

연구에 따르면 골반이 중립일 때 복부 횡근(가장 안쪽의 복부 근육)에 좀더 쉽게 접근할 수 있는 것으로 알려졌다.

복횡근은 골반저근과 다열근(등 안쪽의 근육)의 도움을 얻어 척추의 삼각형 안정화 체제를 구축한다. 이러한 안쪽 부위의 안정화 장치들은 척추의 부상을 치료하고 평생 동안 척추를 건강하게 유지할 수 있는 열쇠이다.

### • 생각처럼 쉽지 않은 척추중립 찾아내기

지도자 양성 과정에 들어가면 나는 처음 두세 시간은 모든 교습생들에게 척추중립 상태를 찾아내는 방법을 설명하고 시범을 보이는 데 할애한다. 이는 간단한 일은 아니며, 해부학적 지식과 고유수용감각(근육이나 관절의 무의식적 감지력) 기술, 지도자의 직관을 필요로 한다. 하지만 미안하게도 확실하게 정해진 것은 하나도 없다.

척추중립을 찾아내기 위한 첫걸음은 골반 중립을 찾아내는 것이며, 이는 객관적인 수단, 즉 바닥에 누웠을 때 삼각형을 형성하면서 바닥과 평행면을 이루는 전상방장골극(ASIS)과 치골에 의해 쉽게 정의할 수 있다. 이들 기준뼈는 누구나 누워서 손가락으로 만져볼 수 있으며, 중립 상태일 때 이

들 뼈가 형성하는 삼각형은 반드시 평탄한 면을 이루어야 한다. 그러면 가득채운 칵테일 한 잔을 올려놓아도 그대로 받쳐줄 수 있다. 골반이 중립이면 칵테일은 완벽하게 균형을 이룬다. 골반이 앞쪽으로 기울거나(골반 전방 경사 - 허리를 너무 많이 바닥에서 들어서 휘어준 상태) 뒤쪽으로 기울이면 (골반 후방 경사 - 허리를 바닥으로 평탄하게 붙여준 상태) 칵테일은 그 방향으로 쏟아지게 된다. 골반중립 상태로 누웠다면 두 부위, 즉 목과 허리(각각 경추와 요추)는 바닥에 닿지 않는다.

• **골반중립과 척추중립**

누웠을 때 척추는 서 있을 때와 똑같이 움직이지 않으므로 그에 따른 조정이 필요하다.

어떤 사람들은 골반이 중립 상태가 되면 요추나 흉추가 너무 지나치게 신장되는 느낌을 받으며, 이러한 자세를 불편하게 느낀다. 왜일까? 그것은 비록 골반은 중립이지만 척추가 중립이 아니어서 요추와 흉추가 너무 많이 휘어지고, 등의 신근이 수축되기 때문이다. 이런 상태로는 편안할 수가 없다.

모든 사람들이 척추의 만곡 상태와 골격, 근육 조직이 다르기 때문에 척추중립은 골반중립처럼 객관적으로 파악할 수 없다. 이 때문에 누웠을 때 척추는 사람에 따라 다른 위치에 놓이게 된다. 심지어 엉덩이 크기도 누웠을 때의 척추 배열 형태를 바꾸어놓을 수 있다. 하지만 필라테스 지도자들의 경우 교습생들에게 누웠을 때 척추와 골반의 적절한 위치를 찾아주어야 하며, 어느 정도 만곡 상태로 유지하면서 동시에 등근육을 유연한 상태로 유지하는 것이 적절한 위치이다.

경험 많은 지도자 카렘 로데스도 '중립'이란 개념이 애매모호하다는 사실을 알고 있지만 사람들로 하여금 중립 상태를 발견할 수 있도록 도와줄 때 자신이 사용하는 상상의 이미지를 나와 공유해주었다. "나는 항상 누웠을 때의 중립 상태를 몸의 한가운데 있는 천골(sacrum)과 가늑골(floating ribs)이 매트에 닿아있는 상태라고 설명한다." 나도 그러한 설명을 좋아한다.

• **교습생의 자세를 손으로 직접 확인해본다.**

교습생으로 하여금 척추중립을 찾도록 도와주려면 지도자가 손을 교습생의 요추 아래쪽으로 넣어 지나치게 공간이 크지 않은지 파악하는 것이 좋다. 이때 손이 등의 아래쪽을 미끄러져 나가 반대편으로 나갈 수 있을 정도가 되어서는 안 된다. 요추 아래쪽엔 반드시 작은 공간이 있어야 한다(큰 공간은 안 된다.). 아울러 손이 흉추(흉곽)의 아래쪽으로 미끄러져나갈 수 있어도 안 된다. 흉곽이 위로 들려있다면 교습생에게 상복부를 이용하여 이를 매트 쪽으로 낮추라고 얘기해주어야 한다. 흉추는 매트에 완전히 붙여주어야 한다.

필라테스 지도자들은 척추 신근의 수축도 파악해 보아야 한다. 이들 근육은 유연한 상태로 유지해야 한다. 이를 파악하기 위해 교습생들에게 자세가 편안한지 물어보도록 한다. 교습생들은 자신들의 상태를 알고 있다.

필요하다면 교습생들이 척추를 좀더 중립으로 가져갈 수 있도록 골반을 후방으로 기울여 요추 곡선을 평탄하게 펴보라고 부탁한다. 경우에 따라 척추를 중립으로 가져가면서 편안하게 누운 자세를 취하려면 골반을 약간 후방으로 기울여줄 필요가 있다. 누운 자세의 동작을 취할 때는 교습생이 편안하게 느끼는 것이 중요하며, 필요하다면 골반을 아래쪽으로 약간 낮춰준다. 해당 교습생에겐 이것이 바로 누웠을 때의 중립 위치이다.

• **척추중립 받쳐주기**

매트에 밀착되지 않는 척추 부위의 아래쪽으로 접은 수건이나 보조 매트를 깔아주면 척추중립상태를 받쳐줄 수 있다. 이는 특히 골반이 전방으로 경사되어 있는 사람, 즉 척추전만증이 있는 사람

(접은 수건이나 보조 매트를 요추의 아래쪽으로 깔아줄 필요가 있다), 흉부 곡선이 불룩한 사람(수건을 흉추 아래쪽으로 깔아줄 필요가 있다), 또는 경부 곡선이 너무 심하게 휘어져 있는 사람(머리의 아래쪽을 받쳐줌으로써 목을 길게 늘여줄 필요가 있다)에게 좋다. 후방 만곡 증세가 있는 사람은 베개나 접은 수건으로 머리 아래쪽을 받쳐 경추가 지나치게 펴지는 것을 막아야 한다.

누워서 하는 필라테스 안정화 동작은 척추를 받쳐주지 않는 상태에서 지나치게 척추를 뻗어주면서 해서는 절대로 안 되며, 각각의 교습생에 따라 개별적으로 조정을 해주어 그들이 자신만의 척추중립을 이해하도록 배려해야 한다. 이때 교습생들에게 등의 아래쪽으로 넣어 근육과 관절의 지각력을 파악할 수 있는 도구를 제공하면 복부의 영향을 좀더 원활하게 느낄 수 있으며, 교습생들도 그것을 좋아할 것이다.

### 척추중립과 평탄한 등

뉴욕의 필라테스 스튜디오 출신 지도자들은 대다수가 사람들에게 필라테스 동작을 취할 때 허리를 '낮추거나' 허리의 곡선을 평탄하게 펴라고 가르친다. 나는 안전하고 효과적일 때만 척추중립자세를 취하며, 적절하다고 생각되면 등을 평탄하게 낮춘다.

나의 기본적인 원칙은 다리 중 어느 하나라도 바닥에 놓여있는 '닫힌 자세'의 동작이거나(상복부 운동), 막대나 줄과 같은 필라테스 도구를 이용하여 몸을 받쳐줄 수 있는 경우에만(다리 동작 시리즈의 발운동 부분) 척추중립을 이용한다는 것이다. 매트 필라테스 동작은 대부분 다리를 공중으로 들어준 "열린 자세"의 동작으로 척추가 부상을 입기 쉬우며 또 불안정하다. 열린 자세의 동작에서는 등을 평탄하게 바닥에 붙여준 자세가 안전하다. 골반 후방 경사증이 있거나 복부가 매우 강력한 사람들은 열린 자세의 동작을 취할 때는 도구를 이용하여 골반을 좀더 중립 상태로 가져가는 것이 좋다. 도구 위에서 하면 많은 동작이 닫힌 자세가 되기 때문에 교습생을 척추중립, 즉 안전하고 효율적으로 자연스런 곡선을 그리는 상태로 훈련시킬 수 있는 좋은 기회가 주어진다.

# 척추 굴절
## : 무엇을 알아둘 필요가 있는가

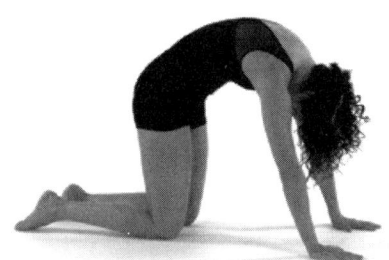

척추 굴절은 필라테스 요법에서 가장 많이 취하는 동작 가운데 하나이다.

### 기능
- 누운 자세에서 복부를 강화한다.
- 등의 신근을 스트레칭한다.
- 골반 전방 경사증이나 척추전만증이 있는 사람에게 효과가 뛰어나다(특히 요추 굴절 동작이 그렇다).

### 일반적 장애

어떤 동작에서나 반대편에 있는 근육 그룹이 경직되어 있으면 주로 움직이는 근육의 가동범위도 제한된다. 척추 굴절의 경우 주로 움직이는 것은 복부이며, 이와 반대편에 있는 근육 그룹은 등의 신근이다. 때문에 척추의 어느 부분에서 등의 신근이 굳어있으면 등의 그 부분을 굽히기가 어렵다.

예를 들어 상복부 운동 동작을 취하기가 어렵다면 대체로 그것은 목과 등의 윗부분이 굳어있다는 뜻이 된다. 롤다운 동작이나 기타 구르는 동작을 취하는 동안 허리를 매트쪽으로 눌러주기가 어렵다면 그것은 아마도 허리가 경직되어 있기 때문일 것이다.

### 일반적 금지 사항

척추의 굴절은 척추의 전방 구조물, 즉 척추 사이의 연골과 척추뼈의 몸통에 압박과 하중을 가하기 때문에 이들 전방 구조물의 약화나 고장을 일으킨다. 이런 연유로 척추를 구부릴 때는 부상을 입기 쉽다. 척추를 구부리며 더 많은 하중을 가할수록 부상의 정도도 심해진다. 필라테스 동작과 이에 수반되는 하중에 대해서는 하중이 실리는 척추 굴절의 4가지 자세를 참고하기 바란다.

- 디스크 질환

척추의 연골은 척추뼈 몸통 사이에 위치하며 매

일 등에 가해지는 충격을 흡수하고 엄청난 양의 압박을 완충시켜주는 기능을 한다. 대부분의 디스크 질환은 일상 생활에서 척추를 구부려줄 때 가해지는 하중에 기인하며, 궁극적으로 하나 이상의 연골을 약화시키거나 탈장, 즉 "밖으로 미끄러져 나가게" 만든다. 다음은 가장 일반적인 디스크 질환의 예이다.

- 퇴화: 나이를 먹어감에 따라 우리 모두에게 일어나는 퇴화는 연골 내부의 수액 감소를 가져와 연골을 평탄하게 만들어버리는 원인이 된다. 퇴화가 지나치게 진행되면 연골의 완충 기능이 떨어지고, 척추뼈 몸통의 염증과 연골을 압축하는 미세한 움직임으로 인하여 만성 통증을 가져오는 원인이 된다.

- 탈장(헤르니아): 디스크 탈장은 연골 외부층의 파열로 인하여 내부 수액이 척추를 따라 신경근 근처의 공간으로 빠져나갈 때 발생한다. 이렇게 되면 매우 아프다.

- 탈구: 연골은 정상적인 위치에서 "빠져나온 뒤" 전방으로 이동하여 신경근 위로 놓일 수 있다(이건 두 배로 아프다). 바로 이 상태를 탈구라 부른다.

이 모든 디스크 질환의 경우에는 하중을 가하는 척추 굴절은 절대로 금해야 하며, 척추 굴절은 이런 증상을 크게 악화시킨다. 일부 디스크 질환은 척추 신전에 의해서도 악화되지만 대개의 경우 척추 신전은 이런 증상을 완화시킨다.

- **골다공증**

골다공증은 골질량과 골밀도의 감소로 정의되며, 골절의 발생 위험을 높인다. 50세 이상의 여성은 골다공증이나 골감소증(약간 증상이 약한 경우)의 위험이 없는지 점검해보아야 한다. 이러한 상태의 사람들은 대체로 굴절 동작을 금해야 한다. 척추뼈 몸통에 하중을 실으면 뼈가 약해 부러질 위험이 크기 때문이다. 대신 이 경우엔 척추를 중립이나 뻗어준 상태로 놓고 동작을 취하도록 한다.

## 하중이 실리는 척추 굴절의 4가지 자세

최소 하중 | 중간 하중 | 높은 하중

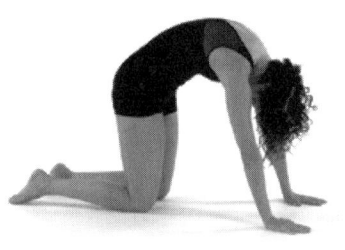 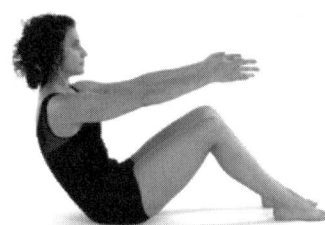 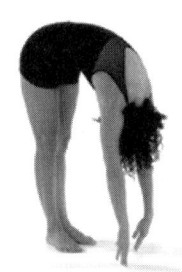

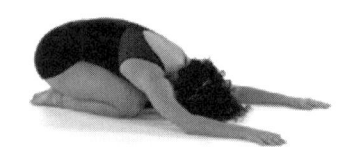 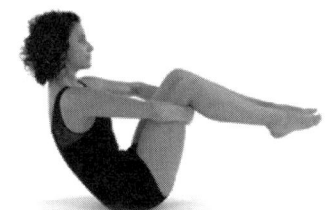 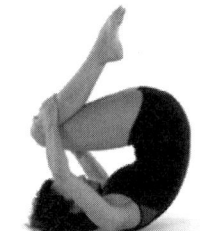

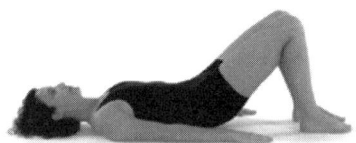 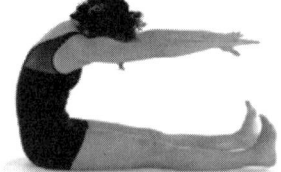 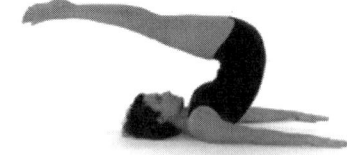

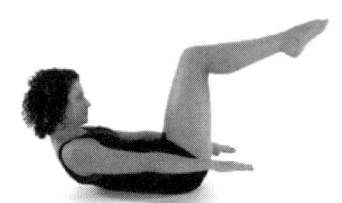 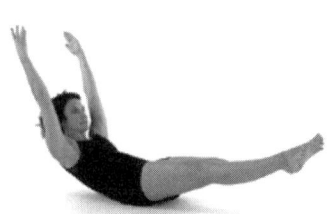 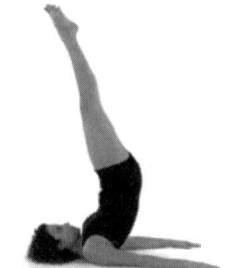

# 척추 신전
## : 무엇을 알아둘 필요가 있는가

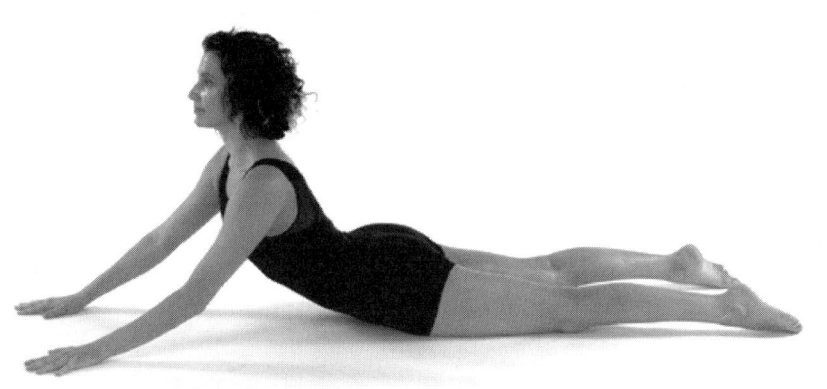

등의 신전, 즉 등을 펴는 동작은 보통은 엎드린 자세에서 실시하며, 척추 신근을 적극적으로 활용한다. 많은 매트 필라테스 동작에서 척추 신전은 머리와 목에서 시작하여 척추와 등의 윗부분을 거친 뒤, 허리에서 마무리 짓는다.

### 기능

- 엎드려 이 자세를 취하면 척추와 목의 신근이 강화된다.
- 몸의 전면, 즉 복부와 가슴을 스트레칭해줄 수 있다.
- 골반 후방 경사증이 있는 사람에게 매우 좋으며, 이들은 대체로 요추의 신근이 늘어나있고, 복부가 경직되 있다. 이런 사람들은 이미 등과 둔부 신근이 비교적 "활동이 없는 위치"에 놓여있기 때문에 이들 부위를 최대로 뻗어주는 자세를 시작한다는 것은 크게 중요하지 않다.
- 척추후만증이 있는 사람들에게 매우 좋다(특히 등의 상부 신전 운동이 좋다).

### 주의사항

척추전만증이나 척추 전방 경사증이 있는 사람들은 복근과 둔부 신근이 약하고 길며, 요추 신근과 엉덩이 굴근(둔근과 햄스트링)이 짧고 경직되어 있기 때문에 이런 사람들을 훈련시킬 때는 주의해야 한다. 이런 사람들은 어린 백조 동작만 취하고, 아울러 머리와 목, 등의 윗부분만 들어올리고 허리는 안정적으로 유지해야 하며, 동작을 취할 때 골반을 안정시키기 위해 복부 수축 자세와 둔부 신근(둔근과 햄스트링)을 이용하도록 한다. 이들에게 이런 동작은 허리 동작이 아니라 엉덩이와 햄스트링 동작처럼 느껴지도록 해야 한다.

### 일반적 금지 사항

척추를 뻗으면 척추의 후방 구조물, 즉 척추관과 척추후관절에 압박과 하중이 가해지기 때문에 이들 후방 구조물이 약화되거나 고장이 나며, 그러면 척추를 뻗어줄 때 부상을 입기 쉽다. 뻗어줄 때 하중이 더 많이 실릴수록 부상의 정도도 심해진다.

- **협착증**

척추협착증이란 요추의 척추관이 좁아지는 것으로 관절염의 진행과정 중 하나이며, 정상적인 노화의 일부로 일어난다. 이러한 문제가 있는 사람들은 가벼운 증상에서 심각한 증상에 이르기까지 신경의 충돌이 발생한다.

- **척추후관절 문제**

척추후관절은 척추와 함께 거의 항상 움직이고 있으며, 나이를 먹어감에 따라 닳고 노화된다. 척추관절이 닳게 되면 뼈의 관절 아래쪽으로 문제가 발생하여 뼈에 돌기가 생기고 관절이 커진다(골관절염). 이러한 상태에 이른 경우를 '후관절 질환' 또는 '후관절증'이라 부르며, 척추를 움직이면 심각한 통증을 가져올 수 있다. 협착증과 척추후관절 문제를 갖고 있는 경우 척추 신전은 증상을 악화시키며 굴절이나 척추중립 자세는 증상을 완화시킨다.

- **골다공증과 협착증**

골다공증이 있는 사람은 척추의 굴절을 금해야 하며, 협착증이 있는 사람은 척추의 신전을 금해야 한다. 그렇다면 두 증상을 모두 갖고 있는 사람은 어떻게 해야 하는가? 이 경우엔 첫째도 중립, 둘째도 중립, 셋째도 중립이다.

### 디스크 질환

척추 신전은 척추뼈의 전방 몸통 사이에 공간을 만들어 연골이 원래의 위치로 돌아오도록 해주면서 척추신경근으로부터 떨어질 수 있도록 해주기 때문에 척추의 디스크 질환을 앓고 있는 사람들에게 좋은 대책이 될 수 있다. 연골이 척추신경근과 충돌하면 통증의 원인이 된다.

### 둔부 신근의 역할

등과 둔부의 신전 동작은 척추의 기저(천골)를 공유하고 둔부 및 골반으로 이어지기 때문에 함께 이루어진다. 등을 최대로 뻗어주는 동작(높은 백조 동작이 좋은 예)은 둔부의 신전 없이는 충분히 이룰 수 없다.

척추 신전은 허리가 지나치게 펴지는 것을 막고 척추를 최대로 뻗어주기 위하여 둔부 신근과 복근으로 시작해야 한다. 이는 항상 복부를 등쪽으로 당겨주고 둔근과 햄스트링을 이용하여 골반을 아래쪽으로 낮추어주는 동작으로 시작하라는 뜻이다.

둔부 신근(둔근과 햄스트링)이 약한 사람들은 엎드린 자세에서 등을 최대로 뻗어주지 못한다. 골반을 매트 위로 안정시키지 못하고, 척추를 매트에서 최대로 들어주지 못하기 때문이다. 이러한 문제는 종종 경직된 엉덩이 굴근과 결합되어 이중으로 문제가 된다.

### 복근의 역할

척추 신전 자세를 취할 때 복부를 등쪽으로 당겨주면 신전 동작의 하중이 척추 전체에 분배된다. 복부를 이용하지 않으면 등의 신전 대부분이 척추 L2번과 3번에서 일어난다.

그러므로 엎드려서 등을 최대로 뻗어주는 동작을 취할 때는 복근과 둔부 신근으로 동작을 시작하는 것이 핵심이다. 나는 항상 "복부를 등쪽으로 당겨주고, 둔근을 눌러서 골반 아래쪽으로 집어넣은 뒤, 이어 몸을 일으키며 등을 펴라"고 말한다.

**동작의 보조**

복근과 둔근, 햄스트링이 약한 사람들에게 엎드려서 하는 등의 신전 동작을 가르칠 때는 요추에 가해지는 압박을 피하기 위해 사람들의 동작을 보조해주는 것이 좋다. 종아리를 아래쪽으로 잡아줌으로써(또는 필라테스 도구인 캐딜락을 이용할 수 있다면 다리를 아래쪽으로 묶는다) 사람들이 골반을 안정시키고, 둔근과 햄스트링을 적극적으로 이용할 수 있도록 해준다. 이렇게 해주면 몸을 완전히 일으키며 백조 동작을 최대로 취할 수 있다. 한 번 시도해보자. 교습생들이 환생하는 불사조처럼 일어날 것이다.

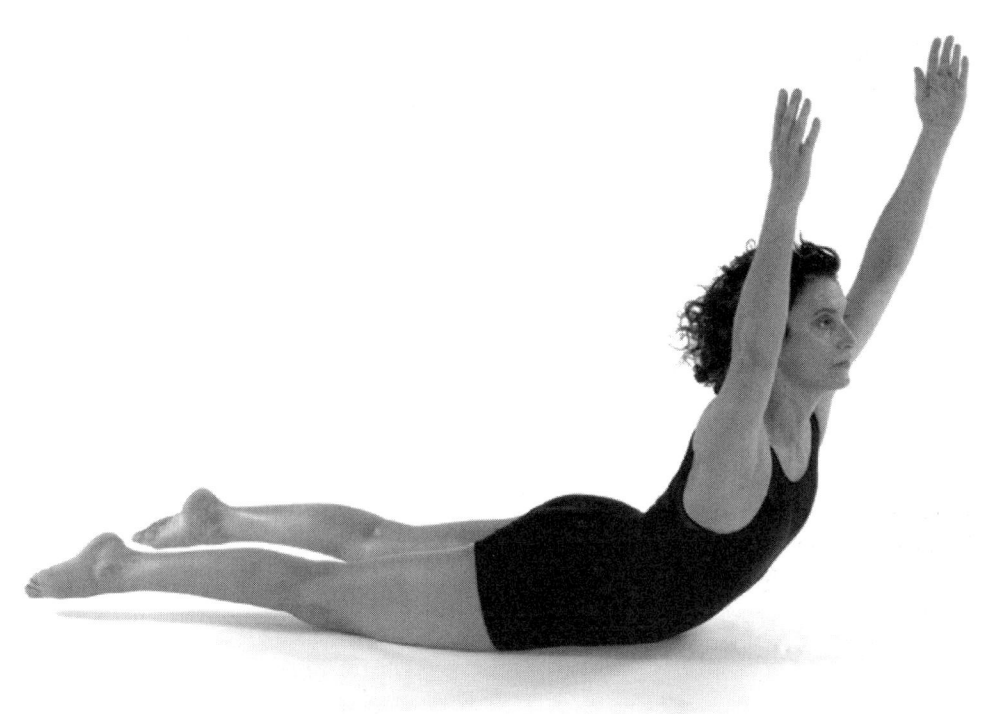

# 1시간의 연습 구성 방법

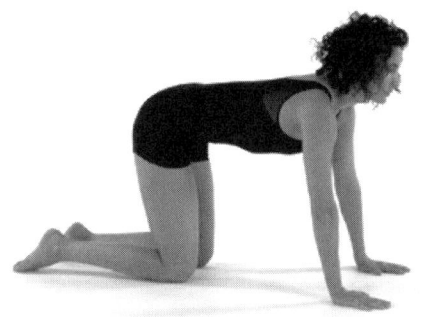

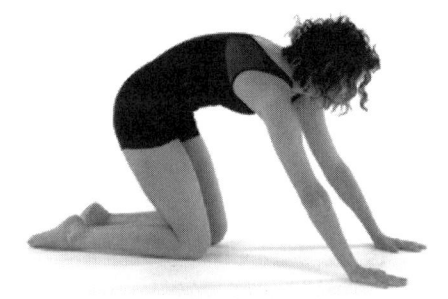

사람들은 누구나 이 책에 소개된 동작의 순서를 그대로 따라하며 필라테스를 할 수 있다. 매트 필라테스 레슨을 준비 중인 사람들에게 도움을 주기 위하여 이 책의 뒤쪽에서는 초급, 중급, 고급 및 척추 안정화 동작의 매트 시리즈를 제공하고 있다.

어느 정도 경험을 축적하고 나면 자신의 개인 스타일에 맞추어 동작들을 혼합함으로써 자신만의 매트 필라테스 레슨을 만들어낼 수 있다. 여기서 제공되는 동작을 일종의 그림물감으로 생각하고, 필라테스 예술가인 지도자들은 자신과 교습생들의 필요에 따라 알맞은 동작을 고르고 선택해야 한다.

매트 필라테스 레슨을 계획할 때는 다음과 같은 점을 분명하게 고려하도록 한다.

### 1. 워밍업

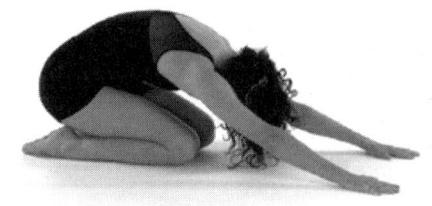

나는 혈압을 상당 수준으로 올려놓는 100회 흔들기 동작을 시작하기 전에 항상 꼬리뼈 들기로 요추의 워밍업을 하며, 상복부 운동으로 경추와 흉추

의 워밍업을 한다.

### 2. 척추의 안정화와 분절 동작

몸의 중심부, 즉 코어 동작은 척추 안정화 동작과 척추 분절 동작으로 나눌 수 있다. 중심부의 강화를 위해서는 두 운동을 모두 활용하는 것이 중요하지만 교습생에게 어느 한 동작이 다른 동작보다 더 필요한가를 파악하는 것도 마찬가지로 중요하다. 예를 들어 몸이 뻣뻣하고 경직되어 척추를 어느 방향으로도 거의 움직이지 못하는 교습생을 훈련시킬 경우 분절 동작이 안정화 동작보다 더 바람직하다. 반대로 유연성이 매우 뛰어난 교습생을 가르칠 때는 몸통을 고정시켜야 부상의 위험을 막을 수 있기 때문에 안정화 동작이 더 바람직하다.

*재활 운동시 유의사항: 척추 부상, 특히 디스크 질환이 있는 교습생을 훈련시킬 때는 안정화 동작이 몸 중심부의 강화에 더 효과적이다. 척추 굴절이나 신전은 등의 부상을 악화시킬 수 있다.

**척추 안정화**
- 동작 : 타이니 스텝, 발꿈치 미끄러뜨리기, 골반 안정화 동작, 100회 흔들기

**척추 분절**
- 동작 : 고양이 자세, 인어 자세, 롤 다운, 롤 업, 롤 오버, 백조 자세, 척추 전방 스트레칭, 볼처럼 구르기, 앉아서 다리 위로 뻗기, 물개 자세

### 3. 몸의 모든 부분을 활용한다

매트 필라테스는 몸의 중심부, 즉 코어에 초점을 맞추기 때문에 다리와 엉덩이, 팔을 함께 움직이는 동작을 포함시켜야 한다.

**하체**
- 동작 : 브리지, 사이드 킥 시리즈

**상체**
- 동작 : 필라테스 팔굽혀 펴기, 레그 풀 프론트, 레그 풀 백, 바늘에 실 꿰기, 사이드 밴드/인어자세, 별 자세

### 4. 척추를 다양한 방향으로 움직여준다

굴절 : 대체로 모든 동작은 굴절 동작으로 시작한다. 복부의 체온을 높여 척추의 워밍업이 되기 때문이다.
- 동작 : 롤 다운, 롤 업, 롤 오버, 척추 전방 스트레칭, 잭나이프 자세

굴절 동작을 많이 취했다면 그 다음엔 신전 동작을 통하여 척추의 균형을 맞추어야 한다.

신전 : 일련의 굴절 동작을 취한 다음에는 척추 신전 동작을 취하여 척추의 균형을 맞추어준다. 항상 어느 정도의 굴절 동작과 함께 다음의 척추 신전 동작을 활용하여 등의 근육을 풀어주고 스트레칭해준다.
- 동작 : 백조자세, 한쪽 다리 차올리기, 양다리 차올리기, 수영

옆으로 굽히기, 즉 측면 굴절 : 옆으로 굽혀주기 동작은 복부 사근과 요방형근을 펴주며, 척추측만증과 같은 측면 불균형을 치료하는 데 도움이 된다.
- 동작 : 인어자세, 사이드 밴드, 바늘에 실 꿰기 자세

비틀기 : 비틀기, 즉 트위스팅은 척추의 건강에는 좋지만 디스크 질환이 있는 경우에는 안 좋다.
- 동작 : 톱질 자세, 척추 비틀기, 섹시 척추 스트레칭

### 5. 동작이 자연스럽게 흐르도록 한다

일단 워밍업이 되었다면 가능한 피가 계속 돌도록 동작을 물 흐르듯 끊어지지 않도록 하는 데 집중한다.

## 6. 가능하다면 필라테스 도구를 이용한다

매트 필라테스는 사실 복부 근육에 초점을 맞춘 프로그램이다. 일종의 필라테스용 기능성 의자인 운다 체어를 이용하면 몇 가지 매우 효과적인 상체와 다리의 제어 동작이 가능하다. 스프링보드는 안정성과 강도, 조화력의 난이도를 높인다. 캐딜락은 특정 문제 부위에 초점을 맞출 수 있기 때문에 재활 치료에 효과가 뛰어나다.

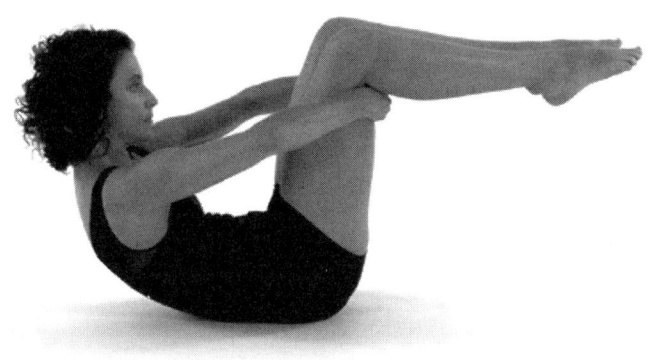

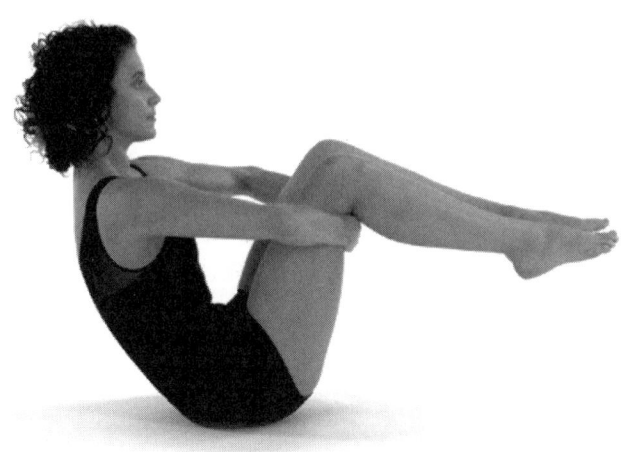

# 이 책의 사용 방법

나는 이 책에 매트 필라테스 동작을 모두 다 담을 수 있도록 노력했다. 그중 일부는 고전적 필라테스이며, 그 밖의 것은 내 자신이나 기타 다른 지도자들이 오랜 세월에 걸쳐 직접 고안해낸 것이다.

## 단계

이 책에서는 필라테스의 단계를 다음과 같이 나누었다.

- 초급 / • 중급 / • 고급 / • 최고급 및 특별

## 시리즈

필라테스 요법에서 리포머와 매트 필라테스는 시리즈로 가르치며, 이는 각 단계의 필라테스에 특별한 순서와 흐름이 있다는 뜻이다. (캐딜락, 운다 체어, 배럴을 이용한 동작은 대체로 시리즈로 가르치지 않는다. 이런 동작은 분리되어 있으며, 지도자나 교습생이 갖고 있는 특정 문제에 맞추어 운동 항목에 추가할 수 있다.)

1시간 정도의 과정으로 교습생을 가르칠 때는 해당 교습생에게 핵심적인 것이 무엇인지 판단하여 가장 효과가 높은 동작을 이용해야 한다. 1시간 동안 주어진 단계의 모든 동작을 소화하는 게 어려울 수 있다.(심지어 초급 시리즈도 많은 시간을 필요로 할 수 있다.) 시리즈는 동작을 구성하는 방법이며, 구성 내역과 순서를 알려준다.

### 초급 시리즈

처음부터 시작하여 순서대로 초급 시리즈의 동작을 모두 실시한다.

### 중급 시리즈

처음부터 시작하여 중요 초급 동작과 중급 동작 모두를 순서대로 실시한다. 초급과 중급 동작이 중복되고 있는 동작은 좀더 고급 단계의 동작을 택하고, 좀더 쉬운 것은 생략하도록 한다.

### 고급 및 최고급 시리즈

처음부터 시작하여 초급과 중급 동작을 모두, 그리고 엄선된 고급 및 최고급 동작을 순서대로 실시한다. 중급과 고급 동작이 중복될 때는 좀더 고급 단계의 동작을 택하고, 좀더 쉬운 것은 생략한다.

동작의 단계는 기량을 자연스럽게 발전시키며 필라테스 요법을 배우는 데 도움이 된다는 사실을 잊지 않도록 한다. 무엇보다 중요한 점은 동작의 단계가 해가 되기보다 도움이 된다는 점이다. 중급과 고급 동작을 적절하게 수행하려면 몸 중심부의 높은 강인함이 필요하다. 따라서 적절한 단계 이상을 욕심내면 지도자나 교습생이 부상을 입을 수 있다.

### 기타 도움이 될 만한 사항들

각 동작의 요령과 주의사항을 읽어두면 정확한 자세를 이해하는 데 큰 도움이 된다.

지도자들에게는 '부상이 없어야 한다'는 것이 가장 중요한 주문 사항이 되어야 한다. 그러므로 금지 사항을 주의 깊게 숙지하여 자신과 그밖의 사람들 모두 부상을 입는 일이 없도록 한다.

특별 변형 동작은 각 동작에서 변형 자세가 있을 경우 이를 대략적으로 알려주는 부분이다. 이러한 변형 동작은 자신의 속도에 맞추어 진행 속도를 조절할 수 있다는 뜻이다. 지도자나 교습생이 어느 시점에서 허리나 목에 통증을 느끼는 경우, 또는 동작이 너무 어렵다고 느끼는 경우에는 해당 동작을 계속해서는 안 된다. 그러한 경우엔 변형 동작을 살펴보도록 한다.

### 주요 변형 동작

단계가 발전되면서 새로운 동작을 배울 때는 어느 정도 통증이 따르는 것이 일반적이다. 다음 사항들은 힘과 안정성을 얻는 과정에서 겪게 되는 몇 가지 일반적인 문제들이다. 아직 이런 문제들을 겪지 않고 있다고 해도 이번 사항들을 반드시 읽어보아야 한다. 근육이나 조직의 잠재적 남용이나 무리한 사용을 예방하는 것이 무엇보다 중요하다.

### 허리 부상의 예방을 위한 변형 자세

일반적으로 요통이 있을 경우 증상의 악화를 방지하기 위해 몇 가지 주의사항을 알아둘 필요가 있다. 아랫배를 집어넣거나 등을 매트에 대고 평평하게 누운 상태에서 다리를 앞으로 내미는 동작의 경우, 어느 동작에서나 자세의 변형이 필요하다. 다음과 같은 방식으로 변형을 시도해 보자.

· 다리를 곧게 펴는 동작일 때는 무릎을 구부린다.
· 다리를 충분히 높게 유지하면 복부를 완전히 수축시키고 등을 매트 위로 평평하게 놓을 수 있다.
· 등에 긴장이 느껴지면 동작을 중지한다.

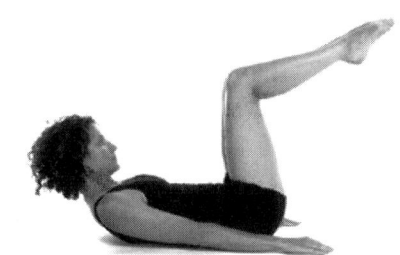

허리 보호 방법: 초급

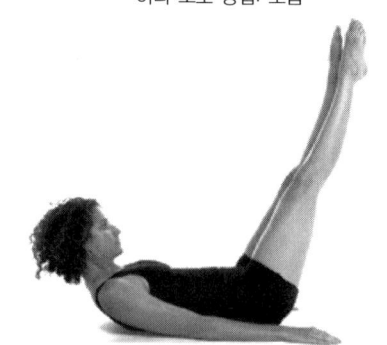

허리 보호 방법: 중급

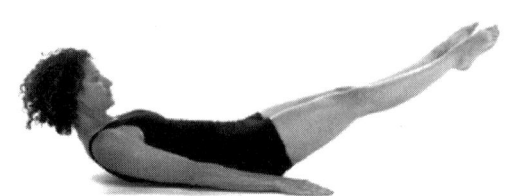

허리 보호 방법: 고급

## 팔로 짚고 엎드린 자세에서 손목 압박 피하는 법

## 잘못된 목 자세: 목 위로 구르지 않는다.

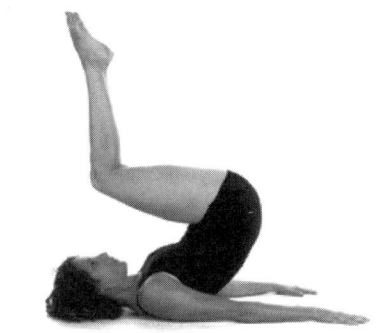

바른 손목 보호 방법 :
손목과 어깨를 이용해 들어올리고 팔꿈치를 부드럽게 유지한다.

구르는 동작은 절대 목에 부담을 주지 않도록 한다.

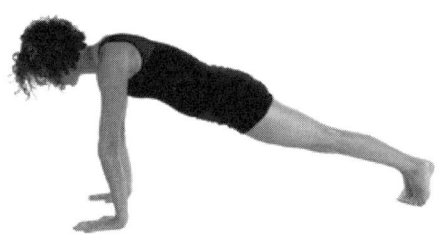

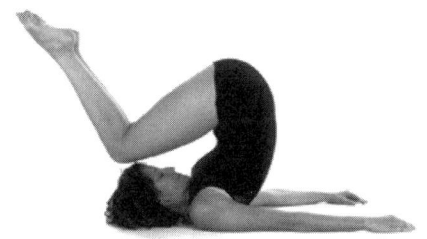

잘못된 손목 보호 방법 :
손목과 팔꿈치, 어깨 쪽으로 몸을 낮추지 않도록 한다.

바른 목 자세 :
"가슴 선반" 위의 양 견갑골 사이에서 균형을 이룬다.

- 어깨를 적절한 정렬 상태로 유지한다. 견갑골이 귀보다 아래쪽으로 위치하도록 정렬하여 등근육으로 체중을 받쳐준다고 생각한다.
- 배근력으로 지면을 밀어낸다고 생각한다.
- 체중이 손목쪽으로 실리지 않도록 바닥을 누른다.
- 팔꿈치를 지나치게 펴지 않는다. 팔꿈치 안쪽을 서로 마주보는 상태로 유지한다.

매트 필라테스엔 등상부로 굴리는 동작이 여러 가지 있다(볼처럼 구르기, 롤오버 등).

- 목까지 구르지 말고 멈추어 견갑골 사이에서 균형을 유지한다.
- 뒤로 구를 때 속도를 잘 제어한다. 힘을 조절할 수 없을 정도로 너무 빨리 구르는 법이 없도록 한다.
- 복부를 수축시켜 뒤로 너무 멀리 구르지 않도록 한다.

# 동작

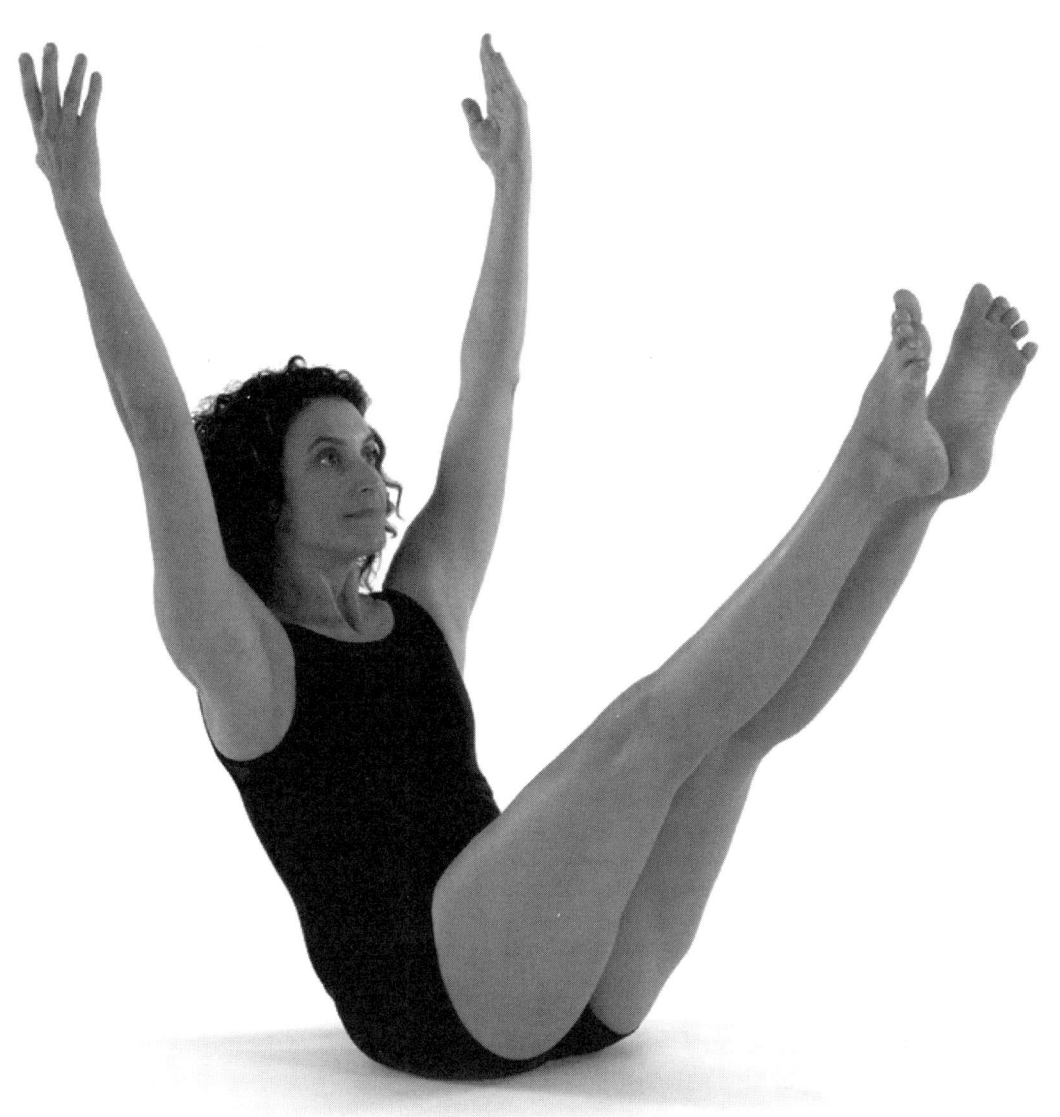

# 척추중립 자세에서 호흡하기  breathing with neutral spine  기본

**반복** 3회

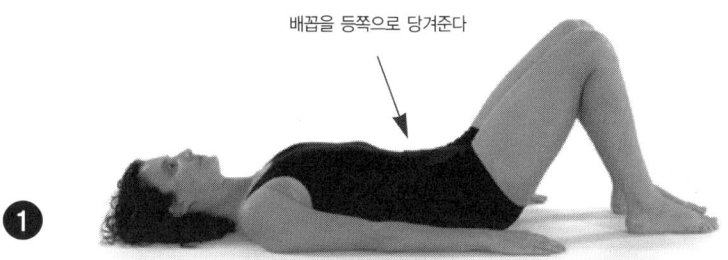

배꼽을 등쪽으로 당겨준다

**1 시작 자세:** 누워서 무릎을 구부리고 발을 양쪽 좌골 넓이로 벌려 바닥에 평평하게 붙인다. 팔을 옆으로 내려놓고 도어 프레임 암 자세를 취한다.

**숨을 들이쉰다:** 등상부쪽으로 숨을 깊게 들이쉬며 흉곽을 아코디언처럼 옆으로 편다(흉곽을 위로 들어올리지 말고 숨을 등상부쪽으로 들이쉬며 매트쪽으로 더욱 밀착시킨다).

**숨을 내쉰다:** 골반 하부를 배꼽쪽으로 들어올리며 배꼽을 등쪽으로 당긴다(소변을 참는 식으로 아랫배에 힘을 주었다 풀었다 하는 케겔식 골반 근육훈련과 비슷).

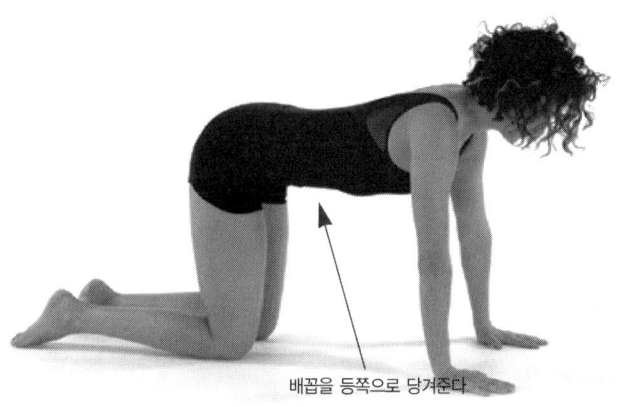

배꼽을 등쪽으로 당겨준다

### 변형 동작 variation

**무릎 꿇고 엎드린 척추중립 자세**
- 척추중립 상태에서 손과 무릎으로 바닥을 짚은 자세로 시작한다. 뼈의 구조를 그대로 유지하며 복부 안쪽과 골반 하부를 이용하여 사진과 같이 동작을 취한다. 이 방법은 아직 복부 안쪽 근육에 접근을 못하여 누워서 배꼽을 등쪽으로 당겨도 큰 느낌이 없는 사람들에게 효과적이다. 그 경우 이러한 변형 방법에서는 복부를 중력의 반대 방향인 위로 당겨주어야 하기 때문에 좀더 쉽게 복부 안쪽 부분을 움직일 수 있다.

### 목적과 대상 근육
- 필라테스 호흡법 익히기(가슴호흡)
- 심부 복근과 골반 저근 찾아내기
- 몸을 바닥에 붙이고 중심잡기

### 요령 및 주의사항
- 골반체조법(케겔 운동): 골반 앞쪽의 치골 두 측면을 뒤쪽의 꼬리뼈 두 측면으로 당기며, 골반 중심부에서 위로 들어올려 '해먹'과 같은 모양으로 만든다. 임신 여성들이 하는 운동이 케겔 운동이다.

- 왜 골반 저근이 중요한가? 골반저근은 복횡근(가장 안쪽의 복부 근육), 다열근(가장 안쪽의 척추 근육)과 함께 움직이면 상승효과가 있다. 이 삼각형 형태의 근육은 척추를 받쳐주는 지지대가 된다.

### 이미지
- 배꼽에 하나, 배꼽 바로 아래쪽의 척추에 하나, 생식기와 항문 사이의 회음부에 하나, 이렇게 세 개의 자석이 있다. 숨을 내쉴 때는 이들 3개의 자석이 서로 끌어당긴다고 상상한다.

## 어깨 으쓱하기  shoulder shrugs    기본

**반복** 4회

**1 시작 자세:** 누워서 무릎을 구부리고 발을 엉덩이 넓이로 벌려 바닥에 평평하게 붙여준다. 팔을 옆에서 도어 프레임 암 자세를 취한다.

**2 숨을 들이쉰다:** 어깨를 귀쪽으로 올려주며 상부승모근을 최대한 수축시킨다.

**숨을 내쉰다:** 어깨에서 완전히 힘을 빼주며 어깨를 원래의 위치로 털썩 내려놓는다.

마지막 반복 때 어깨를 털썩 내려놓지 말고 등쪽으로 천천히 당긴다. 그리고 이를 통하여 하부승모근을 이용하여 어깨뼈를 등쪽으로 당긴다.

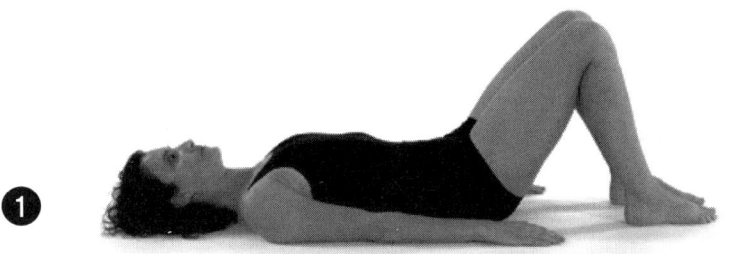

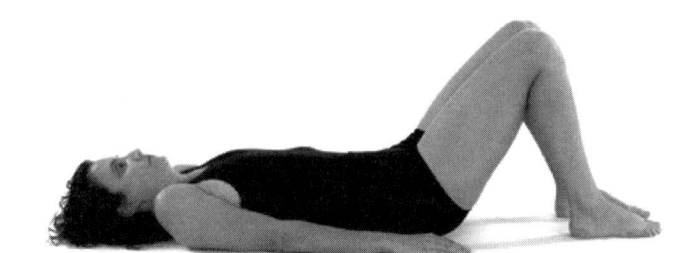

* **도구**
  - 롤러 : 척추에 롤러를 받치고 이 동작을 취한다. 이때 허리를 롤러 위에 평탄하게 올려놓는다.

### 변형 동작 variation

**어깨 돌리기 :**
- 한 방향으로만 돌린다. 처음에는 어깨를 앞으로 원형으로 돌리며 귀 가까이 들어올리고, 이어 매트쪽을 향하여 뒤로 돌려주며 원래 위치로 내린다. 원을 그리는 마지막 단계 때 손바닥을 위로 틀어주고 하부승모근을 이용하여 어깨가 '뒤쪽과 아래쪽'으로 움직이는 느낌을 파악한다.

### 목적과 대상 근육
- 상부승모근과 어깨를 올려줄 때의 근육 풀어주기와 해당 근육 파악
- 하부승모근과 어깨를 내려줄 때의 근육 파악

### 요령 및 주의사항
- 숨을 들이쉴 때 승모근을 팽팽하게 긴장시켰다가 숨을 내쉴 때 완전히 이완시킨다.

### 이미지
- 커다란 무게추가 어깨에서 떨어진다고 상상한다.

# 어깨 올렸다 내려놓기  shoulder slaps   기본   43

**반복** 4회

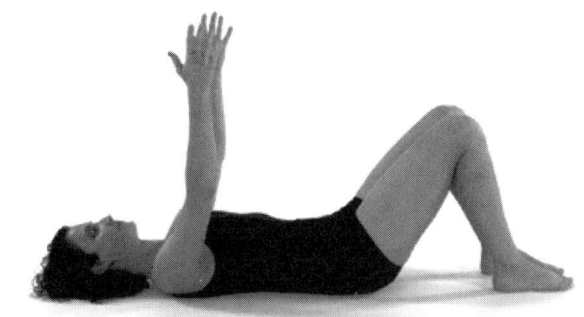
❶

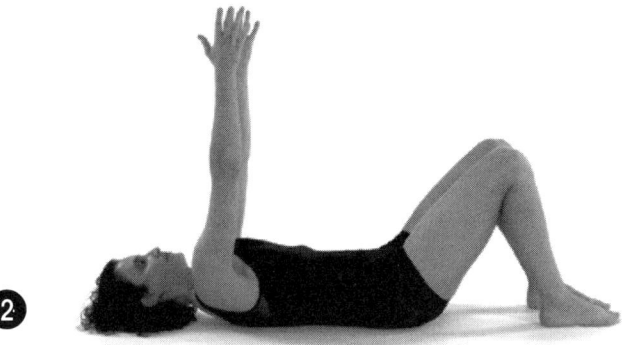
❷

1 **시작 자세:** 누워서 무릎을 구부리고 발을 엉덩이 넓이만큼 벌려 바닥에 평평하게 붙인다. 팔을 위로 뻗어 도어 프레임 암 자세를 취하고, 손바닥이 마주보게 한다.

2 **숨을 들이쉰다:** 손가락을 천정쪽으로 뻗고 견갑골을 매트에서 완전히 들어준다.

**숨을 내쉰다:** 견갑골을 매트로 털썩 내려놓으며 시작 자세로 돌아간다. 마지막 반복 때 어깨를 털썩 내려놓지 말고 천천히 내려놓는다. 이때 광배근을 이용하여 상박골을 귀로부터 떼어놓으며 어깨쪽으로 끌어내린다.

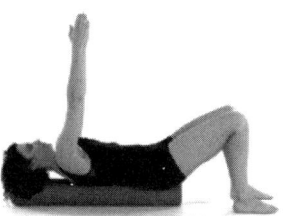
도구 : 롤러

* **도구**
  - 롤러 : 척추에 롤러를 받치고 이 동작을 취한다. 이때 허리를 롤러 위에 평탄하게 올려놓는다.

**목적과 대상 근육**
- 견갑근의 정렬과 이완
- 들어올릴 때는 전거근, 내려놓을 때는 광배근을 이용한다.

**요령 및 주의사항**
- 에너지가 손가락 끝을 지나 길게 뻗어나가도록 팔을 똑바로 뻗는다.
- 어깨를 폭넓게 유지하고, 팔을 흉근이 아니라 등으로부터 뻗는다.

**이미지**
- 견갑골을 가능한 매트에 밀착시킨다.

# 팔 뻗어주기 arm reaches

**기본**

**반복** 3~5회

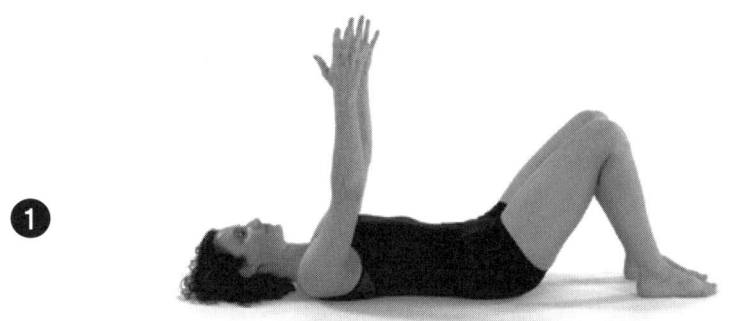

**1 시작 자세:** 누워서 무릎을 구부리고 발을 엉덩이 폭만큼 벌려 바닥에 평평하게 붙인다. 도어 프레임 암 자세로 팔을 위로 뻗는다.

**숨을 들이쉬며** 다음을 준비한다.

**2 숨을 내쉰다:** 처음 절반쯤 내쉴 때, 흉곽을 아래쪽으로 내려 몸통을 안정시킨다. 나머지 절반을 내쉴 때 팔을 귀 옆으로 최대한 뻗는다. 흉추를 매트에 밀착시켜서 상체를 고정시킨다.

**숨을 들이쉰다:** 시작 자세로 돌아간다.

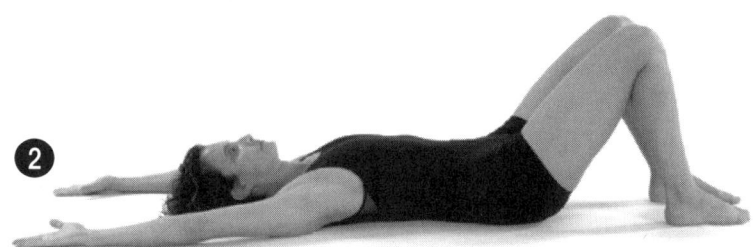

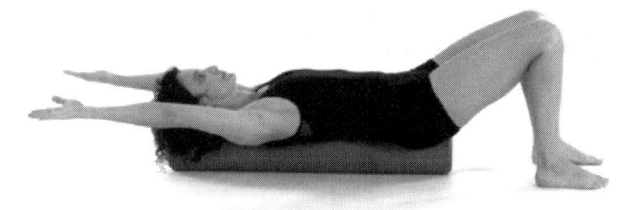

도구 : 롤러

## * 도구
- **롤러:** 척추에 롤러를 받치고 할 수 있다. 이때 허리를 롤러 위에 평평하게 올려놓는다. 광배근과 흉근을 약간 스트레칭해주기 위해 다음과 같이 한다. 동작의 마지막 반복 때 팔을 머리 위의 바닥으로 가져가고, 이때 팔을 뒤쪽으로 가져가는 데 필요한 만큼 흉곽을 위로 들어준다. 이런 자세로 숨을 내쉴 때마다 흉곽을 아래쪽으로 붙인다.

### 변형 동작 variation

**한팔 뻗어주기**
동작을 단순화하기 위하여 한 번에 한쪽 팔만 뻗는다.
다른 팔의 손은 흉곽 위로 올려놓고 흉곽과 흉부의 안정성을 파악한다.

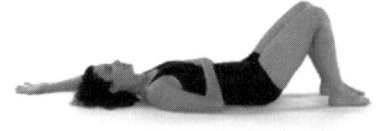

### 목적과 대상 근육
- 기본적인 상체의 안정성, 특히 흉추/흉곽의 안정성 습득
- 약간의 광배근과 흉근 스트레칭

### 요령 및 주의사항
- 흉추를 매트에 밀착시키고 팔을 뻗어줄 때 등을 구부려서는 안 된다.

- 내쉴 때는 숨의 대부분을 모두 내쉰다. 첫 절반의 내쉬는 숨은 자세의 안정을 위해, 나머지 절반은 팔을 뻗어주는 자세를 완료하는 데 이용한다.

### 이미지
- 팔을 상체로부터 독립적으로 움직인다.

# 꼬리뼈 들기 coccyx curls　　　　　　　　　　　　기본

**반복** 3~5회

배꼽을 등쪽으로 당겨준다

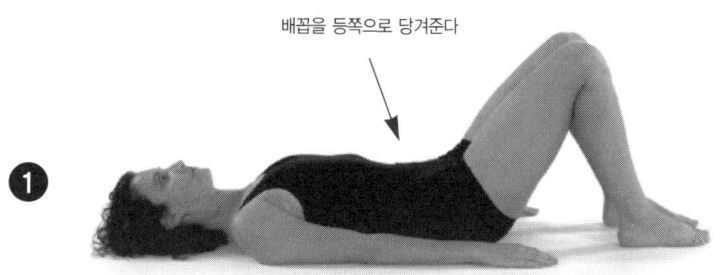
①

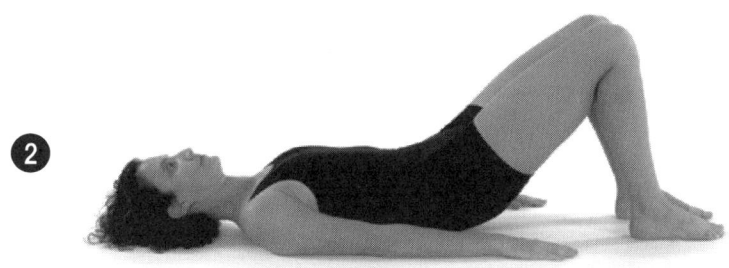
②

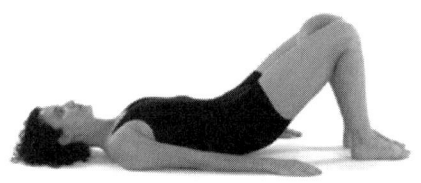
도구 : 볼

**1 시작 자세:** 누워서 무릎을 구부리고 발을 엉덩이 넓이로 벌려 바닥에 평평하게 붙인다. 팔을 옆으로 내려놓고 도어 프레임 암 자세를 취한다. **숨을 들이쉬며 다음을 준비한다.**

### 골반 기울이기 준비

**숨을 내쉰다:** 심복부 수축과 골반저근을 이용하여 배꼽을 등쪽으로 당기며 허리를 매트에 평평하게 붙여 골반을 뒤쪽으로 기울인다. 오직 복근만을 사용한다.

**숨을 들이쉰다:** 시작 자세로 돌아간다.

골반 기울이기 준비자세를 한두번 반복하며 복부와 허리 사이의 연계 감각을 찾아낸다.

### 꼬리뼈 들기

**2 숨을 내쉰다:** 다시 심복부를 척추쪽으로 당기며 골반을 후방으로 기울여준 자세로 들어간다. 골반을 들며 아래쪽 둔근과 햄스트링을 이용하여 척추뼈를 한 마디씩 움직여 꼬리뼈 들기 동작을 계속한다. 골반을 최대한 높이 든다. 하지만 척추를 뻗어야 할 정도로 높이 들면 안 된다. 골반은 아래로, 척추는 굴절 상태로 유지한다.

**숨을 들이쉰다:** 꼬리뼈 들기 자세를 그대로 유지한다.

**숨을 내쉰다:** 반대 방향으로 척추뼈를 한 마디씩 아래로 내려 등을 평평하게 내려놓는다.

### * 도구
- 무릎 사이에 작은 볼을 끼워놓으면 엉덩이와 무릎의 정렬 상태를 일정하게 유지하며 허벅지 안쪽 부분을 부드럽게 이용할 수 있다.

### 목적과 대상 근육
- 허리의 워밍업
- 꼬리뼈에서 시작하는 척추 굴절의 정확한 순서 습득
- 심복부, 골반저근, 하부 둔근, 햄스트링의 이용

### 요령 및 주의사항
- 복부와 골반저근을 먼저 움직여주고, 하부 둔근과 햄스트링을 이용하여 골반을 매트에서 위로 들어주기 전에 골반을 최대한 기울인다. 심복부로 동작을 시작해야 효과가 있으므로 둔근으로 동작을 시작해서는 안 된다.
- 동작을 하는 동안 목과 어깨를 계속 유연하게 유지한다.
- 무릎과 발을 일직선으로 유지하고, 무릎을 안이나 바깥으로 움직이지 않는다.

### 이미지
- 꼬리뼈가 다리 사이에 놓여있다고 상상한다.

## 발꿈치 미끄러뜨리기  heel slides — 기본

**반복** 교대로 8~10회

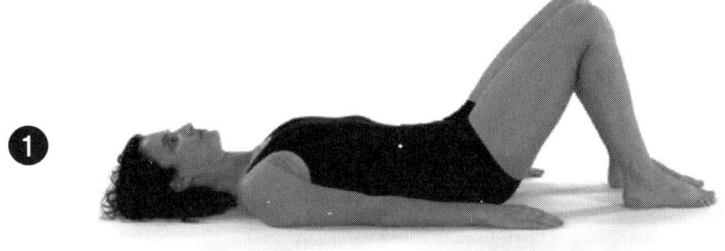

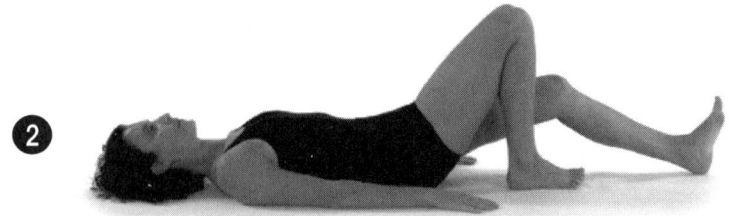

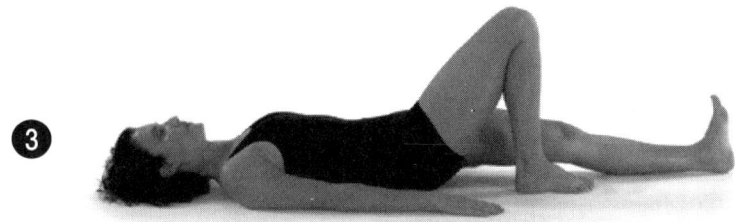

**1 시작 자세:** 누워서 무릎을 구부리고 발을 엉덩이 넓이로 벌려 바닥에 붙인다. 팔을 옆으로 내려놓고 도어 프레임 암 자세를 취한다.

**숨을 들이쉬며 다음을 준비한다.**

**2~3 숨을 내쉰다:** 숨을 절반쯤 내쉬며 심복부 수축과 골반저근을 이용하여 배꼽을 등쪽으로 당겨주고 허리를 매트에 평평하게 붙인다. 이를 통해 골반을 뒤쪽으로 기울인다. 숨의 나머지 절반을 내쉴 때 발꿈치를 바닥으로 눌러주며 다리를 천천히 펴준다.

**숨을 들이쉰다:** 자세를 그대로 유지한다.

**숨을 내쉰다:** 시작 자세로 돌아와 계속 발꿈치를 매트쪽으로 누른다. 배꼽을 안쪽으로 당기고, 허리를 매트에 평평하게 붙인다.

다리를 바꾸어 반복한다.

### 변형 동작 variation
- 변형 동작 : 복부 동작의 강도를 높이기 위하여 발꿈치를 완전히 편다. 한쪽 다리를 매트 위로 똑바로 뻗어준 뒤, 이어 다른 쪽 다리도 똑바로 펴서 양쪽 다리 모두 매트를 따라 똑바로 뻗는다. 허리는 매트에 밀착시킨 상태로 유지한 다음 첫 번째 다리를 원래 위치로, 이어 두 번째 다리를 시작 위치로 가져온다.
- 연계 동작: 꼬리뼈 들기

### 목적과 대상 근육
- 기본적인 상체 하부의 안정화 자세 습득
- 요근/엉덩이 굴근, 햄스트링의 훈련과 심복부 강화
- 대퇴골과 골반의 차이 습득

### 요령 및 주의사항
- 계속 허리를 매트에 평평하게 밀착시켜 유지한다. 이것이 불가능하다면 다리를 완전히 피지 않도록 한다.
- 목과 어깨를 유연한 상태로 유지한다.

### 이미지
- 매트를 따라 다리를 필 때 엉덩이 굴근이 위로 열린다.

# 골반 안정화 동작: "하중 예측하기" pelvic stabilization: "predicting the load"  기본

**반복** 교대로 8~10회

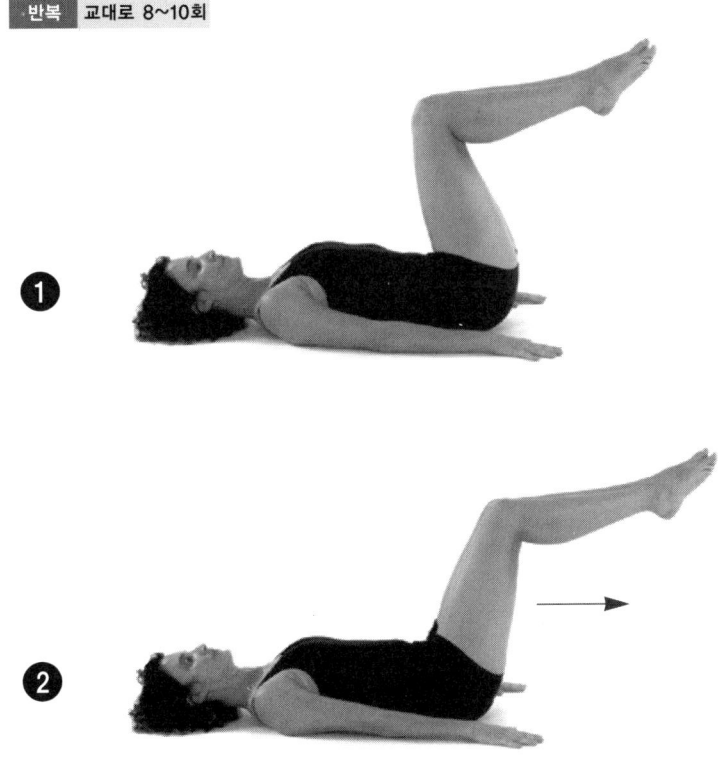

1. **시작 자세**: 누워서 다리를 테이블에 올려놓은 자세를 취하고(이때 다리를 가슴쪽으로 가깝게 붙여주면 동작이 좀더 쉽다.), 허리를 매트에 평평하게 붙인다. 팔은 옆으로 내려놓고 도어 프레임 암 자세를 취한다.

**숨을 들이쉬며 다음을 준비한다.**

2. **숨을 내쉰다**: 대퇴골을 바깥으로 펴면서 복근을 이용하여 골반을 안정시킨다(다리 아래쪽 부분은 바닥에 대해 평행으로 유지). 절대적 안정을 유지할 수 있는 한도 내에서 최대로 편다. 대부분의 사람들이 필 수 있는 정도는 아주 작다. 목이나 허리에 긴장이 느껴지면 너무 멀리 핀 것이다. 허리는 매트에 완전히 붙여준다.

**숨을 들이쉰다**: 다리를 모두 시작 위치로 가져온다.

* **도구**
  - **롤러**: 이 동작은 무릎과 발목 사이에 롤러를 끼우고 할 수 있다. 그러면 하중이 더 가해지며, 다리의 아래쪽 부분이 바닥과 평행하게 유지할 때의 감각을 좀더 쉽게 파악할 수 있다.

### 변형 동작 variation
- **연계 동작**: 발꿈치 미끄러뜨리기
- **변형 동작**: 이 동작에서 몸을 위로 감아올리며 필라테스 복부자세로 들어간다. 이렇게 하면 동작이 어떻게 진행되는가를 쉽게 파악할 수 있으며, 좀더 쉽게 등을 매트에 평평하게 붙인 상태를 유지할 수 있다.

### 목적과 대상 근육
- 기본적인 상체 하부의 안정화 자세 익히기. 척추 위의 다리 위치에 따라 하중이 변화하는 정도를 예측하고 준비하기.
- 요근/엉덩이 굴근과 햄스트링의 훈련과 심복부 강화
- 대퇴골과 골반의 차이 습득
- 이 동작에서는 인식력 습득이 가장 중요하다. 일단 골반의 미묘한 이동을 이해하면 누운 자세에서 복근 훈련을 할 때 다리를 뻗어주는 정도에 따라 하중의 강도를 조정하면서 그에 대비하는 방법을 익힐 수 있다.

### 요령 및 주의사항
- 동작시 허리를 매트 쪽으로 강하게 밀착시킨다.
- 동작시 목과 어깨를 유연하게 유지한다. 목에 긴장이 느껴지면 다리의 동작 범위를 줄인다.
- 대퇴골을 펴줄 때 복근을 엉덩이 굴근으로부터 멀리 수축시킨다고 생각한다. 안정적 자세를 유지하기 위하여 내부의 저항력을 이용한다.

### 이미지
- 허리 통증 없는 편안한 삶

# 타이니 스텝 tiny steps

**반복** 좌우교대로 8~10회

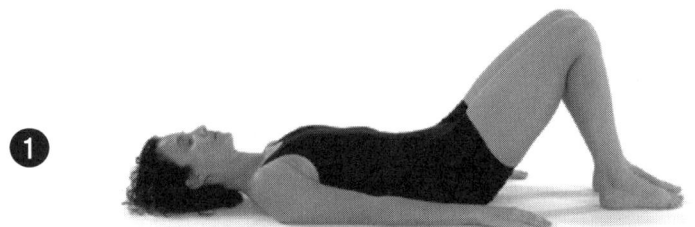

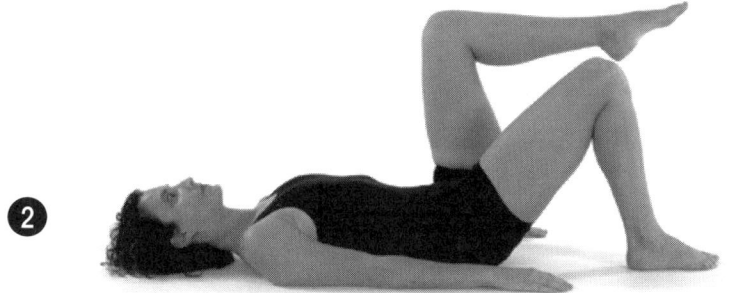

**1 시작 자세:** 누워서 무릎을 구부리고 발을 엉덩이 넓이로 벌려 바닥에 평평하게 붙인다. 팔을 옆으로 내려놓고 도어 프레임 암 자세를 취한다. 심복부를 수축시키며 골반저근을 이용하여 배꼽을 척추쪽으로 당기고 허리를 매트에 평평하게 붙인다.

**숨을 들이쉬며 다음을 준비한다**

**2 숨을 내쉰다:** 배꼽을 안쪽으로 더 깊게 당기고, 한쪽 무릎을 중간 정도로 떨어뜨리며 무릎을 테이블에 다리를 올려놓은 것처럼 들어준다. 배꼽을 계속 등쪽으로 당겨주고 허리를 매트에 평평하게 붙여준 상태로 유지한다.

**숨을 들이쉰다:** 자세를 그대로 유지한다.

**숨을 내쉰다:** 시작 자세로 돌아와서 배꼽을 등쪽으로 당겨주고 허리를 매트에 평평하게 붙인 상태를 유지한다.

다리를 바꾸어 반복한다.

## 목적과 대상 근육
- 기본적인 상체 하부의 안정화 자세 익히기
- 엉덩이 굴근, 특히 요근을 훈련시키면서 심복부 강화하기
- 대퇴골과 골반의 차이 습득

## 요령 및 주의사항
- 허리와 엉덩이를 절대 안정적으로 유지한다. 이는 전상방장골극(ASIS)에 손을 얹어보면 확인할 수 있다.
- 동작을 취하는 동안 목과 어깨를 유연하게 유지한다.
- 발이 아니라 대퇴골을 움직여준다고 생각하고, 무릎의 각도를 일정하게 유지한다.
- 감당할 수 있는 하중을 예측하고, 다리의 움직임과 반대로 복부를 척추쪽으로 당기며 하중에 대비한다.
- 평배증후군/골반후방경사증을 가진 사람에게 처음 이 동작을 가르칠 때는 안전에 주의해야 하며, 교습생이 발전하여 체력을 갖춤에 따라 척추중립자세로 나갈 수 있다. 천성적으로 골반후방경사상태로 서서 일을 하는 교습생이라면 좀더 골반을 중립으로 위치시킨 상태를 취하면 곧바로 이 동작을 시작할 수 있다.
- 골반전방경사증/척추전만증이 있어 등을 매트에 완전히 평평하게 붙일 수 없는 경우엔 접은 수건이나 보조 매트를 허리 아래쪽 공간에 넣어준다.

## 이미지
- 다리를 허리에서부터 펴준다.

## 타이니 스텝: 변형 동작  tiny steps: variations     기본~중급

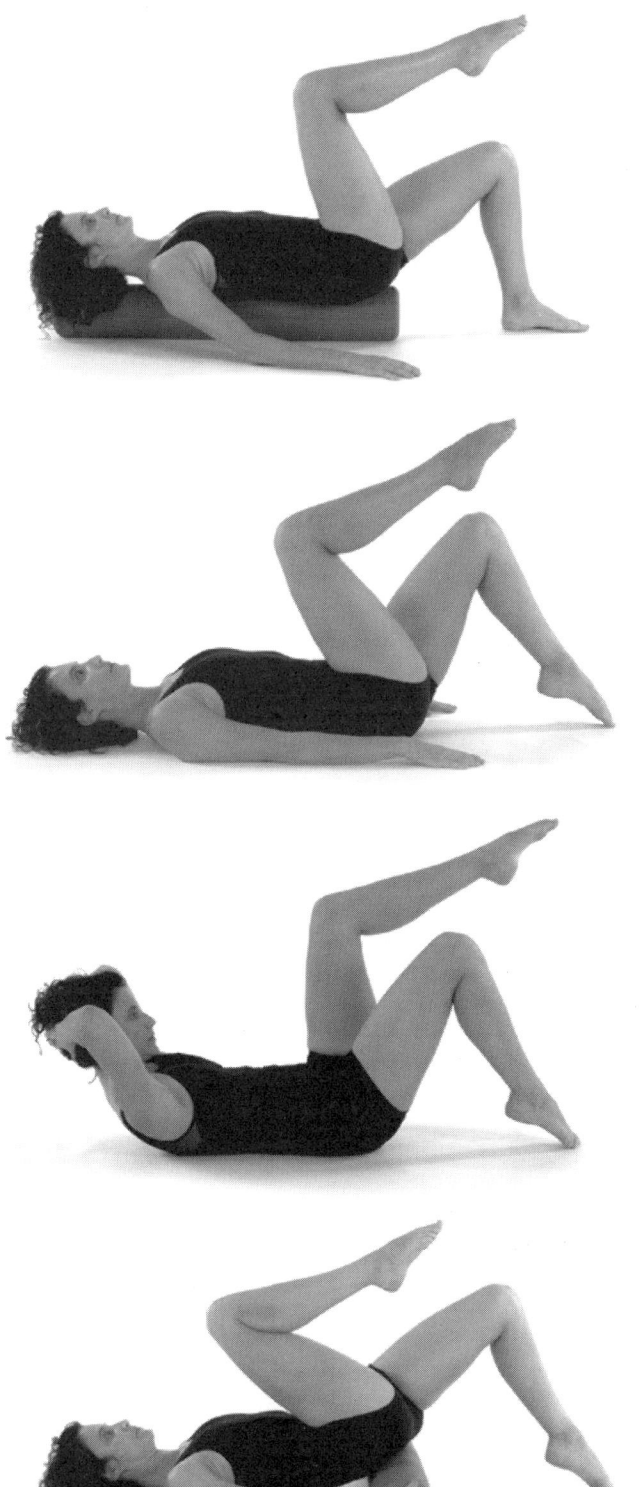

**도구:**
롤러 – 안정성의 난이도를 높이기 위하여 척추 아래쪽으로 롤러를 집어넣고 롤러 위에 누워 동작을 취한다.

**변형 방법: 발끝 세우기**
한쪽 다리를 공중으로 들어준 타이니 스텝 동작에서 동작의 속도를 높이며 발끝을 앞으로 핀다. 다리를 교대할 때 척추중립상태를 유지하면서 바닥의 발끝을 세운다.

**변형 방법: 상복부를 감아올리며 발끝 세우기(중급)**
복부 동작의 난이도를 크게 높이기 위하여 필라테스 상복부 자세로 들어간다. 다리는 테이블 탑 자세로 가져가고, 복부를 등쪽으로 깊이 당겨준다. 마치 꼬리뼈 들기 자세를 취한 듯 하면서도 다리의 도움은 받지 않는다. 발끝 세우기 자세를 취하는 동안 이러한 자세를 그대로 유지하며 자신의 배꼽을 바라보고, 골반을 절대적으로 수축시킨 상태로 유지하며 전체적인 안정을 확보한다.

**도구:**
롤러 – 하복부가 매우 약하거나 골반전방경사증이 있는 사람의 경우엔 롤러를 수직으로 내려놓고 그 위에 누워 발끝 세우기 동작을 할 수 있다. 이러한 방법을 이용하면 롤러가 골반을 안쪽으로 '집어넣은' 상태로 유지시켜준다. 이러한 자세를 위하여 누워서 골반을 브리지 자세로 들어올린 뒤, 롤러를 천골 밑으로 밀어넣는다. 롤러를 가능한 척추 밑으로 낮게 집어넣는다.

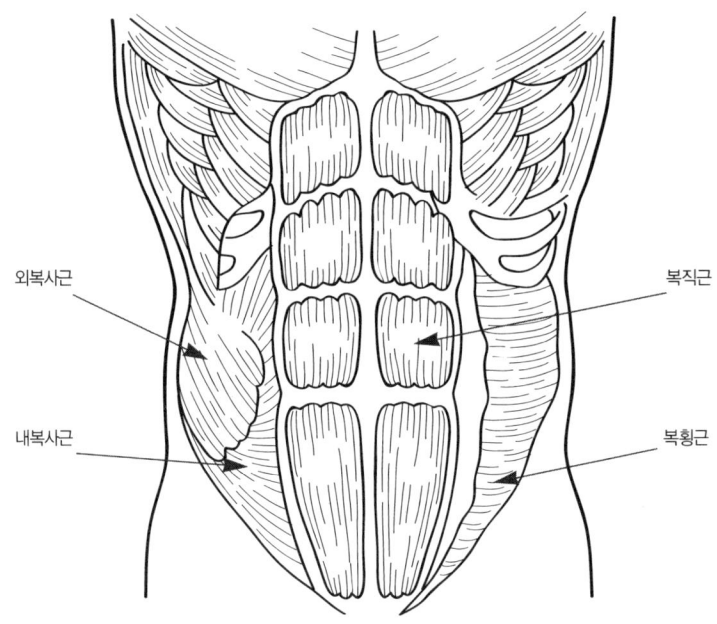

## 4개 층의 복부 근육

복부는 4개의 층으로 이루어져 있다. 가장 안쪽 층은 근육 조직이 가로로 흐르고 있는 복횡근이다. 이 근육은 허리를 감싸면서 등의 근막에 붙어있다. 복횡근은 수축되었을 때 바지의 고무줄을 졸라매 허리 둘레를 조이는 듯한 작용을 하며, 복부를 압박한다. 내장을 고정시키는 기능을 하며, 척추를 받쳐주는 거들과 같은 작용을 한다.

그 다음 두 개의 층은 내복사근과 외복사근으로, 이 또한 수축되었을 때 복부를 압박한다. 이 둘을 함께 움직이면 상승효과를 가져온다. 척추를 옆으로 굽히고 돌리고 틀 수 있도록 한다.

마지막으로 결코 중요도가 낮지 않은 근육이 복직근이다. 복부 근육 가운데서 '가장 많은 일을 하는' 이 근육의 주요 기능은 몸통의 굴절이다. 복직근을 이용하여 배꼽을 바깥으로 '내밀면' 몸통을 뒤로 젖힐 수 있다. 또는 복직근에 '복부 안쪽 층의 3개 근육'(복횡근, 내복사근, 외복사근)을 추가로 활용하면 배꼽을 안쪽으로 수축시키면서 몸통을 감아줌과 동시에 이러한 수축 상태를 그대로 유지하며 필라테스 상복부 운동 자세를 취할 수 있다. 몸통을 감아주고 있는 동안 이러한 수축 상태를 그대로 유지하면 '복부 안쪽의 3개 근육'을 이용할 수 있게 되어 척추를 받쳐주고 부상을 방지하는 데 도움이 된다. 그리고 이것이 바로 필라테스의 방법이 되어야 한다.

복직근은 필라테스 세계에서는 과소 평가를 받고 있다. 하지만 나는 여섯 개의 근육으로 구성된 이 과소평가된 작은 근육의 장점에 대해 찬사를 보내고 싶다. 복직근이 없으면 우리는 몸통을 충분히 위로 감아올릴 수 없으며, '100회 흔들기'와 같은 동작을 취할 때 머리를 고정시킬 수 없다. 덧붙여 치골에서 흉골까지 흐르고 있는 복직근은 가장 일직선으로 골반을 당겨주기 때문에 골반전방경사증과 척추전만증을 고쳐준다. 따라서 복직근을 절대 사용해서는 안 되는 것은 아니며, 다만 적절하게 사용하여 다른 세 개의 복부 근육이 척추를 굽히거나 안정화 동작을 취할 때 복직근을 보조해줌으로써 상승효과를 거둘 수 있다.

# 심복부 파악하기  deep abdominal cue                    기본    51

**반복** 10회

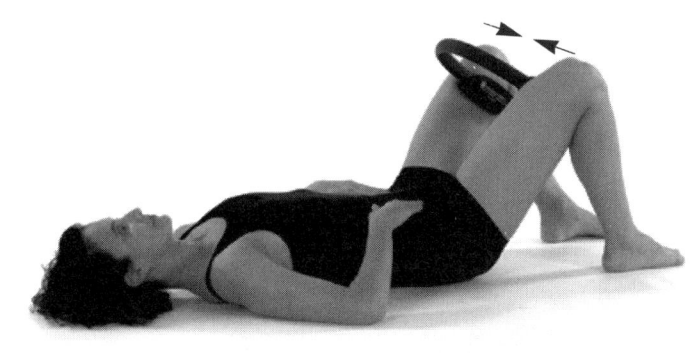

**시작 자세:** 누워서 다리를 굽혀주고 작은 볼이나 매직 서클을 무릎 사이에 끼운다. 발을 바닥에 평평하게 내려놓고 엉덩이 넓이로 벌린다(매직 서클의 경우엔 약간 더 넓게 벌린다). 손가락을 장골(ASIS) 안쪽으로 얹어 사근의 위치를 느껴본다. 이 동작에서는 척추를 중립으로 유지한다.

**숨을 들이쉬며 다음을 준비한다**

**1 숨을 내쉰다:** 배꼽을 등쪽으로 당기며 허벅지 안쪽을 이용하여 작은 볼이나 매직 서클을 천천히 조이고, 장골(ASIS)의 우측 안쪽에 있는 근육에 힘을 준다(사근으로부터 장골을 당겨주며 서로 가깝게 붙여주는 듯 하면 된다).

**숨을 들이쉰다:** 매직 서클이나 작은 볼에 가했던 힘을 천천히 풀어주며, 시작자세로 돌아간다.

---

**＊ 도구**
- 허벅지 안쪽과 심복부 사이의 연결 부위를 찾아내기 위하여 반드시 무릎 사이에 작은 볼이나 매직 서클을 끼우고 이를 이용한다. 이들 도구 중 아무 것도 없다면 다음 동작으로 건너뛴다.

**목적과 대상 근육**
- 교습생에게 심복부, 특히 사근 찾아주기
- 허벅지 안쪽 근육의 강화
- 복부와 골반저근 이용하여 척추중립 상태에 대한 감각 키우기
- 교습생에게 4개 층의 복부 근육에 대해 교습하기

**요령 및 주의사항**
- 골반을 중립 상태로 유지한다. 절대로 골반을 구부리지 않는다.
- 지도자의 경우 교습생이 작은 볼과 같은 도구를 안쪽으로 조여줄 때 교습생의 ASIS(장골) 안쪽으로 손가락을 얹어 손가락을 서로 가까이 부드럽게 붙여주면서 사근의 움직임을 흉내내는 방법으로 교습생에게 도움을 줄 수 있다. 이때 손가락 아래쪽의 근육에 단단하게 힘이 들어가는 것을 지도자가 느낄 수 있어야 한다(물론 교습생도 마찬가지이다).

**이미지**
- 장골을 사근과 함께 서로의 방향으로 당겨준다.

# 상복부 운동 upper abdominal curl

**반복** 10 회

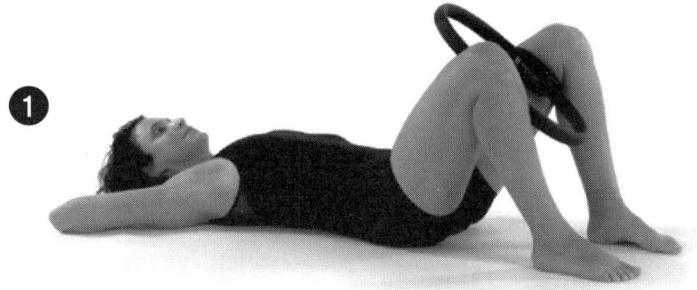

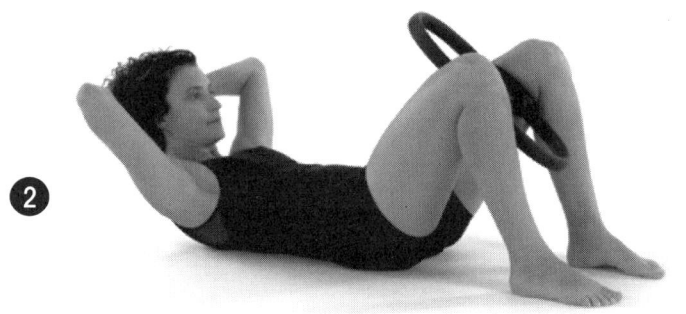

1 **시작 자세:** 누워서 다리를 굽히고 작은 볼이나 매직 서클을 무릎 사이에 끼운다. 발을 바닥에 붙이고 엉덩이 넓이로 벌린다(매직 서클의 경우엔 약간 더 넓게 벌린다). 머리 뒤에서 깍지를 끼고, 손과 팔꿈치를 벌려준 상태에서 손위로 머리를 얹는다.

**숨을 들이쉬며 다음을 준비한다.**

2 **숨을 내쉰다:** 숨을 절반쯤 내쉬었을 때 심복부 파악하기 자세를 취하며 배꼽을 등쪽으로 당겨주고 허벅지 안쪽으로 천천히 작은 볼이나 매직 서클(갖고 있다면)을 조여준다. 이때 ASIS(전상방장골극)의 바로 안쪽 근육에 힘이 들어가 있어야 한다. 나머지 절반의 숨을 내쉴 때 머리를 매트에서 떼어주며 몸을 위로 감아올려 필라테스 복부 자세를 취하고, 턱의 아래쪽으로 감귤 조이기 자세를 취한다(머리 숙여주기). 견갑골이 매트에서 약간 떨어질 정도까지 숙여준다.

**숨을 들이쉰다:** 상복부 운동 자세를 유지하고 배꼽이 아니라 등의 상부쪽으로 호흡한다(가슴호흡).

**숨을 내쉰다:** 시작 자세로 돌아간다.

* **도구**
- 무릎 사이에 작은 볼이나 매직 서클을 끼우고 허벅지 안쪽과 심복부 사이의 연결 부위를 찾아낸다.
- 롤러: 흉추가 굳어있는 사람이라면 롤러를 몸에 수직이 되게 견갑골 아래쪽으로 내려놓고 롤러 위에서 이 동작을 취한다. 그러면 롤러 덕택에 등의 상부 신근을 펴주면서 이에 대한 조정 감각을 좀더 쉽고 정밀하게 파악할 수 있기 때문에 나는 이를 가리켜 "흉부 정밀 조정(Thoracic Articulator)" 동작이라 부른다.

**목적과 대상 근육**
- 복부와 목의 굴근 강화
- 허벅지 안쪽의 강화(작은 볼이나 매직 서클을 사용할 경우)
- 목의 굴절 동작에 대한 정확한 순서 습득(누운 자세에서 머리를 매트에서 떼어주는 동작)
- 몸통의 상부를 감아주면서 골반을 중립으로 유지하는 방법 습득
- 교습생에게 몸통을 감아줄 때 복부의 동작 단계를 가르쳐준다.

**요령 및 주의사항**
- 골반을 중립 상태로 유지한다. 절대로 골반을 구부리지 않는다.
- 근육의 동작 순서는 목의 굴근이 먼저이고(머리 숙여주기) 그 다음이 복부(상복부 운동)이다.
- 몸을 감아올릴 때 팔꿈치를 폭넓게 유지하고 앞으로 약간 머리를 감싸주어도 상관없다. 팔꿈치로 동작을 시작해서는 안 된다.
- 머리의 무게를 손에 얹어 팔로 목을 받쳐준다. 머리를 손에서 떼며 들어올리면 아무 의미가 없는 목의 굴근을 사용하게 되며 너무 앞으로 숙여준 자세가 나올 수 있다.
- 머리 숙여주기를 지나치게 하거나 머리를 지나치게 위로 당기면 안 된다. 턱의 아래쪽으로 감귤 크기의 공간을 유지한다. 등의 상부가 굳어있을 경우 흉추에서 발생하는 가동범위의 부족을 보충하기 위하여 경추를 지나치게 구부리는 경향이 있기 때문에 이 점이 특히 중요하다. 이 경우 흉골을 매트에 고정시켜 중심을 잡고 흉추를 이 중심 위쪽으로 스트레칭한다고 생각한다. 몸을 위로 감아올릴 때 목과 등의 상부를 부드럽게 스트레칭한다고 상상한다.
- **금지대상:** 디스크 질환이나 골다공증이 있는 사람

# 감귤 조이기 upper abdominal curl   기본   53

### 필라테스 기초학: 감귤 조이기

필라테스 지도자라면 바로 이 시점에서 교습생들에게 감귤 조이기 자세의 개념을 알려주어야 한다. 이는 누운 자세에서 목을 굽혀주는 동작을 정확한 순서로 가져갈 수 있는 방법이다. 목의 굴근이 약하고 목의 신근이 굳어 있는 사람들은(머리 앞으로 나가 있는 자세의 사람들) 교정을 하지 않을 경우 그냥 턱만 위로 들어올린다.

### 필라테스 기초학: 필라테스 복부 자세

필라테스 지도자라면 바로 이 시점에서 교습생들에게 필라테스 복부 자세의 개념, 즉 견갑골이 매트에서 약간 떨어질 정도까지 몸을 위로 감아올리는 자세를 지도해야 한다. 흉추가 굳어있는 사람은 이러한 자세를 취하기 어려우며 목을 너무 위로 끌어당기게 된다. 이 경우 머리의 무게를 양손으로 받치도록 지도하는 것이 중요하다.

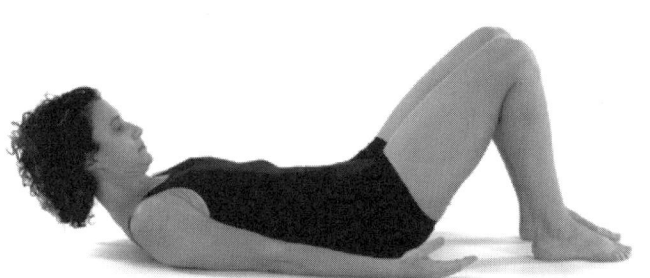

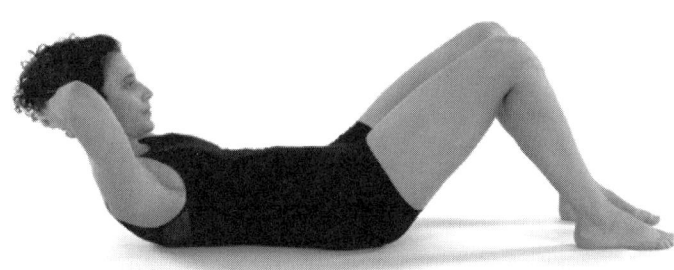

### 변형 동작 variation

- 변형 동작: 머리 숙이기: 교습생이 머리가 앞으로 나가 있는 자세를 보이고, 머리를 매트에서 떼어 위로 들어줄 때 단순히 턱만 앞으로 내밀고 있다면 이는 목의 안쪽 굴근이 약하고 목의 신근이 굳어있다는 증거이다. 이러한 교습생은 머리를 들지 말고 몇 번에 걸쳐 단순히 턱을 가슴쪽으로 숙인다. 이 동작은 목의 안쪽 굴근을 움직이면서 목의 신근을 스트레칭해준다. 따라서 교습생이 머리를 매트에서 들 때 '감귤 조이기' 자세를 훈련할 수 있다. 이는 서 있을 때 머리가 앞으로 나가는 것을 수정해주기도 한다.
- 연계 동작: 심복부 파악하기
- 변형 동작: 난이도를 높이기 위하여 몸을 감아준 상태로 숨을 들이쉬고 내쉬며 다시 감귤 조이기 자세와 복부 자세를 취한다. 그리고 이때 척추뼈를 한 마디만 더 위로 굽힌다. 한 번 더 숨을 들이쉬며 자세를 그대로 유지한다. 이어 숨을 내쉬며 시작 자세로 돌아간다.

### 이미지

- 몸을 위로 감아올리며 복부 컬스 자세를 취할 때 자신이 거대하고 강력한 파도가 되어 가슴을 무겁게 내리누른다고 생각한다.

# 100회 흔들기 hundred

초급

**반복** 10 회

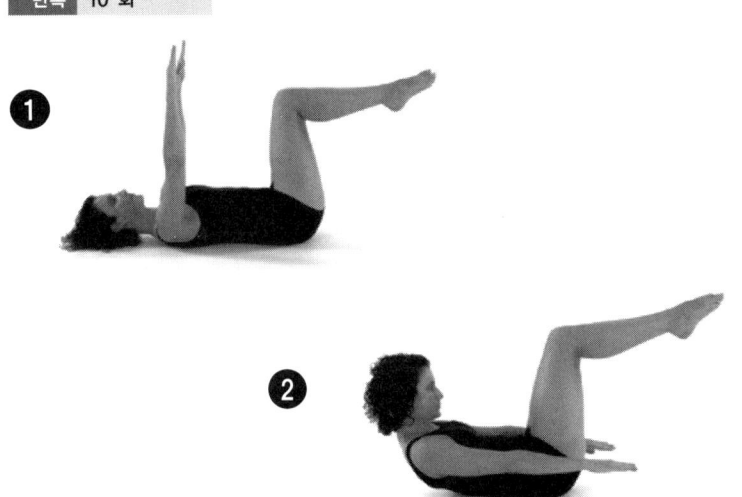

초급 100회 흔들기: 다리를 테이블에 얹은 듯한 자세로 실시

초급 100회 흔들기:
다리를 테이블에 얹은 듯한 자세로 실시

1. **시작 자세**: 누워서 다리를 테이블에 얹은 듯한 자세를 취한다. 팔을 위로 뻗고 손바닥을 앞으로 편다.

**숨을 들이쉬며 다음을 준비한다**

2. **숨을 내쉰다**: 몸을 위로 감아올려 필라테스 복부 자세를 취하고, 손가락을 몸을 따라 길게 뻗는다. 이때 견갑골을 앞쪽으로 둥글게 감아준다(전거근 이용).

**5까지 세며 숨을 들이쉰다**: 호흡에 맞추어 팔을 위아래로 5회 흔들고, 손 끝을 계속 길게 뻗는다.

**5까지 세며 숨을 내쉰다**: 숨을 내쉴 때 "쉿" 하는 진동음을 내면서, 숨에 맞추어 팔을 5회 더 위아래로 흔든다.

들이쉴 때와 내쉴 때 각각 5회의 상하 이동을 한다. 완전한 10회 순환의 호흡을 할 때까지 이를 계속한다.

* **도구**
  - 심복부의 연계 부위를 파악하고, 허벅지 안쪽을 동작에 추가시키며, 동작의 하중을 좀더 높이기 위하여 발목 사이에 작은 볼이나 매직 서클을 끼우고 이용한다. 숨을 내쉴 때 이들 도구를 조여주고 심복부를 수축시켜 주며 그 위치를 파악한다. 숨을 들이쉴 때 조인 것을 풀어준다.

### 변형 동작 variation
- 연계 동작: 상복부 운동
- 변형 동작: 5까지 세며 숨을 들이쉬기가 어려운 사람들은(이는 초급자들에겐 정말 힘겹다) 들이쉴 때 3번 팔을 위아래로 흔들어주고, 이어 내쉴 때는 5번 흔들어준다.
- 변형 동작: 목이 피로할 때는 한손으로 머리를 받쳐주고, 다른 쪽 팔을 위아래로 흔들어준다. 절반씩 교대로 한다.
- 변형 동작: 허리가 불편하다면 발을 바닥에 붙여준다.

### 목적과 대상 근육
- 고전적인 필라테스 워밍업
- 조셉 필라테스는 100회 흔들기가 '혈액순환'에 도움이 된다고 말하곤 했다.
- 복부와 목의 안쪽 굴근, 엉덩이 굴근 강화
- 소리로 흉부를 울려주는 진동호흡과 가슴호흡 습득. 숨을 내쉴 때 "쉿" 하는 진동음을 내면 복부에 영향을 미쳐 복부의 공기를 빼낼 수 있으며, 이를 가리켜 '강제로 숨 내쉬기' 라 부른다.

### 요령 및 주의사항
- 이 동작은 목이 불편할 수 있다. 100까지 세는 동안 머리를 들고 있다는 것은 매우 어려운 일이며, 특히 상부승모근이 굳어 있거나 목의 안쪽 굴근이 약할 때는 더더욱 그렇다. 필요할 때마다 머리를 내려놓고 쉰다. 시간이 지나면 불편없이 목을 들고 있을 수 있다.
- 턱의 아래쪽으로 감귤을 조여주는 자세와 필라테스 복부 자세를 유지한다. 목을 반쯤 뒤로 젖히는 일이 없도록 한다. 그러면 목에 긴장이 가해진다. 숨을 들이쉴 때 통상적으로 이런 자세가 나오므로 내쉴 때마다 다시 목을 들어 정확한 필라테스 복부 자세로 돌아간다.
- 숨을 내쉴 때 복부를 안쪽으로 수축시켜 주고 마치 꼬리뼈 들기 자세를 취하는 것처럼 허리를 평평하게 펴준다. 이번 동작에서는 골반중립 자세가 위험할 수 있다. 허리에 많은 하중이 실리기 때문이다. 교습생의 체력이 매우 강하여 하중을 견딜 수 있을 때, 또는 교습생이 골반후방경사증이 있어 엉덩이 굴근을 짧게 만들어줄 필요가 있을 때가 아니라면 골반중립 상태에서 이 동작을 가르쳐서는 안 된다. 골반전방경사증이 있는 사람은 특히 이 동작을 취할 때 허리에 압박이 가해지지 않도록 주의해야 하며, 허리를 평평하게 유지하는데 주의를 기울인다.
- 숨을 들이쉴 때 등의 상부에 숨을 채워주며 흉곽을 옆으로 부풀려 준다(가슴호흡).
- 주의대상: 허리, 등의 상부, 목이 굳어 있는 사람. 목의 심부 굴근, 복부, 엉덩이 굴근이 약한 사람.
- 금지대상: 디스크 질환자나 척추의 골다공증 환자.

### 이미지
팔을 흉근이 아니라 등에서 위아래로 흔든다.

# 100회 흔들기

초급~ 최고급

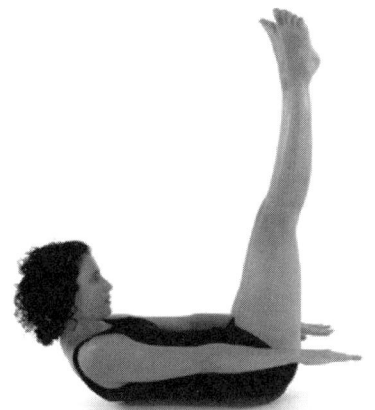

중급 100회 흔들기:
다리를 똑바로 위로 뻗어주며 필라테스 1번 자세를 취한다.

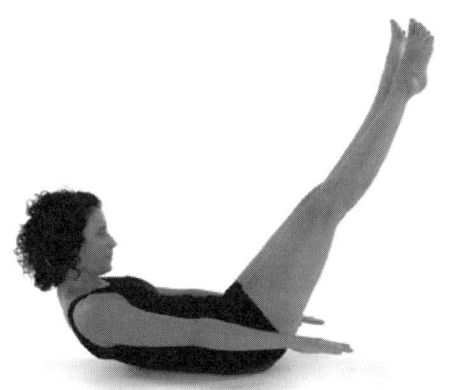

고급 100회 흔들기: 다리를 45도 각도로 뻗어주며
필라테스 1번 자세를 취한다. 허리를 평평하게 유지할 수 있는 정도까지만
다리를 낮추어준다(대체로 바닥에서 45도 각도).
허벅지를 밀착시켜 조여주고, 외회전근이 허벅지를 '감싸는' 듯이 한다.

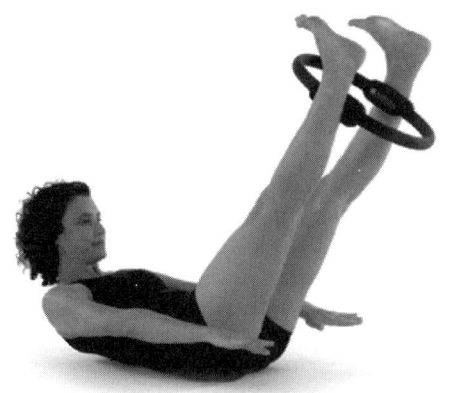

매직 서클을 이용한 고급 100회 흔들기: 다리는 평행
또는 턴아웃 상태로 뻗어주고 숨을 내쉴 때 매직 서클을 조인다.

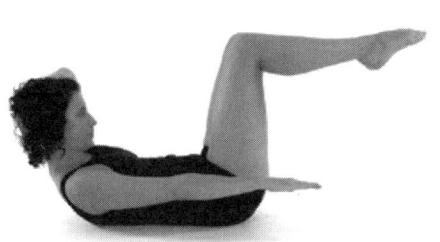

변형 동작: 한손으로 머리를 받쳐준다.

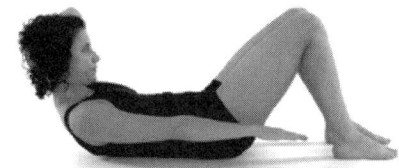

변형 동작: 발을 바닥에 붙이고 한손으로 머리를 받친다.

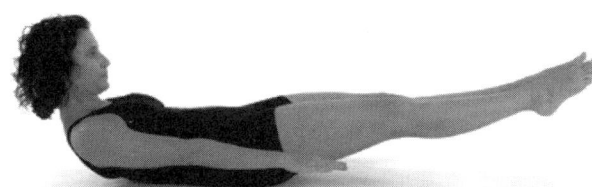

최고급 100회 흔들기:
다리를 낮게 뻗어준 상태로 필라테스 1번 자세를 취한다. 둔근을 이용한다.

# 힙업 hip up

기본

반복 10 회

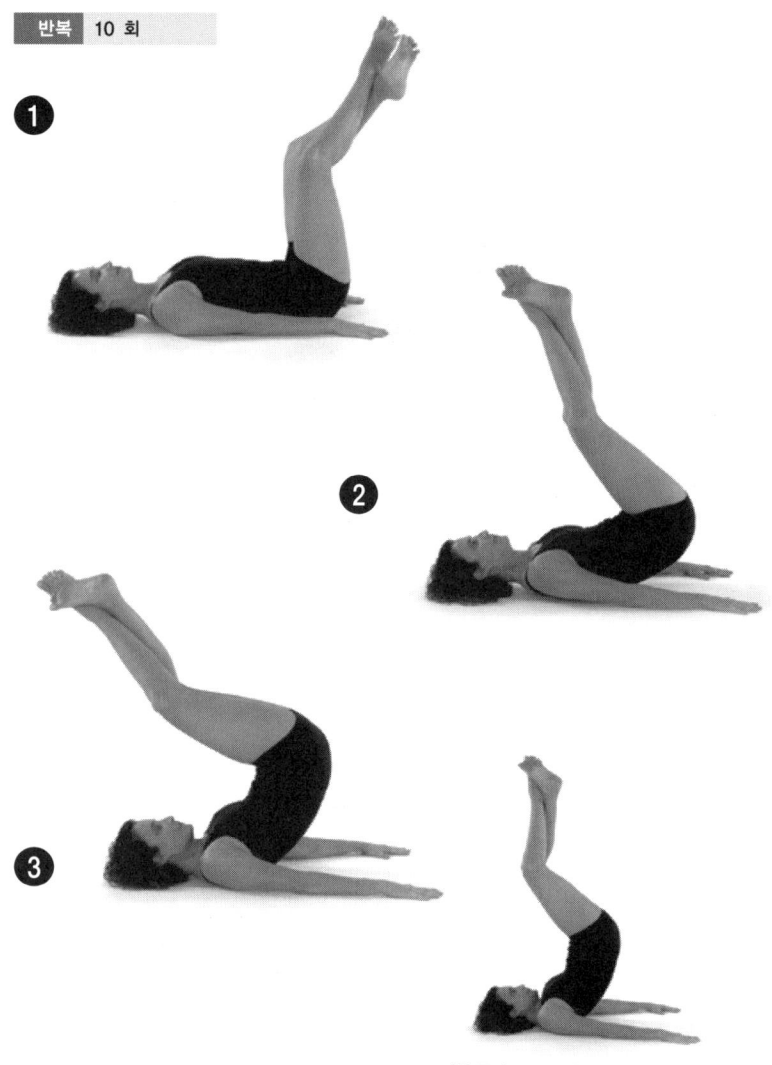

변형 동작: 공중부양 자세로 하는 힙업

1 **시작 자세:** 누워서 무릎을 공중으로 들고 발을 X자로 겹쳐준다. 팔은 옆으로 내려놓고 도어 프레임 암 자세를 취한다.

**숨을 들이쉬며 다음을 준비한다.**

2 **숨을 내쉰다:** 천천히 부드럽게 복부를 척추쪽으로 당긴다. 심복부를 이용하여 허리를 평평하게 유지하고, 꼬리뼈를 매트에서 들어주면서 무릎을 가슴으로 가져간다.

**숨을 들이쉰다:** 동작을 정밀하게 제어하고 복부를 안쪽으로 당겨준 자세를 유지하면서 시작 자세로 돌아간다.

3 **숨을 내쉰다:** 몸을 위로 감아서 가슴 선반 자세에 이를 때까지 힙업 동작의 원호를 점진적으로 키워주고 견갑골 사이에서 균형을 잡는다.

**힙업 동작을 5회 반복하고, 이어 발을 바꾸어 반복한다.**

변형 동작: 레비테이션 자세로 하는 힙업(중급): 엉덩이를 높이 드는 것 이외에는 위의 동작과 같다. 무릎을 가슴으로 가져간 뒤, 엉덩이를 위로 들어주고, 다시 무릎을 가슴으로 가져가며 척추쪽으로 몸을 감아준다고 생각한다. 레비테이션은 척추 굴절에 엉덩의 신근 동작을 더한 것으로 둔근을 조여준다.

### 변형 동작 variation

- 연계 동작: 이 동작의 정확한 실시 방법에 대한 도움이 필요하다면 캐딜락이나 스프링보드를 이용하여 무릎 아래쪽으로 바를 위치시키고 롤다운 동작을 취한다. 이 도구들의 스프링이 도움을 줄 것이다.
- 변형 동작: 목/상부승모근에 지나친 압박이 느껴지면 매트 위의 팔을 머리 위로 올린다. 그러면 팔이 자세를 받쳐주지 못하기 때문에 복부에 더 많은 힘을 주어야 한다. 그에 따라 상체의 긴장이 제거되며, 하복부를 모두 이용할 수 있다.

### 목적과 대상 근육
- 하복부 강화
- 척추 스트레칭

### 요령 및 주의사항
- 목쪽으로 감으면 안 된다. 가슴 선반 자세에서 동작을 멈추고 견갑골 사이에서 등의 상부로 균형을 잡는다.
- 주의대상: 하복부가 약하고 허리가 굳은 사람. 하체가 비대한 사람.
- 경고 사항: 비만인 경우엔 이미 척추에 하중이 실려 있기 때문에 특히 주의한다.
- 금지대상: 디스크 질환자, 척추의 골다공증 환자, 척추와 허리에 부상을 입은 사람. 이 동작은 허리에 하중을 가한다. 엉덩이를 들어올릴 때 불편한 느낌이 들면 이 동작을 건너뛴다.

### 이미지
- 복부 근육으로 등을 마사지한다.

# 도장찍으며 전환하기  imprinting transition                     기본    57

**반복** 10 회

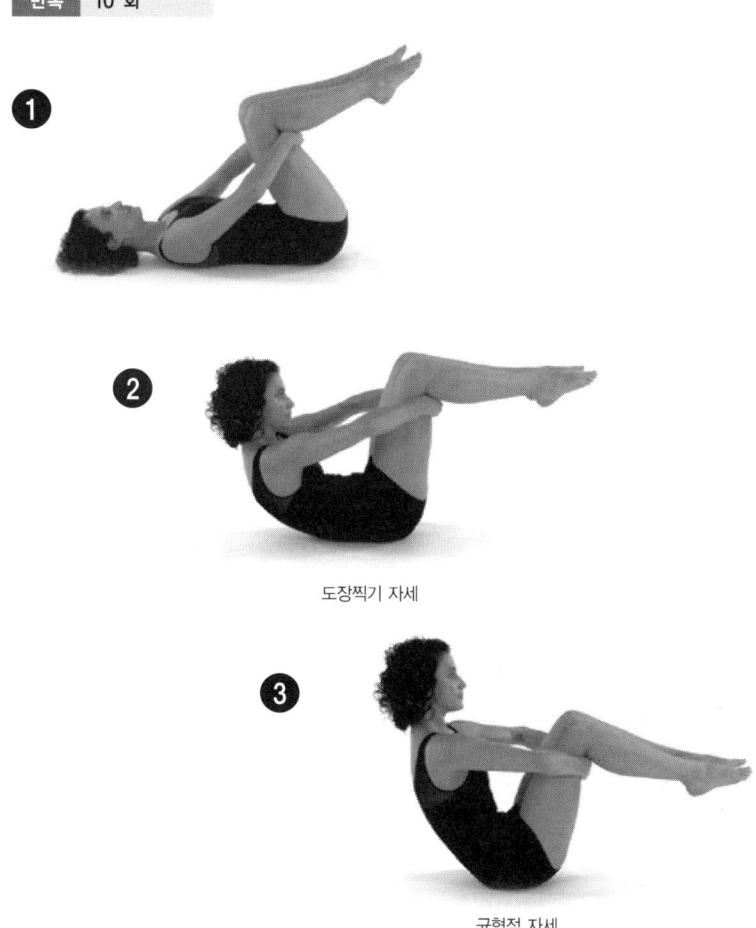

도장찍기 자세

균형점 자세

1 **시작 자세:** 누워서 다리를 테이블에 얹은 자세를 취하고, 손으로 허벅지 뒤쪽을 잡아준다. 손가락을 펴서 허벅지 안쪽까지 완전히 감싸주고, 필요하다면 다리를 끌어올린다. 동작을 취하는 동안 팔꿈치를 옆으로 굽힌 상태로 유지한다.

**숨을 들이쉬며 다음을 준비한다**

2 **숨을 내쉰다:** 머리를 위로 들며 감귤 조이기 자세를 취한다. 이와 동시에 허벅지를 위와 바깥으로 눌러주며 허리가 도장찍기 자세에 이를 때까지 몸을 위로 들어올린다. "공기가 빠져나가며 진공 상태가 되듯" 하복부가 아래쪽의 매트로 빨려들어가는 듯한 감각을 느껴본다.

**숨을 들이쉬며, 자세를 유지한다**

3 **숨을 내쉰다:** 배꼽을 훨씬 더 깊게 안쪽으로 당겨주며 허벅지를 위와 바깥으로 눌러주고 천천히 몸을 위로 감아 앉는 자세를 취한다. 다리는 계속 공중으로 들어준 상태로 유지한다. 이것이 균형점 자세이다.

### 변형 동작 variation
- 변형 동작: 몸이 굳어있는 사람이라면 앉은 자세로 들어갈 때 약간의 반동을 이용하여 부드럽게 앉은 자세로 들어간다.
- 변형 동작: 변형 다이아몬드 레그: 똑같이 동작을 취하면서 엉덩이를 바깥으로 틀어주고 발꿈치를 붙여 다리를 다이아몬드 형태로 만든다.

### 목적과 대상 근육
- 임프린팅, 즉 도장을 찍듯 아래로 눌러주는 도장찍기 자세의 개념을 익힌다. 이는 심복부를 척추쪽으로 수축시키는 또 다른 방법이다. 이 자세에서는 복부 근육이 그 아래쪽 표면으로 척추를 깊게 누르기 때문에 구체적이고 시각적인 감각을 얻을 수 있다.
- 심복부 강화. 햄스트링과 이두근의 대칭적 이용.
- 등의 스트레칭.

### 요령 및 주의사항
- 몸을 감아올릴 때 복부가 안쪽으로 당겨지는 것을 보면서 척추를 매트쪽으로 눌러준다.
- 팔꿈치를 굽혀 옆으로 넓게 유지한다. 양쪽의 이두근을 똑같이 움직인다.
- 허벅지를 바깥으로 눌러 몸을 일으키는 동작을 도와주고 상체와 비교하여 너무 많이 움직이지 않는다. 이두근과 '일정한 간격'을 유지한다.
- 어깨를 둥글게 감아 등 전체를 보기 좋게 스트레칭한다.
- 동작을 취하는 동안 목을 적절한 정렬 상태로 유지한다. 머리가 무겁기 때문에 대부분의 사람들은 머리를 앞쪽으로 빼는 잘못된 자세를 취한다(이렇게 하면 머리가 앞으로 나갈 뿐 아니라 경추를 압박한다).
- 주의대상: 하복부가 약하거나 등이 굳은 사람.
- 주의요망: 천골과 장골의 관절이 불안정한 사람(앉은 상태의 굴절 자세에서 증상이 악화될 수 있다), 디스크 질환자, 척추의 골다공증 환자, 척추/허리의 부상을 입은 사람.

### 이미지
- 따뜻한 해변에 누워서 바로 아래쪽 모래 위로 척추의 자국을 찍고 있다.

# 균형점 자세  balance point

기본

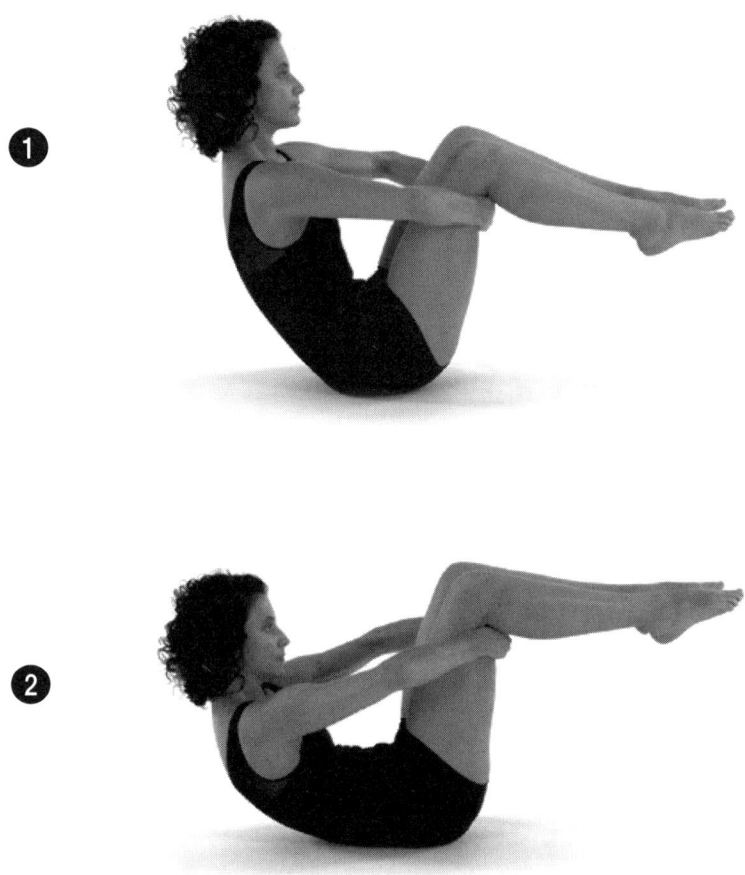

### 목적과 대상 근육
- 허리의 정밀 조정 방법을 익히면서 심복부를 찾아내는 데 매우 좋은 동작.
- 아래로 감아줄 때 손으로 다리를 잡기 때문에 엉덩이 굴근이 동작에서 제외되며, 뒤로 넘어지지 않도록 동작을 제어하는 복부 근육을 찾아내야 한다.
- 임프린팅, 즉 도장을 찍듯 아래로 눌러주는 도장 찍기 자세의 개념을 익힌다. 이는 심복부를 척추쪽으로 수축시키는 또 다른 방법이다.
- 심복부 강화, 햄스트링과 이두근의 부드럽고 대칭적인 이용 방법 익히기.
- 등 전체의 스트레칭.

### 요령 및 주의사항
- 뒤로 넘어지지 않은 수축 상태에서 동작을 멈추고 심복부를 찾아내야 한다.
- 등이 굳어있다면 동작이 매우 어렵. 이때는 지속적으로 복부를 등쪽으로 끌어당겨 실질적으로 스트레칭한다.
- 몸을 위로 감아올릴 때 복부가 안쪽으로 수축되는 것을 보면서 척추를 매트쪽으로 누른다.
- 팔꿈치를 구부린 상태로 폭넓게 옆으로 유지한다.
- 몸을 일으키는 데 도움이 되도록 허벅지를 바깥으로 누르되 상체와 비교하여 너무 많이 움직이지 않는다. 이두근과 '일정한 간격'을 유지한다.
- 어깨를 둥글게 감아서 등 전체를 보기 좋게 스트레칭한다.
- 동작 시 목을 적절한 정렬 상태로 유지한다. 머리가 무겁기 때문에 대부분의 사람들은 머리를 앞쪽으로 빼는 잘못된 자세를 취한다(이렇게 하면 머리가 앞으로 나갈 뿐 아니라 경추를 압박한다).
- 주의대상: 하복부가 약하거나 등이 굳은 사람.
- 주의요망: 천골과 장골의 관절이 불안정한 사람(앉은 상태의 굴절 자세에서 증상이 악화될 수 있다), 디스크 질환자, 척추의 골다공증 환자, 척추/허리 부상을 입은 사람.

### 이미지
- 심복부를 균형 상태로 유지한다.

# 균형점 자세

기본

**반복** 3회

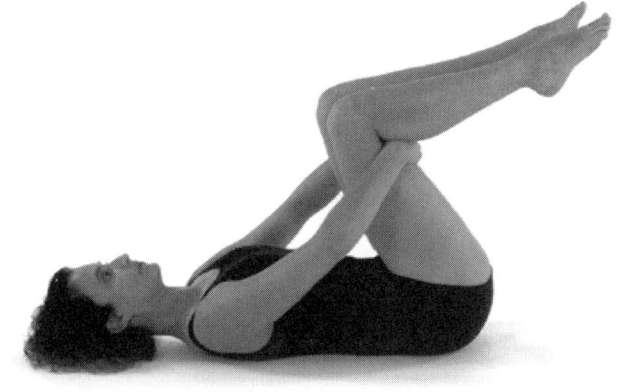

**③**

1. **시작 자세:** 균형점 자세에서 시작한다. 다리를 들고 무릎을 구부리며 손으로 허벅지 뒤쪽을 잡아준 상태에서 꼬리뼈 바로 뒤쪽 지점에서 균형을 잡는다. 손가락을 펴서 허벅지를 안쪽까지 완전히 감싸주고, 필요하다면 다리를 끌어올린다. 전체적으로 동작을 취하는 동안 팔꿈치를 옆으로 굽혀준 상태로 유지한다.

**숨을 들이쉬며 다음 동작을 준비한다**

2. **숨을 내쉰다:** 배꼽을 척추쪽으로 당긴다. 척추를 천천히 아래쪽으로 피면서 내린다. 팔로 허벅지를 잡으면서 허벅지를 바깥으로 밀어준다. 척추뼈를 한 번에 한 마디씩 내려 눕는다.

3. **숨을 들이쉰다:** 긴장을 풀고 등쪽으로 폭넓게 호흡한다.

**숨을 내쉰다:** 허리로 도장 찍듯 바닥을 눌러주며 일어나 앉는다(57쪽 참조).

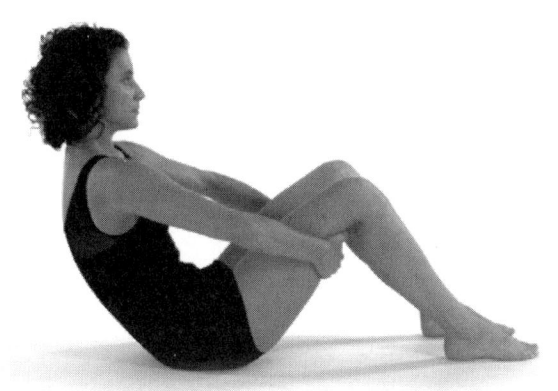

연계 동작: C-곡선 롤다운 준비자세

연계 동작: C-곡선 롤다운 준비: 균형점 자세를 정확히 취할 수 없다면 발을 지면에 붙이고 동작을 취한다. 이때 롤다운 동작을 보조하기 위해 허벅지를 따라 손을 아래쪽으로 내리며 완전히 뒤로 눕는다. 뒤로 넘어지거나 잘못된 동작이 나오지 않는 한도 내에서 몸을 눕히고, 이어 다시 몸을 일으켜 세운다. 체력이 강화되고 척추를 정밀하게 조정할 수 있게 되면 가동범위도 증대된다.

## 변형 동작 variation

- **변형 동작:** 몸이 뒤쪽으로 넘어진다면 넘어지지 않는 선에서 최대한 뒤로 갔다가 다시 몸을 위로 일으킨다. 체력이 강화되고 척추를 정밀하게 조정하게 되면 가동 범위는 증대된다.
- **연계 동작:** 도장찍기 자세, C-곡선 롤다운 준비자세

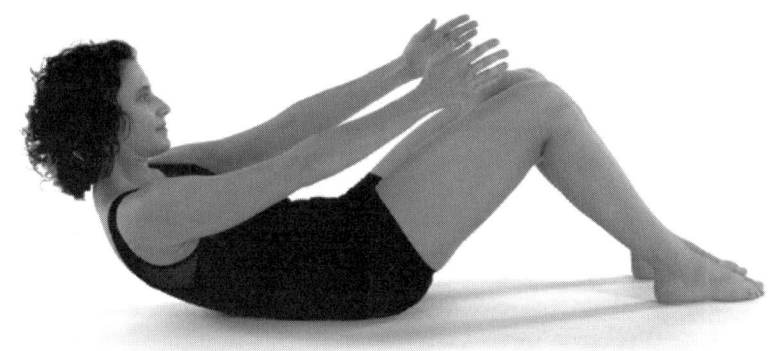

롤업 동작: 복부 필라테스에서 엉덩이 굴절 동작으로 가는 전환 동작

## 몸통 풀컬스 동작의 단계별 분석

**롤다운**
**롤업**
**목 당겨주기**
**티저**
**균형점* 자세**

**몸통 풀컬스 동작은 두 단계로 이루어진다:**

**1) 복부 단계:** 이는 누워있는 자세에서 시작하여 일어나 앉은 첫 번째 단계이며, 척추를 더 이상 구부릴 수 없는 지점, 대체로 바닥으로부터 40도 지점까지 일으켜 세운다. 복부 컬스는 척추를 복부 단계에서만 움직여주는 동작의 좋은 예이다.

**2) 엉덩이 굴절 단계:** 이는 완전히 일어나 앉은 단계이며, 주로 요근을 이용한다. 필라테스 롤다운(또는 그 점에서는 롤업도 마찬가지)의 목표는 복부 동작을 최대화하여 완전히 일어나 앉는 것이다. 이 단계의 동작은 허리를 위와 아래로 조정하면서 도장을 찍듯 매트쪽으로 눌러주는 것으로 완료된다.

하복부가 약하고 엉덩이 굴근이 강할 경우엔(골반전방경사증과 척추전만증이 있는 사람들) 허리에서 도장 찍기 단계를 건너뛰게 되며, 이를 최대로 구부려 매트쪽으로 눌러주는 대신 비교적 곧게 펴준 상태가 된다. 이는 특히 몸을 위로 감아올리는 동작에서 눈에 띄게 나타난다. 하복부가 약한 사람은 복부 단계의 동작이 짧아진다(허리를 도장 찍듯 매트쪽으로 눌러주며 매끄럽게 위로 조정하는 것이 아니라 엉덩이 굴근을 지렛대로 쓰면서 약간 위로 '들어올려' 앉는다). 즉 허리를 매트쪽으로 누르지 않고 똑바로 편채 매트 위로 들어올린다.

요근을 위로 당기며 앉은 자세로 가게 되면 허리가 펴진다. 이는 매우 통상적으로 일어나는 일이며 반드시 고쳐야 할 점이다. 이것이 바로 천천히 주의 깊게 하복부를 이용하여 동작을 취해야 하는 이유이다.

*균형점. 몸통 풀컬스 동작의 경우 팔이 다리를 받쳐주고, 동시에 다리를 팔쪽으로 눌러주기 때문에 엉덩이 굴절 동작 단계가 엉덩이 신전 동작이 되어버린다. 그럼 동작에서 엉덩이 굴근의 동작이 제거된다. 특히 엉덩이 굴근을 지나치게 많이 이용하고 복부 이용이 적은 사람들에게 이 동작을 권하게 되는 이유이다.

# 롤다운 roll down

초급

**반복** 3~5회

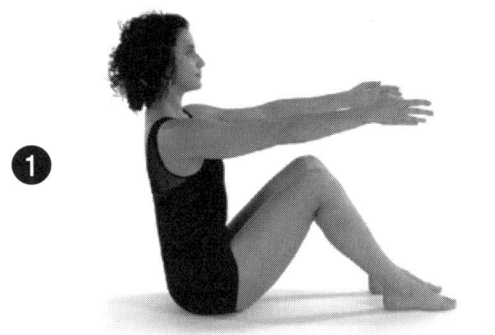

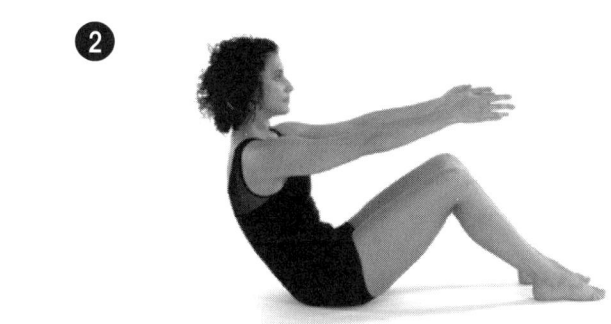

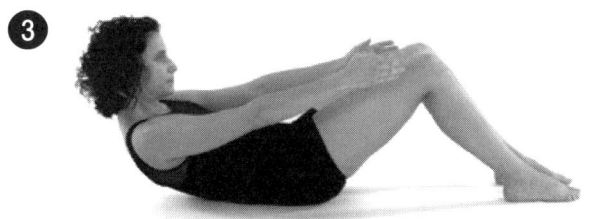

**1** **시작 자세:** 무릎을 구부리고 똑바로 앉는다. 발을 바닥에 붙이고, 엉덩이 넓이로 벌린다. 팔을 앞으로 뻗어 도어 프레임 암 자세를 취하고, 손끝을 자신의 앞쪽으로 길게 뻗는다. 척추의 맨 아래쪽 부분에서부터 몸을 위로 들어주며 머리끝의 뒤쪽에서 황금줄이 자신을 위로 들어올리고 있다고 상상한다.

**숨을 들이쉬며 다음을 준비한다**

**2~3** **숨을 내쉰다:** 꼬리뼈 들기 동작을 취하듯이 척추의 맨 아래쪽에서 동작을 시작하여 아래쪽으로 조정을 하기 시작한다. '황금줄'이 자신을 위로 들어올리고 있다고 생각한다. 깊게 복부를 수축하면서 허리를 도장 찍듯 매트쪽으로 눌러준다. 허리 전체가 매트에 밀착되었다는 느낌이 들면 동작을 멈춘다.

**숨을 들이쉬며 동작을 정지하고 있는다**

### * 도구
- 무릎 사이에 작은 볼을 끼우고 허벅지 안쪽을 이용하여 심복부 근육을 동작에 끌어들인다.

### 목적과 대상 근육
- 목의 굴근, 복부, 엉덩이 굴근 강화
- 굴근의 동작 순서 습득. 목의 굴근이 먼저, 그 다음이 척추의 굴근(복부), 마지막이 엉덩이 굴근
- 척추의 정밀 조정 방법 습득
- 척추 신근 스트레칭

### 요령 및 주의사항
- 누운 자세에서 일어날 때마다 감귤 조이기 자세를 취한다. 그냥 턱만 위로 들어서는 안 된다. 이는 복부 단계 동작을 목의 굴근으로 정확하게 시작할 수 있도록 해준다.
- 지도자가 교습생의 손을 잡아주면 어려운 동작 부분에서 도움이 된다.
- 주의사항: 복근이 약하고 등이 심하게 굳어있는 사람은 이번 동작이 매우 힘들기 때문에 반드시 한계 내에서 하거나 보조도구를 사용한다.
- 금지대상: 디스크 질환자, 척추의 골다공증 환자, 천골과 장골의 관절이 불안정한 사람(앉은 상태의 굴절 자세에서 증상이 악화될 수 있다)

### 이미지
- 하복부 위에 볼링공이 놓여있다.

# 롤다운

초급

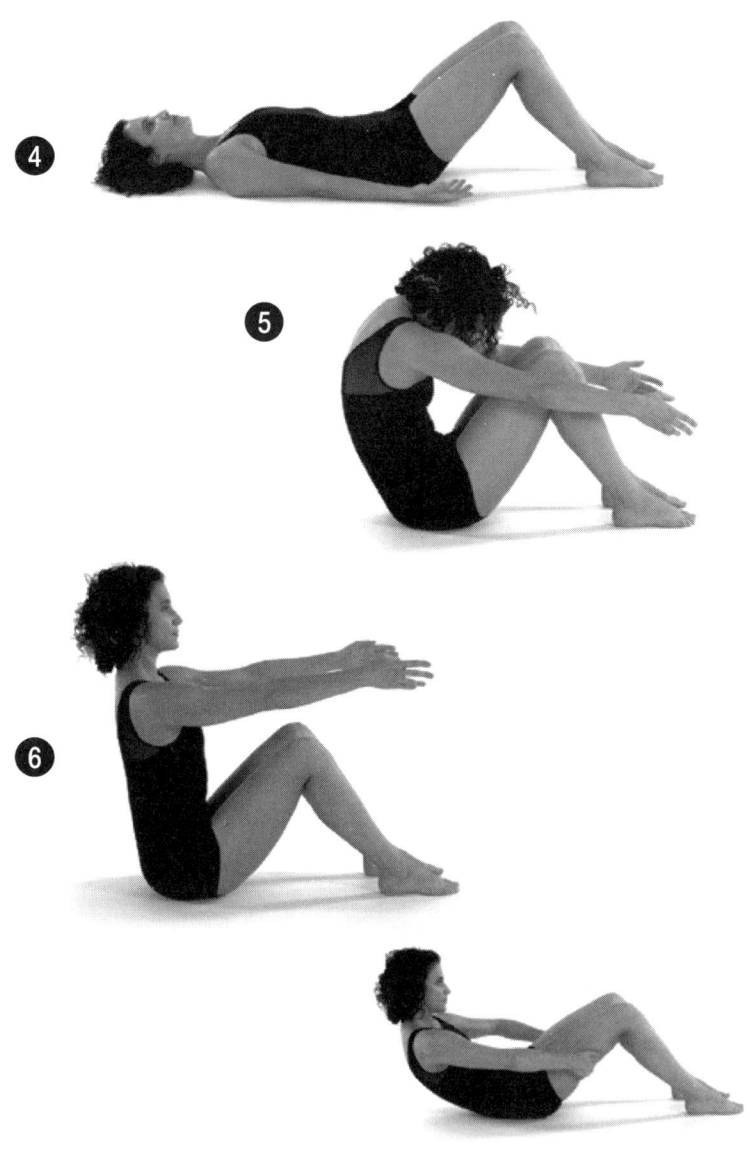

**4 숨을 내쉰다:** 누운 자세에 이를 때까지 척추뼈를 한 번에 한 마디씩 조정하며 상체를 낮춘다. 팔은 옆으로 가져간다.

**숨을 들이쉰다:** 손바닥을 위로 향하도록 틀어준다.

**5 숨을 내쉰다:** 견갑골을 등쪽으로 가져오며 손끝을 앞으로 길게 뻗는다. 감귤 조이기 동작을 취하며 머리를 위로 들고 동작을 위로 조정한다. 이때 서라피 자세(Serape)의 감각을 느껴본다. 척추 전체를 이용하여 C-곡선 자세를 만들고, 팔을 앞으로 뻗는다.

**6 숨을 들이쉰다:** 척추의 맨 밑에서부터 한 번에 하나씩 척추뼈를 들어올린다. 맨 마지막에 머리에 도달한다.

연계 동작:
C-곡선 롤다운 준비 자세: 롤다운 자세를 정확히 하기가 어렵고 보조 장비도 없다면 본질적으로 균형점과 롤다운 자세를 혼합한 수정 동작을 고려해 본다. 위에서 설명한대로 동작을 하되 허벅지 뒤쪽을 잡아서 '잘못된 동작'이 나오기 전에 동작의 조정을 멈춘다. 그 지점에서 몸을 일으켜 C-곡선 자세를 만들며 척추의 맨 밑에서부터 한 번에 하나씩 척추뼈를 쌓아올린다. 연습을 계속하면 가동 범위가 향상되며, 결국에는 롤다운 동작을 완전하게 해낼 수 있다.

## 변형 동작 variation

- **변형 동작: 진주 단추 롤다운:** 이는 캐시 그랜트가 발명한 방법이다. 지금 자신이 카디건과 풀오버를 입고 있다고 상상한다. 카디건엔 진주 단추가 달려있다. 롤다운 동작을 시작하고 도장을 찍듯 허리로 바닥을 누르기 시작했을 때(첫 진주 단추 지점) 동작을 멈춘다. 숨을 들이쉬며 자세를 멈춘다. 한 번에 척추뼈 한 마디씩 아래로 내리며 숨을 내쉬고, 동작을 멈춘다. 5개의 진주 단추에 이를 때까지 이를 반복하고, 이어 마지막 숨을 내쉴 때 완전히 누운 자세를 취한다. 누운 자세에서 시작하여 필라테스 복부 자세로 돌아온다. 이어 정지했다 시작하는 진주 단추 동작을 시작하고 숨을 내쉬며 몸을 위로 일으킨다.
- **변형 동작: 그린룸:** 또 다른 캐시 그랜트의 변형 방법이다. 최상급의 기량을 가진 사람만이 할 수 있다. 평상시처럼 롤다운 동작으로 시작하여 허리가 약하다는 느낌이 오면 동작을 멈추고 10회의 상하 이동 동작을 작게 취한다. 이어 롤다운 동작을 완료한다. 몸을 위로 일으킬 때도 이 방법을 이용할 수 있다.
- **연계 동작:** C-곡선 롤다운 준비 자세와 매트를 이용한 균형점 자세. 스프링보드나 캐딜락, 리폼어를 이용하여 롤다운 동작을 취하면 복부와 엉덩이 굴근의 동작을 정확히 취할 수 있도록 보조해주는 상당한 저항력을 제공받을 수 있다. 이러한 저항력을 이용하여 진주 단추 롤다운 동작을 취해보자. 이는 척추 조정 방법을 익힐 수 있는 좋은 방법이다.

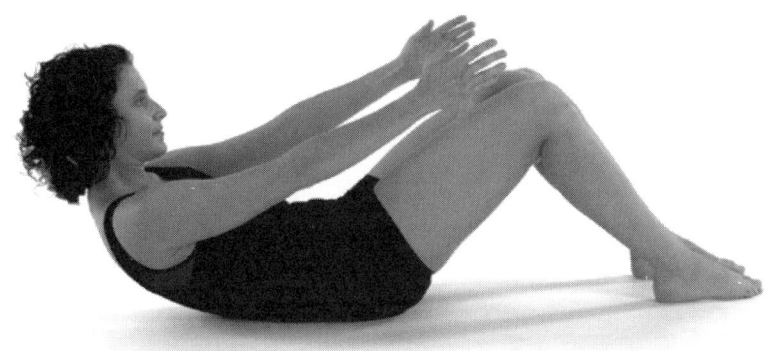

엘리는 롤업 동작에서 엉덩이 굴절 단계에 들어갈 때 둔근을 조이는 것이 좋다고 본다.

## 둔근, 조여줄 것인가, 말 것인가?

필라테스 세계에서는 여러가지 다양한 동작을 취할 때 골반의 안정을 위하여 둔근을 사용해야 하는가를 놓고 많은 논란이 있다.

2005년 뉴욕에서 열린 필라테스 회의에서 발표를 한 나는 50명이 넘는 청중들에게 가령 롤업 동작을 취할 때 둔근을 이용하고 있느냐는 질문을 던졌다. 손을 든 사람은 딱 한 명이었다.

나는 둔근의 이용에 찬성하고 있는 나의 견해를 밝히고 싶었다. 그래서 나는 "왜 이용을 안 하죠?" 하고 물었다. 대둔근은 골반의 주요 안정화 근육중 하나이며, 교습생들 대부분에게 있어 가장 약하고, 또 충분히 이용하지 않고 있는 부분 중 하나이다. 롤업 동작의 경우 엉덩이 굴절 단계로 들어갈 때와 똑같이 몸을 일으키는 복부 단계 동작의 마지막 부분에서 대둔근을 이용한다. 대둔근은 강력한 엉덩이 신근이자 안정화 근육이기 때문에 복부 단계를 늘려줄 수 있으며, 엉덩이 굴근을 너무 일찍 끌어들이지 않도록 한다.

나도 동작을 취할 때 둔근을 이용하면 심복부의 활용에 방해가 될 수 있고, 시간이 지나면서 둔근을 너무 많이 이용하게 되면 천장관절의 안정성이 퇴화된다는 믿음이 많다는 것을 알고 있다. 이들 견해는 널리 수용되고 있다.

하지만 나에게 있어 인생의 모든 것은 타이밍이다. 심지어 10억분의 1초라도 심복부를 둔근보다 더 먼저 움직이는 것이 중요하다. 이렇게 되면 모든 것이 제대로 풀린다. 그리고 나는 모든 동작에서 둔근을 조이라고 주장하지 않는다. 다만 둔근을 잘 활용하는 좋은 순간과 지점이 있다는 것이다.

# 롤업 roll up

중급

**반복** 3~5회

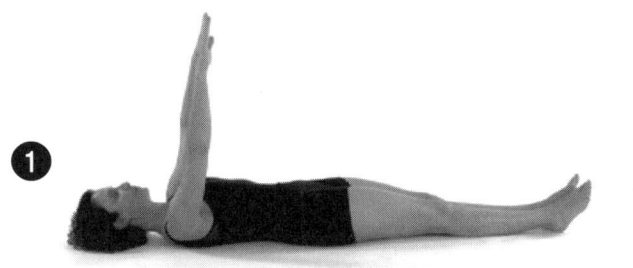

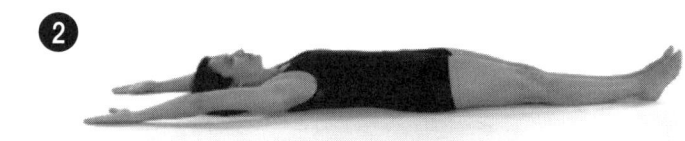

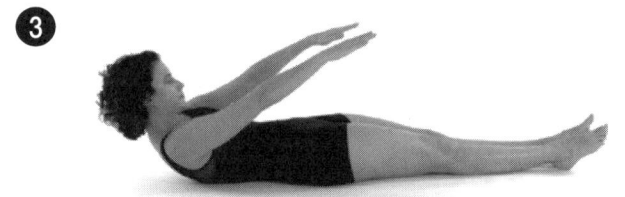

**1 시작 자세:** 다리는 뻗고 누워서 필라테스 1번 자세를 취한다. 팔은 위로 뻗는다.

**2 숨을 들이쉰다:** 팔은 귀옆을 지나 머리 위로 뻗어주고 상복부를 이용하여 흉곽을 안정적으로 유지한다(이는 숨을 들이쉬며 취하는 난이도 높은 팔 뻗어주기 동작이며, 이 자세에서는 흉곽을 안정적으로 유지하기가 좀더 어렵다).

**3~4 숨을 내쉰다:** 팔을 다시 위와 앞으로 뻗어준다. 턱의 아래쪽으로 감귤 조이기 자세를 취하며 머리를 들어주고, 이어 뼈마디를 한 번에 하나씩 움직이며 척추를 매트에서 떼어준다. 이렇게 하여 롤업 동작을 완료하며 허리를 도장 찍듯 매트쪽으로 눌러준다. 몸을 일으킬 때 골반을 안정시켜주기 위해 다리를 바깥으로 틀어서 밀착시켜 주고, 엉덩이와 허벅지 안쪽을 조여준다. 롤업 동작의 정점에 이르렀을 때 척추가 C-곡선 자세를 이루고 있어야 하며, 팔은 앞으로 뻗는다.

**\* 도구**
- 팔을 이용하여 막대기를 어깨보다 약간 넓게 잡아주면 이 동작에 도움이 되며, 동작을 더욱 명확하게 할 수 있다.

**목적과 대상 근육**
- 목의 심부 굴근, 복부, 엉덩이 굴근 강화
- 굴근의 동작 순서 습득.
  (목의 굴근 → 척추의 굴근(복부) → 엉덩이 굴근)
- 척추의 정밀 조정 방법 습득
- 척추 신근 스트레칭

**요령 및 주의사항**
- 누운 자세에서 일어날 때마다 감귤 조이기 자세를 취한다.(그냥 턱만 위로 들어서는 안 된다.) 이렇게 하면 복부 단계 동작을 정확히 목의 굴근으로 시작할 수 있다.
- 지도자가 교습생의 손을(또는 막대기) 잡아주면 어려운 동작 부분에서 도움이 된다.
- 골반의 안정화와 복부 동작을 돕기 위해 허벅지 안쪽과 외회전근, 둔근을 이용한다.
- 주의요망: 천골과 장골의 관절이 불안정한 사람(앉은 상태의 굴절 자세에서 증상이 악화될 수 있다), 디스크 질환자, 척추의 골다공증 환자
- 주의대상: 복부가 약하고 등이 굳어있으며, 엉덩이 굴근을 지나치게 사용하는 사람

**이미지**
- 거근에서부터 회오리를 치며 올라가는 에너지 리본이 양 사근을 통과하여 각각의 다리를 감싸고 발꿈치를 한 데 모아준다.

# 롤업 roll up 중급

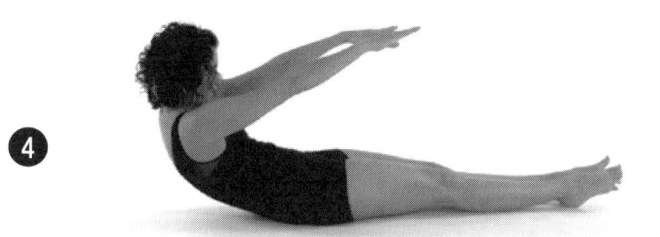

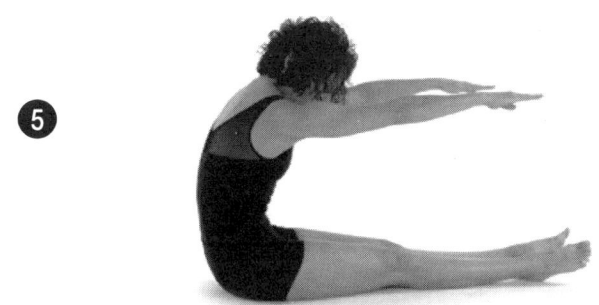

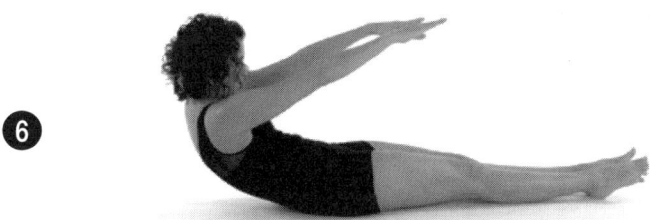

**5 숨을 들이쉰다:** C-곡선 자세를 유지하면서 척추의 굴절 상태를 펴 매트에서 위로 들어준다. 절대 아래로 숙이거나 몸을 낮추지 않도록 한다.

**6 숨을 내쉰다:** 척추의 맨 아래쪽에서부터 몸을 아래쪽으로 조정하기 시작할 때 허벅지의 안쪽을 서로 조이면서 외회전근을 감싼다. C-곡선 자세를 유지하며 허리를 도장 찍듯 매트쪽으로 눌러주고, 이를 위해 심복부를 수축시킨다. 척추를 완전히 아래쪽으로 둥글게 피면서 척추뼈를 한 번에 한 마디씩 매트쪽으로 조정한다. 등이 완전히 아래쪽으로 내려갈 때까지 팔을 길게 앞으로 뻗어주고, 등이 다 내려가면 시작 자세 때처럼 팔을 똑바로 위로 뻗어준다.

### 변형 동작 variation

- **연계 동작:** 매트 위에서 하는 롤다운: 스프링보드나 캐딜락, 리포머를 이용하여 롤다운 동작을 취하면 복부와 엉덩이 굴근의 동작을 정확히 취할 수 있도록 보조해주는 상당한 저항력을 제공받을 수 있다. 아울러 매트나 롤러 위에서 팔 뻗어주기 자세를 취하면 롤업을 배우기 전에 팔 뻗어주기를 미리 연습할 수 있다.
- **변형 동작:** 동작의 난이도를 높이려면 척추를 위아래로 조정할 때 전체적으로 팔을 귀 옆으로 유지하면 된다.

# 롤오버 roll over

중급

**반복** 6 회

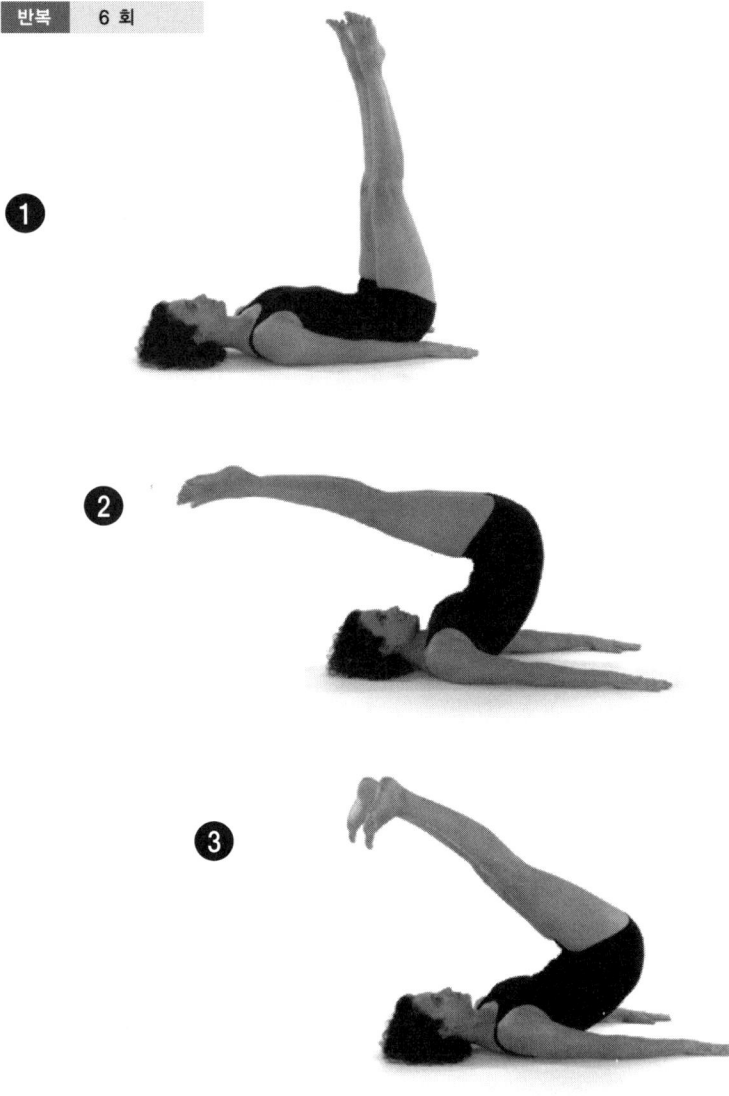

1. **시작 자세:** 누워서 다리를 위로 똑바로 뻗어주고 필라테스 1번 자세를 취한다. 팔은 옆으로 내려놓고 도어 프레임 암 자세를 취한다.

2. **숨을 들이쉰다:** 다리를 머리쪽으로 가져가며 팔로 매트를 눌러 몸을 받쳐준다. 복부를 척추쪽으로 당기고, 머리를 위로 든다. 힙업 동작을 시작하는 것처럼 둔근을 조이며, 엉덩이를 공중으로 든다. 몸을 위로 말아서 가슴 선반 자세를 취하고, 견갑골 사이로 균형을 잡는다. 다리를 엉덩이 높이보다 아래로 떨어뜨리지 않도록 한다. 위로 들고, 스트레칭하고, 공중 부양하는 세 가지 감각을 그대로 유지한다.

* **도구**
  - 발목 사이에 작은 볼이나 매직 서클을 끼우고 허벅지 안쪽을 단련한다. 이렇게 하면 하중이 추가되어 난이도가 높아지기 때문에 좋은 효과를 거둘 수 있다.

**목적과 대상 근육**
- 복근과 엉덩이 굴근의 강화
- 삼두근, 광배근, 허벅지 안쪽 근육, 둔근, 엉덩이의 외회전근 단련
- 척추의 정밀 조정 방법 습득
- 척추 스트레칭

**요령 및 주의사항**
- 어깨는 넓게, 팔은 똑바로 피고 손가락을 벌려 매트를 짚는다. 어깨를 귀쪽으로 좁히지 않는다. 승모근이 아니라 광배근과 삼두근을 이용하여 이러한 동작을 돕는다.
- 목쪽으로 몸을 감지 않는다. 대신 가슴 선반 자세를 취하고 견갑골의 사이에서 균형을 잡는다.
- 다리를 아래로 낮춘 상태에서 지체하지 않는다. 재빨리 다리를 위로 들어올려 머리 위로 가져간다(잘 제어된 동작으로).
- 다리를 아래로 낮추기 전에 복부를 수축시켜 다리를 낮추었을 때 척추에 가해지는 하중에 미리 대비한다.
- 주의요망: 허리에 문제가 있는 사람(특히 체중이 과도한 사람)
- 주의대상: 등이 굳어있거나 복부가 약한 사람, 하체가 큰 사람
- 금지대상: 디스크 질환자, 척추의 골다공증 환자

**이미지**
- 다리로 길게 타원을 그리는 중이다.

# 롤오버

중급

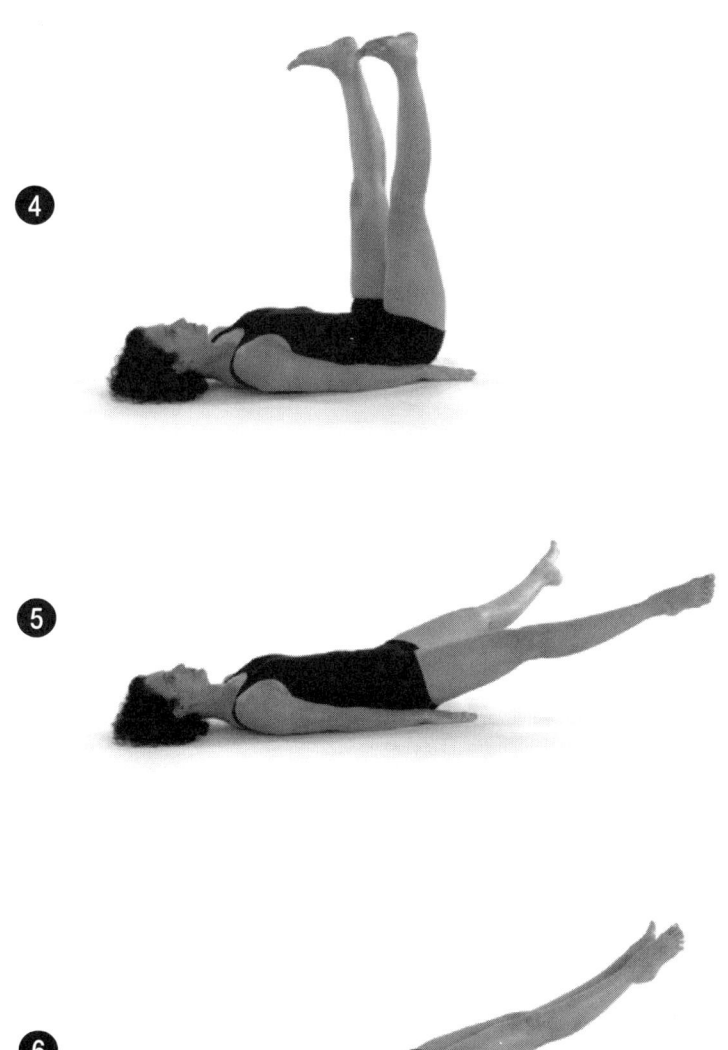

3~5 **숨을 내쉰다:** 다리를 엉덩이 넓이로 벌리고 발목을 젖힌다. 엉덩이는 약간 바깥으로 튼 상태로 유지한다. 척추뼈를 한 번에 한 마디씩 아래쪽으로 조정하며 복부의 움직임으로 이를 제어한다. 다리를 똑바로 뻗고 허리를 매트에 평평하게 유지할 수 있는 한도 내에서 다리를 낮춘다(대략 바닥에서 45도).

6 **숨을 들이쉰다:** 발끝을 부드럽게 뻗고, 다리가 가장 낮은 지점에 도달했을 때 하나로 모은다. 이어 재빨리 다리를 들어 머리 위로 가져간다. 여기서 강조점을 두어야 하는 부분은 '위로' 가져가는 것으로 다리를 너무 오랫동안 낮게 유지해서는 안 된다. 그러면 척추에 많은 하중이 가해진다.

2-6단계의 동작을 두 번 더 반복하고 이어 가장 낮은 지점에 도달했을 때 다리를 반대로 넓게 벌린다. 다시 다리를 모아 머리 위로 가져간다.

### 변형 동작 variation

- 변형 동작: 아래로 몸을 낮출 때 다리의 가동 범위를 작게 유지한다(즉, 다리를 하늘로 똑바로 들어준 상태에서 시작 자세로 돌아간다).
- 연계 동작: 매트 위에서 하는 힙업 동작, 리폼어를 이용해 척추 길게 스트레칭하기

## 한쪽 다리로 원그리기 I: 무릎으로 유도하기  single leg circles I: knee stirs    기본

**반복**  좌우로 8회(4회 반복하고 방향전환)

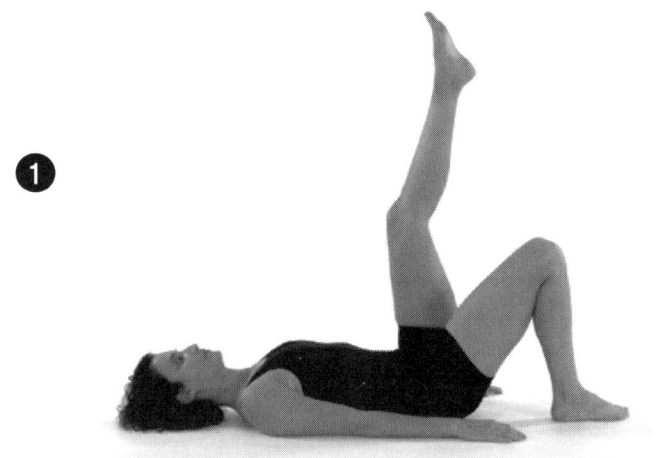

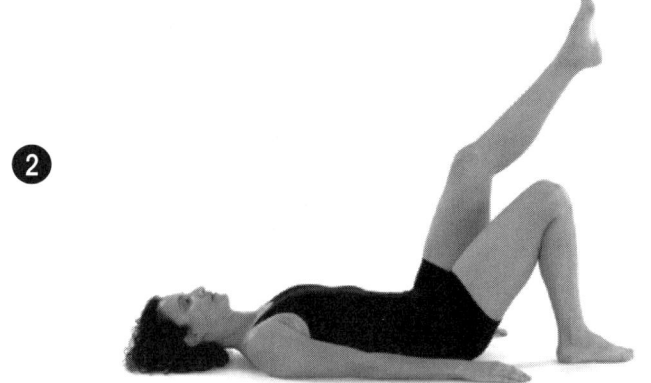

**1 시작 자세:** 바닥에 누워 무릎을 구부리고 한쪽 다리는 바닥에 붙인다. 다른 쪽 다리는 위쪽으로 든다. 무릎을 부드럽게 유지한다. 팔을 옆으로 내려놓고 도어 프레임 암 자세를 취한다.

**숨을 들이쉬며 다음을 준비한다**

**2 숨을 내쉰다:** 복부를 안쪽으로 당기고 들어올린 다리로 원을 그리기 시작한다. 엉덩이를 수평으로 유지할 수 있는 한도 내에서 최대한 멀리 몸을 가로질러 다리를 움직인다. 이어 복부를 수축시키고 골반을 안정적으로 유지하면서 아래쪽으로 최대한 낮추어 다리로 원을 그린다.

**숨을 들이쉰다:** 원 그리기를 완료하고 골반을 기울이지 않은 상태에서 다리를 최대한 옆으로 가져간다. 이어 위로 들어 시작 자세로 돌아간다. 이때 '위로' 들어주는 자세에 강조점을 둔다.

원그리기를 세 번 더 반복하고 이어 방향을 바꾼다. 좌우로 교대한다.

### 변형 동작 variation

- 연계 동작: 무릎 들어주기

### 목적과 대상 근육
- 대퇴골과 골반의 차이 파악
- 상체의 안정화 훈련
- 복근, 특히 사근의 단련. 다리로 원을 그릴 때 상체를 안정시키는 근육이다.

### 요령 및 주의사항
- 엉덩이 굴근을 유연하게 유지하여 다리를 자유롭게 움직일 수 있도록 한다.
- 골반을 완전히 고정시킨 상태로 유지한다. ASIS(전상방장골극) 위로 손을 얹으면 골반의 안정성을 파악할 수 있다.
- 복부를 안쪽으로 당겨서 골반의 중심을 잡는다.
- 금지대상: 햄스트링과 내전근이 약한 사람

### 이미지
- 다리가 바닥에 무겁게 박혀있다.

# 한쪽 다리로 원그리기 II

기초

**반복** 좌우로 8회(4회반복하고 방향전환)

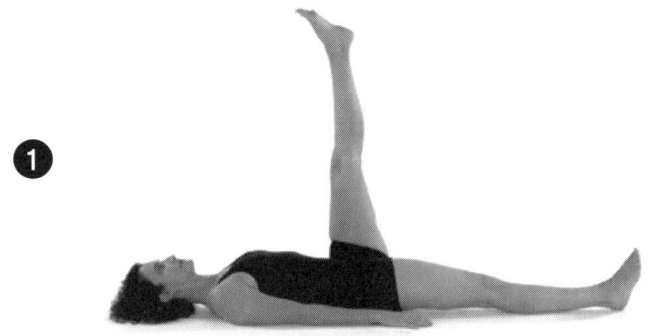

❶

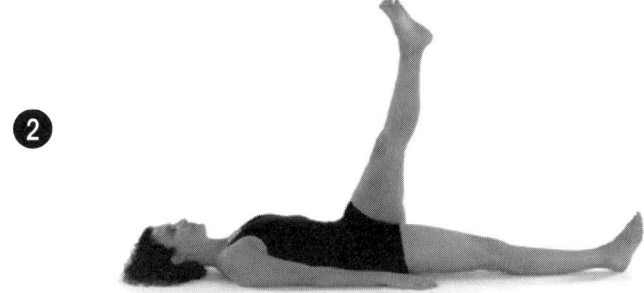

❷

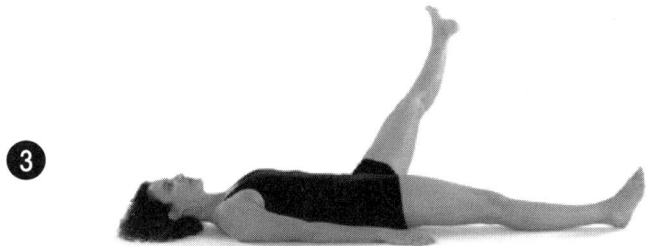

❸

**1 시작 자세:** 바닥에 누워 다리를 바닥에 붙인 상태로 똑바로 뻗는다. 한쪽 다리를 위로 들어 일직선으로 길게 뻗는다. 팔은 옆으로 내리고 도어 프레임 암 자세를 취한다.

**숨을 들이쉬며 다음을 준비한다**

**2 숨을 내쉰다:** 복부를 안쪽으로 당겨주며 들어준 다리로 원을 그리기 시작한다. 엉덩이를 완벽하게 수평으로 유지하며 다리를 최대한 멀리 몸을 가로질러 움직인다. 이어 복부를 수축시키고 골반을 안정적으로 유지하며 다리로 그리는 원을 아래쪽으로 최대한 낮춘다.

**3 숨을 들이쉰다:** 원 그리기를 완료하고 골반을 기울이지 않은 채 다리를 최대한 옆으로 가져간다. 이어 위로 들어 시작 자세로 돌아간다. 이때 '위로' 들어주는 자세에 강조점을 둔다.

원 그리기를 세 번 더 반복하고 방향을 반대로 바꾼다. 좌우로 교대한다.

### 변형 동작 variation

- 연계 동작: 한쪽 다리로 원그리기 I: 무릎으로 유도하기

### 목적과 대상 근육
- 대퇴골과 골반의 차이 파악
- 상체의 안정화 훈련
- 복근, 특히 사근의 단련. 다리로 원을 그릴 때 상체를 안정시켜 주는 근육이다.

### 요령 및 주의사항
- 엉덩이 굴근을 유연하게 유지하여 다리를 자유롭게 움직인다.
- 골반을 완전히 고정시킨 상태로 유지한다. ASIS(전상방장골극) 위로 손을 얹으면 골반의 안정성을 파악할 수 있다.
- 복부를 안쪽으로 당겨서 골반의 중심을 잡는다.
- 금지대상: 햄스트링과 내전근이 약한 사람

### 이미지
- 엉덩이 관절에 기름이 쳐져 있어 다리로 자유롭게 원을 그릴 수 있다.

# 한쪽 다리로 원그리기 III

중급

**반복** 10회(5회 반복하고 방향전환)

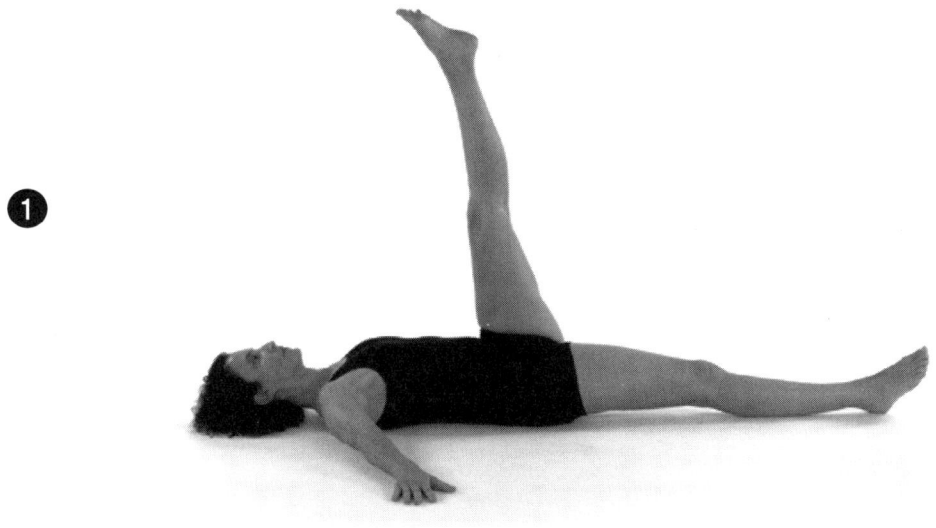

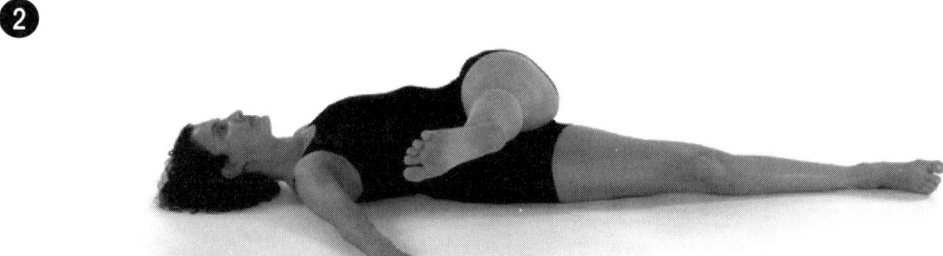

### 목적과 대상 근육
- 대퇴골과 골반의 차이 파악
- 상체의 안정화 훈련
- 복근, 특히 사근의 단련(다리로 원을 그릴 때 상체를 안정시켜 주는 근육이다.)
- 엉덩이의 가동 범위 증대
- 비틀기 동작을 취하며 척추 스트레칭하기

### 요령 및 주의사항
- 엉덩이 굴근을 유연하게 유지하여 다리를 자유롭게 움직일 수 있게 한다.
- 복부를 안쪽으로 당겨 골반의 중심을 잡는다.
- 주의요망: 등 부위에 부상이 있는 사람은 척추 비틀기 동작을 금한다. 디스크 질환자, 척추의 골다공증이 있는 사람도 피한다.
- 주의대상: 햄스트링과 내전근이 굳어있는 사람

### 이미지
- 골반이 마침내 동작의 자유를 찾았다 - 신난다!

# 한쪽 다리로 원그리기 III           중급    71

**1 시작 자세:** 바닥에 누워 다리를 바닥에 붙인 상태로 똑바로 뻗는다. 한쪽 다리를 위로 들어 일직선으로 길게 뻗는다. 안정성 확보를 위하여 팔을 바깥으로 뻗는다.

**숨을 들이쉬며 다음을 준비한다**

**2~3 숨을 내쉰다:** 복부를 안쪽으로 당기며 든 다리로 원을 그리기 시작한다. 몸을 가로질러 다리를 움직이고 다리의 움직임에 맞추어 골반을 틀어준다. 원을 그리는 다리 쪽의 엉덩이는 매트에서 뗀다. 원을 그리는 다리를 아래로 낮출 때는 골반을 다시 중립 상태로 가져가고 양쪽 엉덩이를 모두 매트에 붙인다.

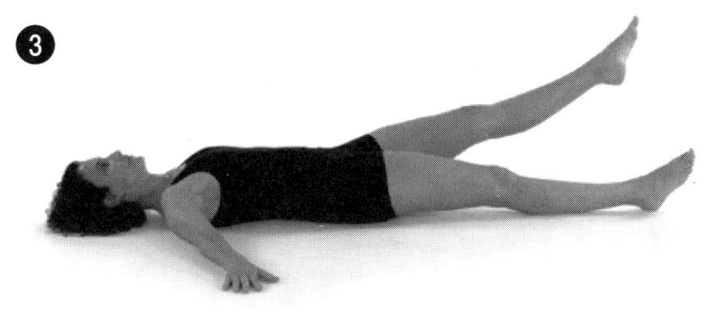

**4 숨을 들이쉰다:** 원 그리기를 완료하고 골반을 기울이지 않은 상태로 다리를 최대한 옆으로 가져간다. 이어 다시 들어 시작 자세로 돌아간다. 이때 '위로' 들어주는 자세에 강조점을 둔다.

원 그리기를 네 번 더 반복하고 이어 방향을 바꾼다. 좌우를 교대한다.

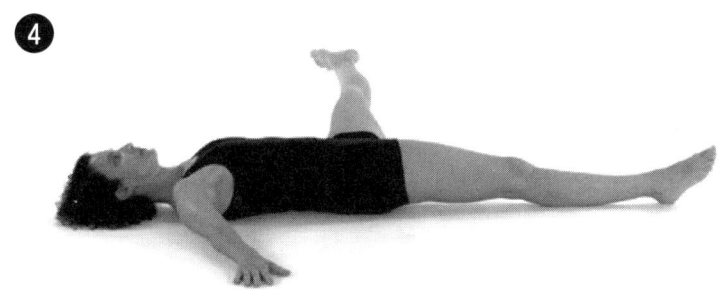

### 변형 동작 variation

■ 연계 동작: 한쪽 다리로 원 그리기 I, II

# 볼처럼 구르기 rolling like a ball

기본

**반복** 10회

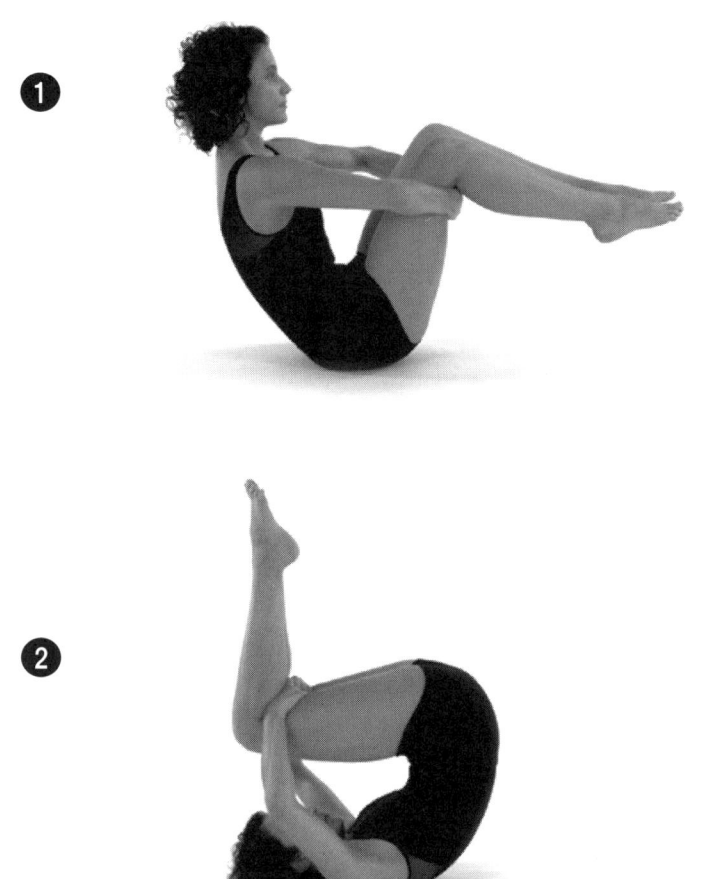

기초 동작: 손으로 허벅지 뒤쪽을 잡는다.

**1 시작 자세:** 균형점 자세에서 시작한다. 다리를 위로 들고 무릎을 구부린 상태에서 손으로 허벅지 뒤쪽을 잡으며 꼬리뼈 바로 뒤쪽에서 균형을 잡는다. 손가락을 이용해 허벅지를 완전히 안쪽까지 단단히 잡아준다. 동작을 취할 때 팔꿈치를 옆으로 굽힌 상태로 유지한다.

**숨을 들이쉬며 다음 동작을 준비**

**2 숨을 내쉰다:** 배꼽을 등쪽으로 당겨주면서 뒤로 구르기 시작한다. 척추를 정밀 조정하고, 허벅지를 바깥으로 밀어준다. 팔로 허벅지를 잡아 전체 동작을 취하는 동안 몸을 볼의 형태로 유지한다. 뒤로 구를 때 엉덩이를 공중으로 든다. 이때 허벅지를 계속 바깥으로 눌러주고 볼의 형태를 유지한다. 가슴 선반 자세를 취하고 견갑골 위에서 균형을 잡는다.

* **도구**
  ■ 발목 사이에 매직 서클을 끼우고 하면 보다 재미있으며, 허벅지와 발꿈치 사이에 끼우면 두 배는 더 재미있다.

**목적과 대상 근육**
■ 척추 근육의 마사지와 척추 전체의 정밀 조정 방법을 익히기
■ 복근 단련
■ 균형과 조화 익히기
■ 동작의 탄성을 이용하여 척추 스트레칭하기

**요령 및 주의사항**
■ 허리가 굳어있는 사람이라면 구를 때 "탁" 하고 떨어지는 소리가 날 수 있다. 이는 허리를 정밀 조정하여 한 번에 한 마디씩 매트 위로 눌러주지 못하고 있다는 증거이다. 천천히 아래로 구르고 복부 수축 자세를 이용하여 척추를 실질적으로 매트쪽으로 눌러준다. 시간이 지날수록 기량은 점점 향상된다.
■ 가슴 선반 자세를 파악하기가 어렵고, 대신 목쪽으로 곧장 구르는 동작이 나오고 있다면 이는 흉추가 굳어있다는 증거이다(또는 척추의 굴곡이 지나치게 평평한 것이다). 이때는 흉골을 매트에 고정시켜 중심을 잡고 이 동작에서 자세가 거꾸로 되었을 때 다리를 위로 뻗어 정반대 방향에서 당겨주며 스트래칭해준다. 시간이 지나면서 이는 향상이 된다. 흉추의 스트레칭을 위해서는 소도구나 장비가 필요할 수도 있다(롤러: 흉추 조절 동작. 리폼어: 등을 둥글게 하고 노젓기. 캐딜락: 거근 눌러주기/상복부 운동, 등을 둥글게 하고 밀어내기. 스프링보드: 롤다운, 특히 진주 단추 롤다운).

# 볼처럼 구르기

초급~최고급

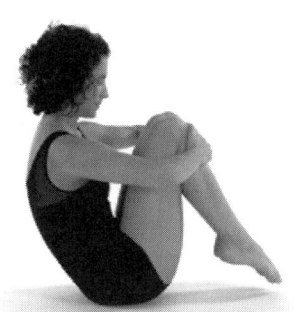

**숨을 들이쉰다:** 볼의 형태를 유지하면서 시작 자세로 돌아간다. 다시 위로 구를 때는 척추뼈를 한 번에 한 마디씩 매트쪽으로 도장 찍듯 눌러주며 균형점 자세에 이르러 마무리한다. 이때 심복부를 이용하여 허벅지를 일정한 상태로 유지한다.

초급 동작: 다리를 모으고 손으로 정강이 앞쪽을 잡고 작은 볼의 형태를 취한다.

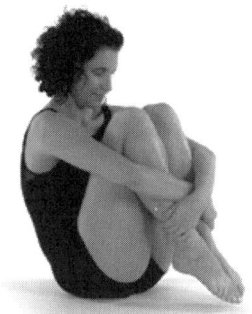

고급 동작: 다리를 모으고 손을 X자로 하여 발목 앞쪽을 잡고 아주 작은 볼의 형태를 취한다.

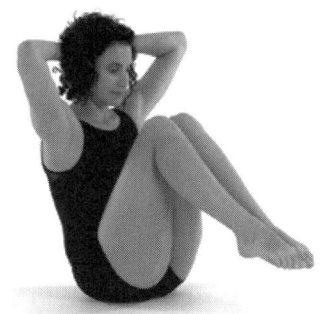

최고급 동작: 다리를 모으고 손을 머리 뒤로 얹는다. 극도로 작은 볼의 형태를 유지하며 팔의 추가 무게를 머리 옆으로 위치시킨다.

### 변형 동작 variation

- 연계 동작: 균형점 자세, 힙업
- 변형 동작: 볼처럼 구르기 III(중급): 다리를 모은 상태에서 손으로 발목 앞쪽을 잡고 아주 작은 볼의 형태를 취한다.

---

- 균형점 자세로 되돌아가기 어렵고 너무 앞쪽으로 멀리 굴러가게 된다면 단순하게 복부를 안쪽으로 당겨주면서 심복부를 이 동작의 '브레이크'라고 생각하도록 한다.
- 허벅지를 바깥으로 눌러주되 상체에서 벗어날 정도로 움직여서는 안 된다. 대신 이두근으로 허벅지를 잡아서 '일정한 간격'을 유지한다.
- 동작을 취하는 동안 목을 적절한 정렬 상태로 유지한다. 머리가 무겁기 때문에 대부분의 사람들은 머리를 앞쪽으로 내밀기만 한다.
- 초보자들은 통상적으로 무릎에 초점을 맞추다가 머리를 뒤로 급하게 움직이는 실수를 범한다.

- 주의대상: 하복부가 약하거나 허리가 굳어있는 사람
- 주의요망: 천골과 장골의 관절이 불안정한 사람(앉은 상태의 굴절 자세에서 증상이 악화될 수 있다), 디스크 환자, 척추의 골다공증 환자, 척추/허리 부위에 부상을 입은 사람

**이미지**
- 자신을 척추를 뼈마디 하나씩 매트에 밀착시킬 수 있는 점토로 만든 부드러운 볼이라고 생각한다.

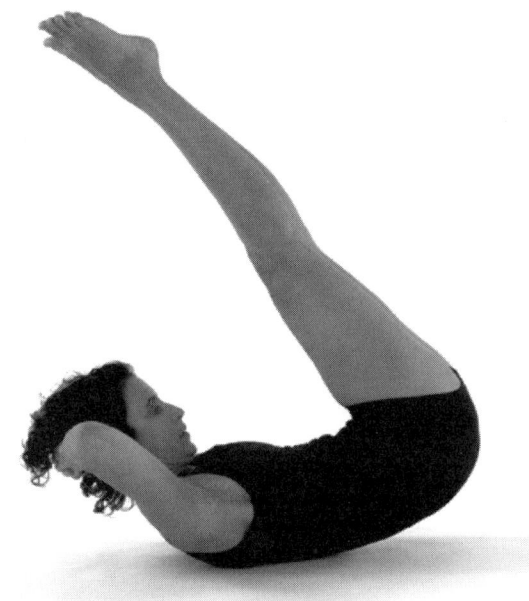

1. 한쪽 다리 스트레칭
2. 크리스 크로스
3. 양다리 스트레칭
4. 양다리 일직선 스트레칭
5. 가위 자세
[6. 흉곽 제어(Ribcage Control)]

## 5대 시리즈 동작

필라테스 5대 시리즈 동작은 필라테스의 매트 동작 가운데서 복부 동작의 난이도가 높은 것일 뿐만 아니라 전체적 순서에 상관없이 미니 시리즈처럼 활용할 수 있는 동작이다. 아울러 몸 중심부의 단련에 집중하고 싶을 때는 도구를 이용한 동작에 추가하여 이용할 수 있다.

### 공통점:
- 모두 필라테스 복부 자세를 기반으로 이루어진다.
- 모두 목의 굴근과 복부, 엉덩이 굴근을 강화한다.
- 모두 상체의 안정성에 초점을 맞추고 있다(팔과 다리를 안팎으로 움직이는 동안 상체를 고정된 상태로 유지).

### 주의사항:
진정한 상체의 안정을 이루고 유지하는 일은 보기보다 어려울 수 있다. 많은 사람들이 동작을 깊게 하지 못하고, 지나치게 팔다리의 움직임에 집중한다. 이 때문에 5대 시리즈 동작을 취할 때 골반이 미묘하게 움직이는 것을 무심코 허용하곤 한다. 이렇듯 제대로 받쳐주지 못한 상태로 지속적 하중이 가해지면 부상의 원인이 될 수 있다(대부분의 경우 허리 부분에서 많이 발생한다). 때문에 난이도를 높여 이들 동작을 정확히 하게 되면 몸의 중심부를 강력하게 개발시켜 허리 부상을 막을 수 있다.

### 일반적인 정렬 요령과 주의사항:
- 심복부를 수축시켜 허리를 매트에 평평하게 붙인 상태로 유지한다. 숨을 내쉴 때마다 수축 상태를 더욱 강화한다.
- 어떤 동작에서도 허리를 평평하게 유지할 수 없다면 다리를 높게 뻗어주는 방법으로 동작을 변형한다. 허리를 평평하게 유지한 상태에서는 다리를 낮게 가져갈수록 복부 동작의 난이도가 높아진다.
- 숨을 들이쉴 때마다 등의 상부로 들이마신다고 생각하고 산소를 흉곽의 뒤쪽에 채운다.
- 탄성밴드에 의해 다리가 복부에 연결되어 있다고 생각한다. 그러면 다리를 멀리 뻗어줄수록 복부를 반대 방향으로 가져가며 더욱 깊게 동작을 취할 필요가 있다.
- 단순히 모양만 비슷하게 갖추지 말고 정확한 기술에 초점을 맞춘다. 가능한 깊고 정확하게 동작을 취하고, 반복할 때마다 지난번보다 향상되도록 한다.

# 5대 시리즈 동작: 1. 한쪽 다리 스트레칭 single leg stretch  초급 75

**반복** 다리를 교대하며 16~20회

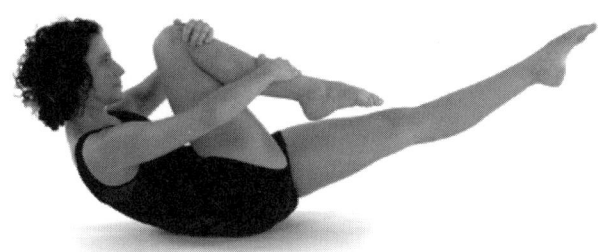
❶

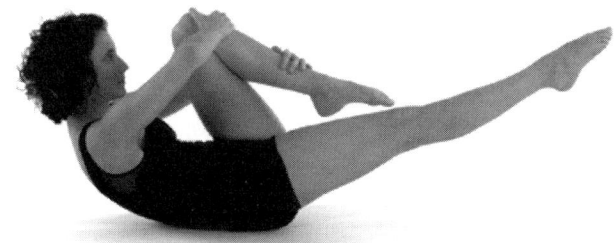
❷

1 **시작 자세:** 볼처럼 구르기 동작에서 균형점 자세로 전환한다. 손으로 무릎 앞쪽을 잡고 한 번에 척추뼈 한 마디씩 움직이며 뒤로 천천히 구른다. 무릎은 손쪽으로, 손은 무릎쪽으로 누른다. 필라테스 복부 자세에 도달할 때까지 복부를 수축시킨다. 이어 한쪽 다리를 대략 45도 바깥으로 길게 뻗어준다. 다른 쪽 무릎은 가슴으로 가져오고, 구부려준 무릎 옆의 바깥쪽 손으로 해당 무릎의 발목을 잡으며 안쪽 손으로는 무릎을 잡는다. 팔꿈치는 약간 굽힌다. 무릎을 가슴쪽으로 당겨줄 때 손으로 잡아서 다리를 적절한 정렬 상태로 유지한다.

**호흡 준비:**

배꼽을 척추쪽으로 당겨주며 꼬리뼈 들기 자세를 취할 때처럼 허리를 매트 쪽으로 평평하게 밀착시키고 숨을 등의 상부로 넓게 들이쉬고 내쉰다.

이것이 전체적인 동작을 취할 때 사용해야 할 호흡 이미지이다. 이제 다음 단계로 넘어간다.

**한쪽 다리 스트레칭**

2 **호흡을 계속한다:** 다리를 바꿀 때 등의 상부로 넓게 숨을 들이쉬며 다른 쪽 다리를 가슴쪽으로 당기고 구부렸던 무릎은 멀리 앞으로 편다. 다시 다리를 바꾸며 숨을 들이쉴 때 두 번, 내쉴 때 두 번 동작을 취한다.

* **도구**
  ■ 매직 서클을 양손으로 잡고 앞으로 뻗으며 부드럽게 광배근을 조인다.

**변형 동작** variation
■ 연계 동작: 상복부 운동

**목적과 대상 근육**
■ 복부와 엉덩이 굴근, 목의 심부 굴근 강화
■ 척추 안정화 훈련
■ 가슴 호흡의 개념 파악
■ 조화롭고 물 흐르는 듯한 동작 습득

**요령 및 주의사항**
■ 허리를 항상 매트에 평평하게 유지하면서 똑바로 뻗은 다리를 아래로 낮춘다. 다리를 낮게 낮출수록 복부에 더 많은 힘을 주어야 허리를 평평하게 유지할 수 있다.
■ 뻗은 다리가 늘어지지 않도록 한다. 사선으로 일정 지점을 향하여 똑바로 뻗어주고 그 선을 따라 다시 뒤로 가져온다.
■ 필라테스 복부 자세를 유지한다. 뒤로 구르지 않는다.
■ 팔꿈치를 넓게 유지하여 상체를 받쳐준다. 팔꿈치가 흐느적대지 않도록 한다.
■ 숨을 들이쉴 때마다 흉추 쪽으로 공기를 불어넣어 둥글게 부풀린다.
■ 금지대상: 디스크 환자, 척추의 골다공증 환자.

# 5대 시리즈 동작: 2. 크리스 크로스 criss cross

중급

**반복** 다리를 교대하며 16~20회

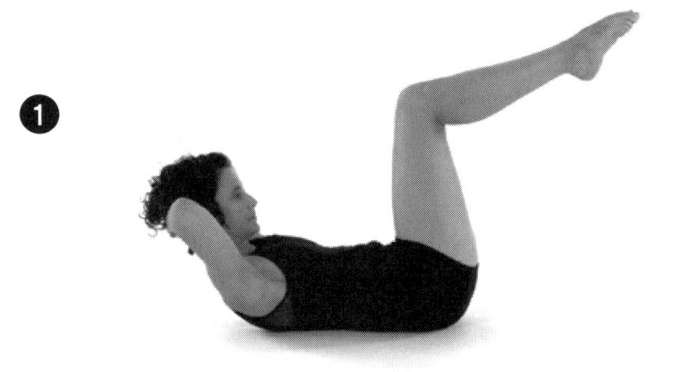

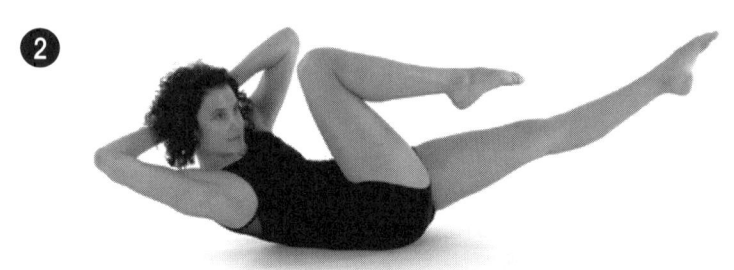

1 **시작 자세:** 누워서 머리 뒤에서 깍지를 낀다. 허리를 매트쪽으로 눌러주고 다리는 테이블에 얹은 자세를 취한다. 숨을 내쉬며 몸을 위로 말아올려 필라테스 복부 자세를 취한다. 팔꿈치를 넓게 벌리고 앞쪽으로 약간 둥글게 가져간다.

**숨을 들이쉬며 다음을 준비한다**

### 크리스 크로스 준비

2 **숨을 내쉰다:** 겨드랑이를 반대편 무릎 쪽으로 틀며, 동시에 다른 쪽 다리를 대략 45도 각도로 앞으로 멀리 뻗는다. 매트에 등 아래쪽이 붙어있을 정도로만 다리를 낮춘다.

**숨을 들이쉰다:** 시작 자세로 돌아가 좌우를 교대한다.

**시작 자세 2를 두번 더 반복한다**

### 크리스 크로스 본동작

마지막 준비자세에서 테이블에 다리를 얹은 듯한 자세로 동작을 멈추지 말고 측면에서 측면으로 동작을 계속 진행시킨다. 다른 쪽 겨드랑이를 반대편 무릎쪽으로 틀어줄 때 다리의 위치를 바꾼다.

**숨을 들이쉴 때 두 번, 내쉴 때 다시 두 번의 동작을 취한다**

### 변형 동작 variation
- 변형 동작: 다리를 매트 위로 높이 뻗으면 허리를 매트쪽으로 눌러주는 자세와 사근 비틀기 동작에 초점을 맞출 수 있다. 이는 이 동작을 처음 배울 때 아주 좋은 방법이다. 똑바로 뻗어준 다리를 낮게 유지하면 양 견갑골을 매트에서 떼는 것이 두 배로 어렵다.
- 연계 동작: 상복부 운동, 한쪽 다리 스트레칭

### 목적과 대상 근육
- 복부, 특히 사근, 엉덩이 굴근, 목의 심부 굴근 강화
- 척추 안정화 훈련
- 가슴 호흡의 개념 파악
- 조화롭고 물 흐르는 듯한 동작 습득

### 요령 및 주의사항
- 허리를 항상 매트에 평평하게 유지하면서 똑바로 뻗은 다리를 아래로 낮춘다. 다리를 낮게 낮출수록 복부에 더 많은 힘을 주어야 허리를 평평하게 유지할 수 있다.
- 뻗어준 다리가 늘어지지 않도록 한다. 사선으로 일정 지점을 향하여 똑바로 뻗고 그 선을 따라 다시 뒤로 가져온다.
- 동작을 취하는 동안 전체적으로 적절한 필라테스 복부 자세를 유지한다(양 견갑골을 모두 매트에서 뗀다). 이 때문에 아주 힘들다.
- 겨드랑이가 반대편 무릎으로(팔꿈치가 아니라 무릎) 향하도록 팔이 아니라 몸통을 튼다. 이는 팔꿈치를 무릎에 가져다 대는 것이 아니라 사근을 이용하여 동작을 취하는 것이다.
- 금지대상: 디스크 환자, 척추의 골다공증 환자

### 이미지
- 몸을 몸의 뒤쪽에서부터 틀어준다. 즉 견갑골에서부터 몸통을 틀고 있다.

# 5대 시리즈 동작: 3. 양다리 스트레칭 double leg stretch      중급

**반복** 5~6회

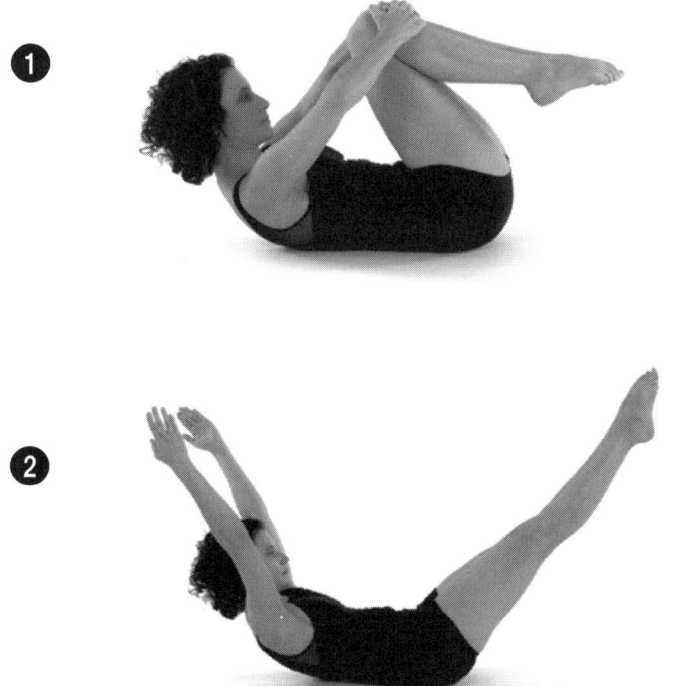

1. **시작 자세:** 누워서 무릎을 가슴쪽으로 가져온 뒤, 손으로 잡고 팔꿈치를 넓게 벌린다. 몸을 위로 감아 올려 필라테스 복부 자세를 취하고, 허리는 매트쪽으로 눌러준다.

**숨을 들이쉬며 다음을 준비한다**

2. **숨을 내쉰다:** 양다리를 평행으로 똑바로 피고, 허리를 매트에 평평하게 밀착시킨 상태로 유지할 수 있는 한계 내에서 최대한 낮춘다(대략 바닥에 대해 45도 각도). 팔을 귀의 바로 앞쪽에서 위로 똑바로 뻗는다. 복부를 안쪽으로 당겨주는 데 집중력을 모아 머리가 '중간' 이하로 떨어지지 않게 한다.

**숨을 들이쉰다:** 팔을 다시 무릎으로 가져갈 때 팔을 넓게 벌려 원을 그리며 시작 자세로 돌아간다.

* **도구**
  - 양손으로 매직 서클을 잡고 부드럽게 광배근을 조여준다.
  - 발목 사이에 매직 서클이나 작은 볼을 끼우고 동작을 취하면 허벅지 안쪽의 단련 효과와 하중의 난이도를 높일 수 있다.
  - 손으로 도구를 이용하여 3회 반복한 뒤, 발목 사이에 끼우고 3회 더 반복한다.

**변형 동작 variation**
- 연계 동작: 상복부 운동, 100회 흔들기, 한쪽 다리 스트레칭
- 변형 동작: 무릎을 가슴으로 당길 때 작은 힙업 동작을 추가한다. 이렇게 되면 동작을 취할 때 하복부를 이용하게 되며, 이는 허리 스트레칭에 도움이 된다.
- 변형 동작: 동일한 동작을 호흡을 반대로 가져가며 해본다.

**목적과 대상 근육**
- 복부, 엉덩이 굴근, 목의 심부 굴근 강화
- 척추 안정화 훈련
- 조화롭고 물흐르는 듯한 동작 습득

**요령 및 주의사항**
- 허리를 항상 매트에 평평하게 유지하면서 똑바로 뻗은 다리를 아래로 낮춘다. 다리를 낮출수록 복부에 더 많은 힘을 주어야 허리를 평평하게 유지할 수 있다.
- 다리를 일정 지점을 향하여 사선으로 똑바로 하고 그 선을 따라 다시 뒤로 가져온다.
- 이 동작에서 가장 많이 범하는 실수는 위를 바라보다가 안정적 위치를 벗어나는 것이다. 필라테스 복부 자세를 유지하고 뒤로 구르지 않는다. 이는 안정화 동작임을 잊지 않는다. 그러므로 팔과 다리를 뻗을 때 머리나 목, 척추를 움직이면 안 된다.
- 팔을 뻗을 때 귀 뒤로 멀리 나가지 않도록 한다. 귀의 뒤쪽으로 멀리 벗어날수록 더 많은 긴장이 상부승모근에 가해지며 그러면 목이 굳어진다.
- 금지대상: 디스크 질환자, 척추의 골다공증 환자.

**이미지**
- 자신을 안정적으로 고정된 물체라고 생각한다.

# 5대 시리즈 동작: 4. 양다리 일직선 스트레칭 double straight leg stretch  중급

반복 8~10회

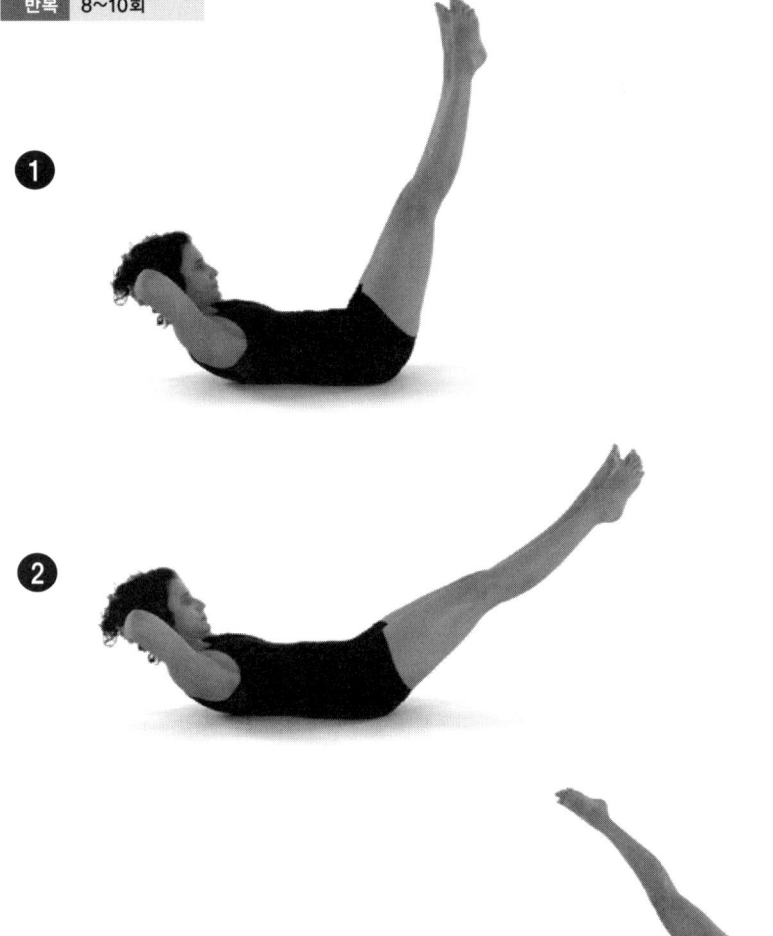

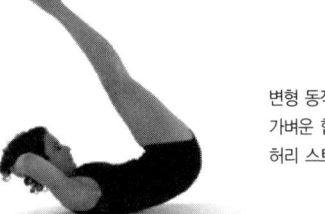

**1 시작 자세:** 누워서 머리 뒤에서 깍지를 낀다. 다리를 위로 똑바로 뻗으며 필라테스 1번 자세를 취한다. 숨을 내쉬며 몸을 위로 말아올려 필라테스 복부 자세를 취한다. 견갑골을 매트에서 약간 떼어준다. 팔꿈치를 넓게 벌리고 앞쪽으로 약간 둥글게 가져간다.

**숨을 들이쉬며 다음을 준비한다**

**2 숨을 내쉰다:** 허리를 항상 매트에 밀착시켜 평평하게 유지하면서 다리를 최대한 아래쪽으로 낮추어 준다. 동시에 허벅지 안쪽을 조이며 엉덩이의 외회전근을 감싼다.

**숨을 들이쉰다:** 다리를 들어올린다. 이때 '위로' 빠르게 움직이며 시작 자세로 돌아간다.

변형 동작: 다리를 다시 위로 들어올릴 때 가벼운 힙업 동작을 추가하면 하복부 운동이 되어 허리 스트레칭에 도움이 된다.

* **도구**
  - 다리 사이에 매직 서클이나 작은 볼을 끼우고 이용하면 허벅지 안쪽을 좀더 단련하고 하중의 난이도를 높일 수 있다.

### 변형 동작 variation
- 연계 동작: 상복부 운동, 100회 흔들기
- 변형 동작: 동일한 동작을 호흡을 반대로 가져가며 해본다.

### 목적과 대상 근육
- 복부와 엉덩이 굴근, 목의 심부 굴근 강화
- 척추의 안정화 훈련
- 조화롭고 물 흐르는 듯한 동작 습득

### 요령 및 주의사항
- 허리를 항상 매트에 밀착시켜 평평하게 유지하면서 똑바로 뻗은 다리를 아래로 낮춘다. 다리를 낮게 낮출수록 복부에 더 많은 힘을 주어야 허리를 평평하게 유지할 수 있다.
- 허리에 가해지는 하중을 줄이기 위하여 다리를 '위로' 드는 동작에 강조점을 둔다.
- 허리를 도장찍듯 매트쪽으로 더욱 깊게 눌러주며 다리를 위로 들어올린다고 생각한다. 허리를 부풀리거나 긴장하지 않도록 한다.
- 동작을 취하는 동안 전체적으로 필라테스 복부 자세를 유지한다. 뒤로 구르면 안 된다.
- 금지대상: 디스크 질환자, 척추의 골다공증 환자.

### 이미지
- 5대 시리즈 동작의 거의 완성 단계 동작이다.

# 5대 시리즈 동작: 5. 한쪽다리 일직선 스트레칭 single straight leg stretch  중급

**반복** 다리를 교대하며 16-20회

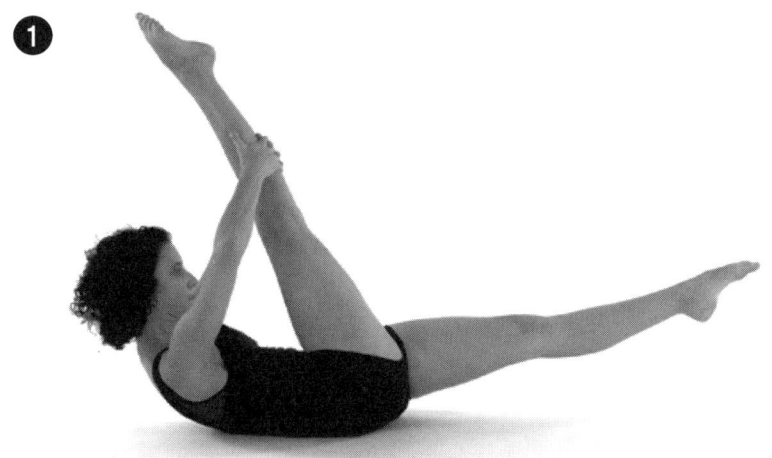

1 **시작 자세:** 누운 자세에서 몸을 말아올려 필라테스 복부 자세를 취하고 한쪽 다리를 천정으로 뻗는다. 종아리를 잡고 팔꿈치를 구부린다. 다른 쪽 다리를 바닥으로부터 30cm 가량 들고, 허리는 매트에 밀착시켜 평평하게 유지한다. 다리를 일직선으로 뻗는다.

**숨을 들이쉬며 다음 동작을 준비한다.** 이때 등의 상부로 폭넓게 숨을 들이쉰다.

2 **숨을 내쉰다:** 다리의 위치를 바꾸며 다른 쪽 다리를 위로 들어올릴 때 손으로 이를 잡고 가슴쪽으로 빠르게 당긴다. 다른 쪽 다리는 허리를 항상 매트 위로 평평하게 유지하면서 최대한 낮춘다. 항상 복부를 안쪽으로 당긴 상태로 유지한다.

**숨을 들이쉰다:** 다시 다리를 바꾸며 빠르게 가슴쪽으로 당기는 동작을 반복한다.

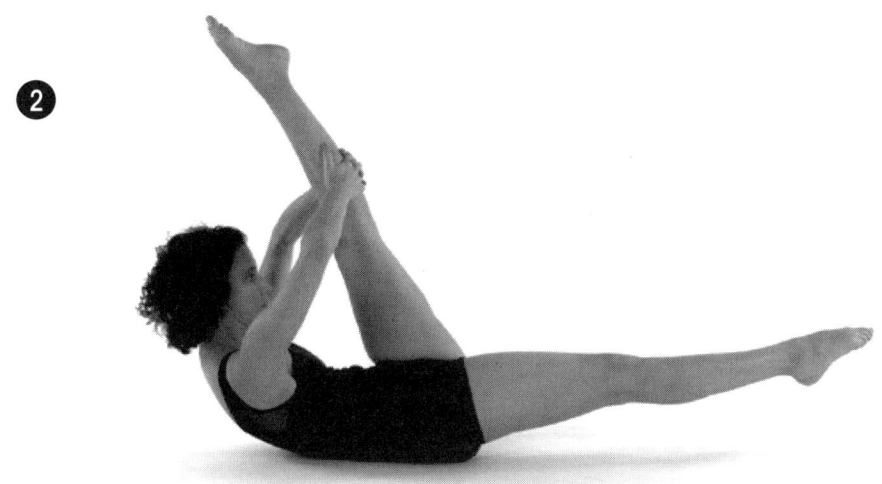

# 5대 시리즈 동작: 5. 한쪽다리 일직선 스트레칭 single straight leg stretch 중급

### 저항력 높이기

**3** 숨을 들이쉰다/숨을 내쉰다: 동작을 반복하여 완료한 뒤 다리를 잡고 있던 손을 놓고 앞으로 길게 뻗는다. 몸을 말아올리며 코는 무릎쪽으로, 무릎은 코쪽으로 가져간다. 이어 다리를 양옆으로 벌리고 다리를 바꾸어 같은 동작을 반복한다.

고난도 마무리 자세:
코는 무릎쪽으로, 무릎은 코쪽으로 당겨준다

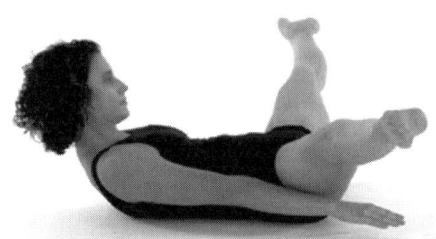

변형 동작: 헬리콥터 자세로 전환

### 변형 동작 variation

- 연계 동작: 상복부 운동, 한쪽 다리 스트레칭, 햄스트링 스트레칭
- 변형 동작: 햄스트링과 척추가 매우 유연하다면 다리를 잡지 말고 팔을 앞으로 길게 뻗으면서 다리모양을 가위처럼 만드는 변형 동작을 시도한다.
- 변형 동작: 동일한 동작을 호흡을 반대로 가져가며 취해본다.

### 목적과 대상 근육

- 복부와 엉덩이 굴근, 목의 심부 굴근 강화
- 햄스트링 스트레칭 / 척추의 안정화 훈련
- 조화롭고 물 흐르는 듯한 동작 습득

### 요령 및 주의사항

- 햄스트링이 많이 굳어있다면 햄스트링 스트레칭으로 동작을 시작
- 허리를 항상 매트에 밀착시켜 평평하게 유지하면서 똑바로 뻗은 다리를 아래로 낮춘다. 다리를 낮출수록 복부에 더 많은 힘을 주어야 허리를 평평하게 유지할 수 있다.
- 내부에서 반대 방향의 저항력을 구축한다. 즉 다리를 팔쪽으로 누를 때 이두근을 이용하여 이러한 전방 이동에 대한 저항력을 만들어낸다. 몸이 매우 유연할 때 다리를 코쪽으로 당겨주면 몸이 뒤쪽으로 움직여 필라테스 복부 자세가 무너진다.
- 팔꿈치를 넓게 유지하고, 어깨를 등쪽으로 낮춘다.
- 사두근을 이용하여 다리를 똑바로 뻗어준 상태로 유지한다. 특히 다리를 들었을 때 그렇게 하고, 동시에 햄스트링을 스트레칭한다.
- 주의대상: 햄스트링이 굳어있는 사람
- 금지대상: 디스크 환자, 척추의 골다공증 환자

### 이미지

- 자신이 완벽한 일직선의 다리를 갖고 있다고 생각한다.

# 여섯번째 동작: 6. 흉곽 제어 ribcage control                    중급

**반복** 8~10회

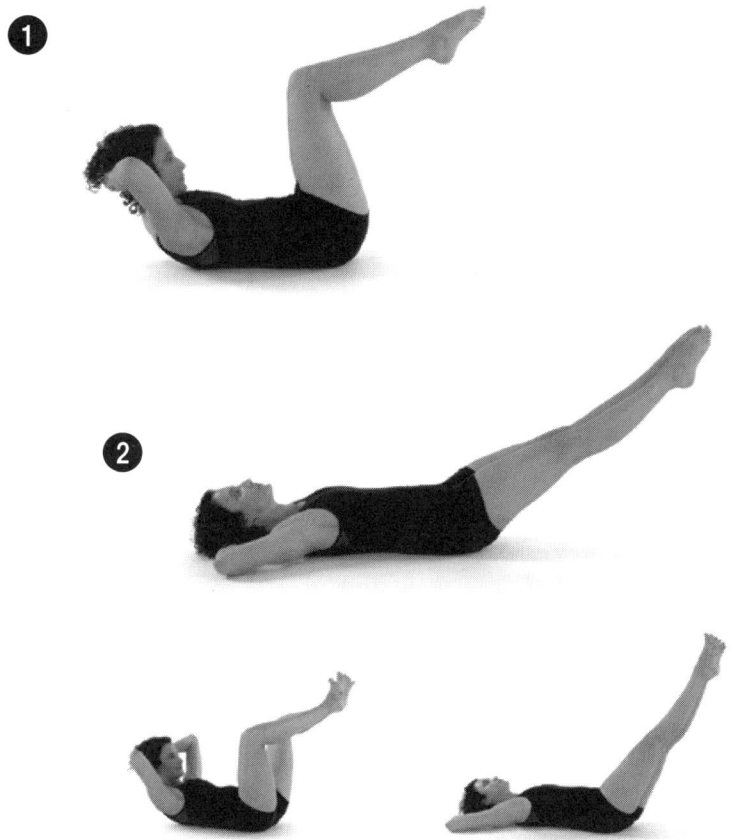

변형 동작: 개구리 다리 자세

**1 시작 자세:** 누워서 머리 뒤에서 깍지를 낀다. 다리는 테이블에 얹은 자세를 취한다. 숨을 내쉬며 몸을 말아올려 필라테스 복부 자세를 취하고, 견갑골을 약간 매트에서 뗀다. 팔꿈치를 넓게 벌려주고 앞쪽으로 약간 둥글게 가져간다.

**숨을 들이쉬며 다음 동작을 준비한다**

**2 숨을 내쉰다:** 다리를 뻗는다. 이때 허리를 항상 매트에 평평하게 붙이면서 다리를 아래쪽으로 낮춘다. 동시에 머리를 매트쪽으로 낮춘다.

**숨을 들이쉰다:** 시작 자세로 돌아간다.

변형 동작: 다리로 필라테스 1번 자세를 취한 상태에서 동작을 변형한다. 개구리가 주저앉아 있는 자세에서 시작하여 다리를 똑바로 앞으로 뻗으며 엉덩이의 외회전근을 감싸주고 허벅지를 안쪽으로 조인다.

**\* 도구**
- 발목 사이에 매직 서클이나 작은 볼을 끼우고 이용하면 허벅지 안쪽을 더욱 효과적으로 단련하고 하중의 난이도를 높일 수 있다.

### 변형 동작 variation
- 연계 동작: 상복부 운동, 매트 위에서 하는 양다리 일직선 스트레칭, 스프링보드, 캐딜락, 리폼어를 이용한 레그 스프링
- 변형 동작: 무릎을 안쪽으로 구부려줄 때 작은 힙업 동작을 추가한다. 이는 동작을 취할 때 하복부를 단련시켜 주며, 허리의 스트레칭에 도움이 된다.
- 변형 동작: 동일한 동작을 호흡을 반대로 해본다.

### 목적과 대상 근육
- 복부와 엉덩이 굴근, 몸의 심부 굴근 강화
- 척추의 안정화 훈련
- 조화롭고 물 흐르는 듯한 동작 습득
- 특히 갈빗뼈가 앞으로 나온 사람들의 경우 흉곽/흉추의 안정화 감각 파악에 효과가 좋다.

### 요령 및 주의사항
- 허리를 항상 매트에 밀착시켜 평평하게 유지하면서 똑바로 뻗은 다리를 아래로 낮춘다. 다리를 낮게 낮출수록 복부에 더 많은 힘을 주어야 허리를 평평하게 유지할 수 있다.
- 동작을 제어할 때 척추 전체를 도장 찍듯 매트쪽으로 눌러주고, 특히 흉추를 그렇게 한다. 갈빗뼈를 앞으로 내밀지 않도록 한다.
- 주의요망: 이 동작에서는 다리를 똑바로 뻗을 때 머리를 매트쪽으로 낮추기 때문에 안정화의 난이도가 필라테스 복부 자세를 유지하는 다른 5대 시리즈 동작보다 훨씬 더 높다. 그러므로 처음에는 다리를 똑바로 위로 뻗으며 시작하고, 다리를 낮출 때는 특히 주의한다.
- 금지대상: 디스크 환자, 척추의 골다공증 환자

### 이미지
- 척추가 매트에 붙어있다.

# 섹시 척추 스트레칭 sexy spine stretch

**초급**

**반복** 반복 10회, 좌우로 각각 5회

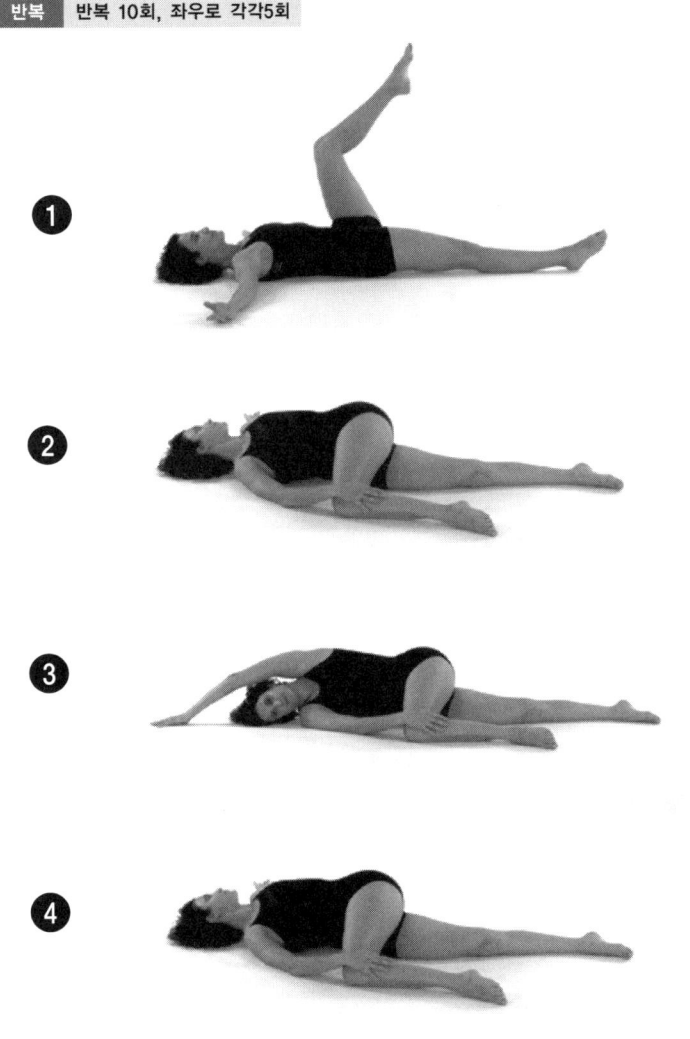

### 변형 동작 variation
- 변형 동작: 스트레칭의 강도를 낮추려면 무릎을 하나로 모으고 팔을 바닥에 붙여준 뒤 두 무릎을 모두 한쪽으로 낮추어 서로 포개준다.
- 변형 동작: 한쪽 다리를 몸을 가로질러 다른 쪽 다리의 상부로 올려놓을 때 스트레칭의 강도를 좀더 높이려면 가로지른 다리의 발로 반대편 다리의 종아리를 감싸준다. 이어 위쪽 무릎을 가로지른 다리의 방향으로 낮춘다.

1. **시작 자세:** 누워서 팔을 'T'자형으로 벌리고 왼쪽 무릎을 위로 들어 테이블에 올린 듯한 자세를 취한다.

**숨을 들이쉬며 다음을 준비한다**

2. **숨을 내쉰다:** 왼쪽 무릎을 몸을 가로질러 몸 위로 눕히며 깊게 스트레칭한다. 가능하면 무릎을 매트까지 내려놓는다. 오른손으로 왼쪽 무릎을 잡으면 강력한 스트레칭이 된다. 왼쪽 어깨는 매트를 향하여 뒤로 뻗어준다. 머리는 왼쪽으로 틀어준다.

**숨을 들이쉬며 자세를 멈추고 있는다. 숨을 내쉬며 다음과 같이 한다.**
배꼽을 척추쪽으로 당겨주고 복부와 함께 허리를 부드럽고 둥글게 가져가면서 스트레칭 동작을 깊게 해준다.

3. **숨을 들이쉬며 자세를 멈춘다. 숨을 내쉬며 다음과 같이 한다:**
매트 위에서 왼팔로 원을 그린다. 왼팔을 바닥에 붙인 상태로 유지한다 (팔로 매트를 청소하는 것처럼). 팔이 머리 위를 지날 때 몸을 오른쪽으로 굴린다.

4. **숨을 들이쉬며 자세를 멈춘다. 숨을 내쉬며 다음과 같이 한다.**
몸을 다시 원래 위치로 굴려주며 왼팔을 이용하여 반대 방향으로 원을 그린다. 왼쪽 무릎을 계속 손으로 잡고 스트레칭을 느껴본다. 오른쪽 어깨를 매트쪽으로 뻗는다. 배꼽을 척추쪽으로 계속 당기며 척추의 스트레칭을 깊게 가져간다.

### 목적과 대상 근육
- 척추 스트레칭
- 가슴 펴주기
- 흉근 스트레칭과 어깨의 가동범위 증대

### 요령 및 주의사항
- 무릎을 높이 들어올릴수록(머리에 더 가까이 갈수록) 척추가 더 많이 스트레칭된다. 몸 위로 걸쳐놓은 다리가 너무 낮게 놓이면 척추가 아니라 엉덩이가 스트레칭된다. 이 경우엔 무릎을 든다.
- 척추와 가슴이 많이 굳어있다면 몸을 가로지른 무릎을 매트쪽으로 낮출 때 반대편 어깨를 매트에서 아주 많이 떼어준다. 이 때 어깨와 무릎을 매트로부터 똑같은 간격으로 떨어뜨린다.
- 주의요망: 등에 부상을 입은 사람이나 디스크 환자, 척추의 골다공증 환자는 척추 비틀기를 금한다.

### 이미지
- 이 얼마나 섹시해 보이는 자세인가

# 브리지 bridge

**초급** 83

**반복** 3~5회

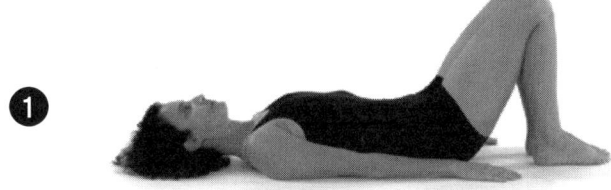

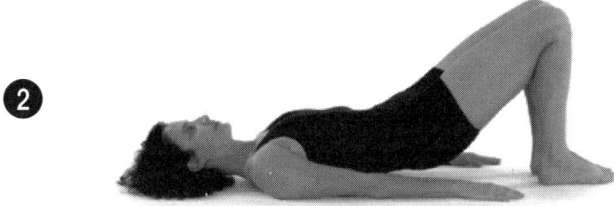

"압착 상태"

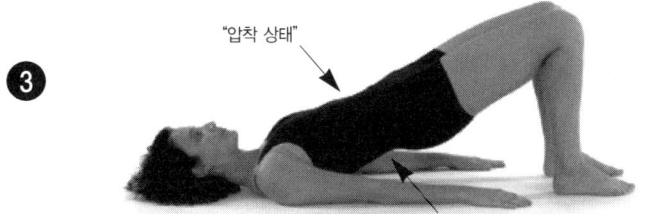

* 도구
  - 무릎 사이에 작은 볼을 끼우고 동작을 하면 엉덩이와 무릎의 정렬 상태를 정확히 유지하고 허벅지 안쪽 부위를 부드럽게 활용할 수 있다.

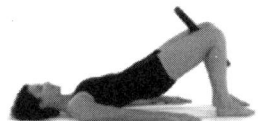

도구 이용: 매직 서클을 이용한 브리지 동작

**1 시작 자세:** 누워서 발을 매트에 붙이고, 엉덩이 넓이로 벌려준다. 팔은 옆으로 가져가 도어 프레임 암 자세를 취한다.

**숨을 들이쉬며 다음을 준비한다**

**2~3 숨을 내쉰다:** 꼬리뼈 들기 동작으로 시작한다. 심복부 수축과 골반저근을 이용하여 배꼽을 척추쪽으로 당기며 허리를 매트에 평평하게 붙인 상태를 유지한다. 골반을 매트에서 약간 든다. 아래쪽 둔근을 이용하고 한 번에 척추뼈 한 마디씩 정밀하게 조정한다. 이어 어깨부터 무릎까지가 일직선의 사선을 이룰 때까지 골반을 든다.

**숨을 들이쉬고 내쉰다:** 브리지 자세를 유지하며 자신이 압착기에 끼어있다고 상상한다. 숨을 내쉴 때 배꼽을 척추쪽으로 당기며 엉덩이를 조인다.

**숨을 들이쉬며 자세를 유지한다.** 숨을 내쉬며 다음과 같이 한다. 등을 아래로 정밀 조정하며 척추뼈를 한 번에 한 마디씩 반대로 움직인다. 등을 도장 찍듯 바닥으로 평평하게 눌러주며 척추중립의 시작 자세로 돌아간다.

### 변형 동작 variation

- 연계 동작: 꼬리뼈 들기
- 변형 동작: 중립 유지: 몸을 위로 들어올릴 때 척추를 정밀 조정하지 말고 척추와 골반을 고정시켜 주면서 숨을 내쉴 때 몸을 들어올려 브리지 자세를 취한다.
  이러한 방법은 척추를 굴절시킬 때 통증을 느끼는 사람들에게 큰 도움이 된다.
  (예를 들어 디스크 환자와 척추의 골다공증 환자).

### 목적과 대상 근육
- 엉덩이 신근(둔근과 햄스트링)의 강화 / 척추 안정화 훈련
- 골반 전방경사증, 특히 골반이 아래쪽으로 처지거나 엉덩이 굴근이 바깥으로 스트레칭된다는 생각이 드는 사람들에게 큰 효과가 있다.

### 요령 및 주의사항
- 이는 요가의 브리지 자세가 아니다. 그러므로 몸을 들어줄 때 등을 구부리거나 뻗으면 안 된다. 척추는 중립이나 약간 유연한 상태로 유지한다.
- 전체적으로 목과 어깨를 유연하게 유지한다.

- 무릎과 발을 일직선으로 유지한다. 무릎을 움직이면 안 된다.
- 엉덩이 굴근이 굳어있다면 브리지 자세를 낮게 유지하고 척추의 지나친 신장을 피하기 위하여 흉골을 매트에 붙여준 상태로 유지한다.

### 이미지
- 자신이 상하압착식의 파니니 그릴 속에 들어있는 샌드위치이며 일단 브리지 자세에 도달한 다음엔 윗판과 아래판 사이에 끼어 윗판이 아래쪽으로 자신을 내리 누르면서 맛있는 햄치즈 샌드위치가 된다고 생각한다.

# 한쪽 다리 브리지 single leg bridge

초급

**반복** 3~5회

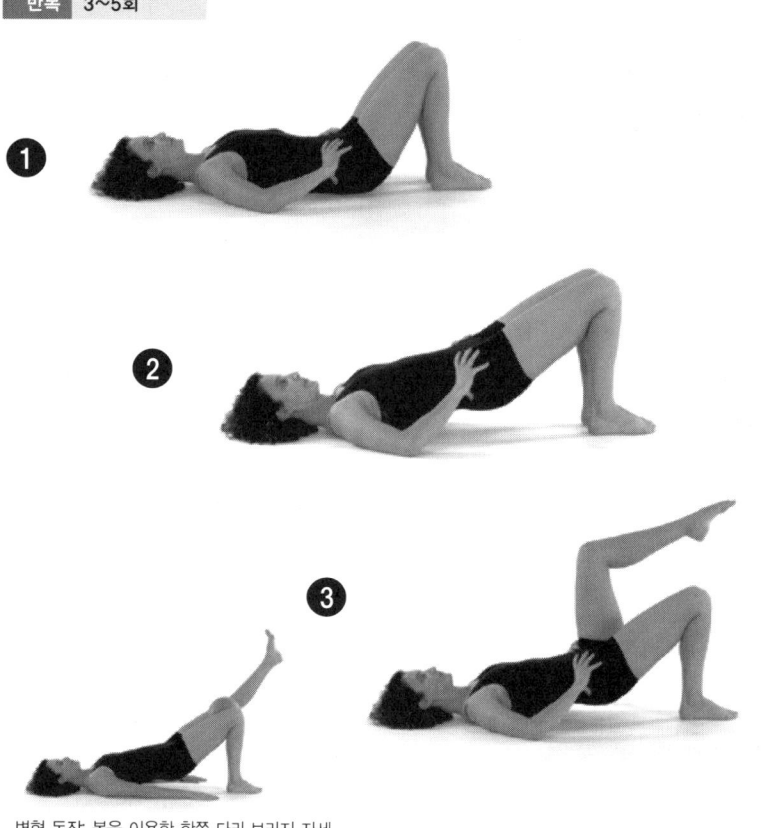

변형 동작: 볼을 이용한 한쪽 다리 브리지 자세

1 **시작 자세:** 누운 자세에서 발을 바닥에 평평하게 붙여주고 엉덩이 넓이보다 약간 더 좁게(약 15cm) 벌린다. 손은 엉덩이 위로 올려놓는다. 집게는 ASIS(전상방장골극) 위로 올려놓고, 엄지는 중둔근쪽을 향하여 뒤로 뻗는다).

숨을 들이쉬며 다음을 준비한다

2 **숨을 내쉰다:** 꼬리뼈 들기에서 브리지 자세로 전환한다.

3 **숨을 들이쉬며 자세를 멈추고 있는다. 숨을 내쉬며 다음과 같이 한다:** 배꼽을 척추쪽으로 당기고 무릎 사이에 놓여있는 상상의 볼을 안쪽으로 조이며 허벅지 안쪽에 힘을 가한다. 한쪽 다리를 매트에서 떼어 테이블에 얹어놓은 듯한 자세를 취한다. 이때 다리를 중둔근으로 지탱하고 있는 느낌을 엄지로 느낄 수 있어야 한다.

**숨을 들이쉰다:** 다리를 내려놓는다.

**좌우를 교대함. 같은 동작을 반복한다.**

**숨을 내쉬고 들이쉰다:** 마지막 반복 때 브리지 자세에서 동작을 멈추고 엉덩이를 직각으로 유지한다.

**숨을 내쉰다:** 척추뼈를 한 마디씩 반대로 움직이며, 등을 정밀 조정하여 아래로 내려놓으며 시작 자세로 돌아간다.

### 변형 동작 variation

- 연계 동작: 브리지, 타이니 스텝
- 변형 동작: 중립 유지: 몸을 위로 들어올릴 때 척추를 정밀 조정하지 말고 척추와 골반을 고정시키면서 숨을 내쉴 때 몸을 들어올려 브리지 자세를 취한다. 이러한 방법은 척추를 굴절시킬 때 통증을 느끼는 사람들에게 큰 도움이 된다. (예를 들어 디스크 환자와 척추의 골다공증 환자)
- 변형 동작: 작은 볼을 이용한 한쪽 다리 브리지: 작은 볼을 무릎 사이에 끼우고 실시한다. 한쪽 다리를 길게 뻗어준다(이렇게 하여 양쪽 허벅지가 서로 평행으로 흐르도록 해준다). 이러한 방법은 교습생이 계속 도구를 조이도록 하기 때문에 허벅지 안쪽 부위를 효과적으로 강화할 수 있다.

### 목적과 대상 근육

- 브리지 동작은 엉덩이 신근(둔근과 햄스트링)을 강화하며, 한쪽 다리 브리지 동작은 특히 중둔근을 강화한다.
- 복부 사근 자극하기 / ■ 척추와 엉덩이의 안정
- 적절한 리듬 패턴을 가져다주는 한쪽 다리 동작의 균형 습득

### 요령 및 주의사항

- 다리를 들어올릴 때 충분히 안정감을 확보할 수 있는 한계 내에서만 브리지 자세를 낮게 유지한다.
- 다리를 들기 전에 바닥을 딛고 있는 다리를 바깥으로 틀지 않는다. 대신 바닥을 딛고 있는 다리의 무릎을 약간 안쪽으로 틀어준다. 그러면 해당 다리의 허벅지 안쪽 근육으로 자세의 안정을 도울 수 있다.
- 지도자가 바닥을 딛고 있는 다리의 무릎 안쪽에서 무릎쪽으로 저항력을 제공하면서 교습생으로 하여금 지도자의 손쪽으로 다리를 눌러주도록 하면 다른 쪽 다리를 들기 전에 허벅지 안쪽과 중둔근 모두에 힘이 가해지는 것을 느낄 수 있다.
- 다리를 들어올리거나 낮출 때 엉덩이를 옆이나 상하로 움직이지 않는다. 이것이 불가능하다면 안정감을 유지할 수 있는 한도 내에서 브리지 자세를 낮게 가져간다.

### 이미지

- 위로 들어준 다리가 중둔근의 바깥쪽과 내전근의 안쪽에서 안정을 이루고 있다. 즉 샌드위치 안정이라고 할 수 있다.

# 척추 전방 스트레칭 spine stretch forward

초급

**반복** 3회

1 **시작 자세:** 똑바로 앉아서 다리를 앞으로 뻗고 엉덩이보다 약간 넓게 벌린다. 발끝을 당긴다. 팔을 손끝까지 앞으로 뻗는다. 머리의 맨위 뒤쪽에 '황금의 줄'이 붙어있고, 이 줄이 몸을 들어올리고 있다고 상상한다.

**숨을 들이쉬며 다음을 준비한다**

2~3 **숨을 내쉰다:** 척추의 맨아래부터 둥글게 몸을 구부리면 복부를 척추쪽으로 당긴다. 팔을 앞으로 뻗고, 척추 전체를 정확한 순서대로 구부려 C-곡선 자세를 취한다(요추, 흉추, 경추). 흉골을 뒤로 내밀 때 견갑골을 앞으로 뻗는다. 머리를 마지막으로 앞으로 가져가며 스트레칭하여 바닥을 바라본다.

**숨을 들이쉰다:** 척추의 맨아래부터 척추뼈를 바로세우고, 머리를 가장 마지막으로 세운다.

**숨을 내쉰다:** 어깨를 피면서 시작 자세로 돌아간다.

반복한다.

**지속적인 호흡:** 세 번째 반복 때 다리를 약간 더 넓게 벌린다. 둥글게 구부릴 때 이번에는 좀더 구부린다. 팔을 다리 사이로 뻗고 손가락을 이용하여 매트 앞으로 살금살금 기어간다. 이렇게 하면 흉추와 경추의 스트레칭 정도가 증대된다. 척추를 바로세우면서 마무리한다.

* **도구**
  - 다리 사이에 매직 서클이나 커다란 볼을 끼우고 전방으로 C-곡선 자세를 취할 때 팔로 도구를 아래로 눌러준다.

**변형 동작** variation
- 연계 동작: 꼬리뼈 들기
- 변형 동작: 햄스트링이 굳어있으면 동작의 범위가 제한된다. 베개를 이용하거나 무릎을 부드럽게 구부린다.

**목적과 대상 근육**
- 척추와 등의 신근 스트레칭
- C-곡선 자세 습득 / ■ 척추 쌓아올리기 습득

**요령 및 주의사항**
- 이 동작은 정확한 순서가 열쇠이다. 가장 먼저 C-곡선 자세로 시작하여 요추, 흉추, 경추의 순서로 진행한다. 대부분 단순히 앞으로 구부린 자세를 취하며 순서를 정반대로 밟아 이미 오목한 상태인 흉추를 더욱 둥글게 구부린다. 이와 반대로 심복부를 이용하여 요추를 가장 먼저 불룩한 형태로 가져가고(이 부위를 들어올리는 느낌이 들어야 한다), 이어 흉추와 경추로 진행한다.
- 전방으로 C-곡선 자세를 취할 때 몸이 내려앉으면 안 된다.
- 요추를 구부릴 때 착석뼈의 뒤쪽으로 구르는 동작이 나오면 안 된다. 둔근과 복근을 이용하여 몸을 위로 들어올리고, 팔을 뒤가 비어있는 복벽의 반대 방향을 향하여 앞으로 뻗는다.
- 다리에 힘을 주어 중심을 잡는다. 착석뼈에서 시작하여 발꿈치를 지나 계속 이어지는 에너지 라인이 있다고 생각한다.
- 주의대상: 햄스트링이나 등근육이 굳어 있는 사람, 요근/엉덩이 굴근이 약한 사람.

**이미지**
- 흉곽을 커다란 통위로 들어올린다.

# 앉아서 다리 위로 뻗기 open leg rocker       중급

**반복** 5~8회

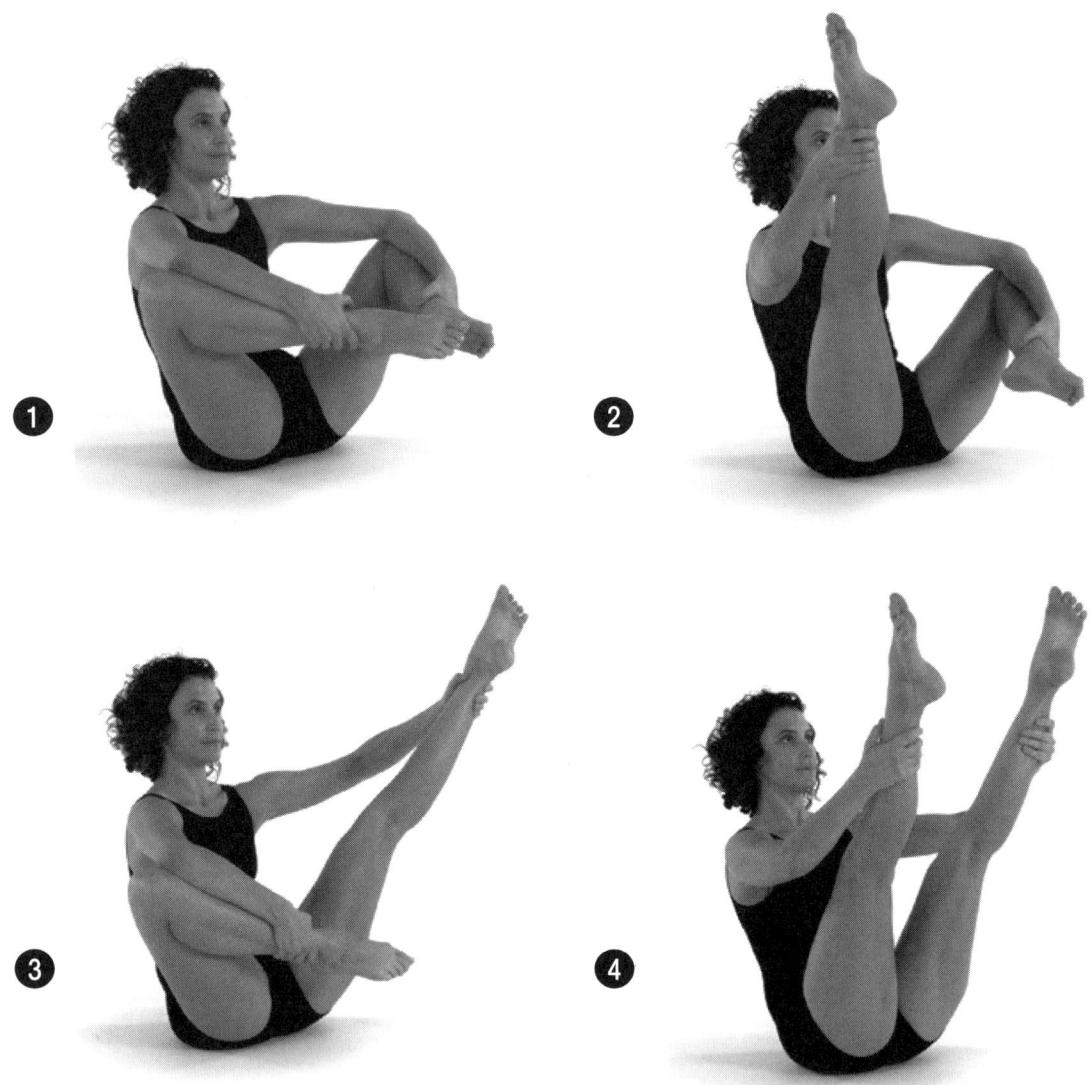

* **도구**
  ■ 허벅지 안쪽의 단련 효과를 높이려면 작은 볼이나 매직 서클을 발목 사이에 끼우고 한다.

### 목적과 대상 근육
■ 자세의 균형과 조절 요령 습득
■ 척추 정밀 조정 훈련
■ 척추와 햄스트링 스트레칭

### 요령 및 주의사항
■ 어깨를 등쪽으로 낮추어 안정적으로 유지하고, 팔꿈치를 부드럽게 유지하며 바닥으로 향하게 한다.
■ 자세의 대립을 이용하여 동작을 취하는 동안 전체적으로 똑같은 형태의 자세를 유지한다. 뒤로 구를 때 다리가 자신의 방향으로 움직이면 다시 위로 올라오기 더 힘들어진다.
■ 주의대상: 햄스트링이나 등근육이 굳어있는 사람
■ 금지대상: 디스크 환자와 척추의 골다공증 환자

### 이미지
■ 자세의 마지막 단계에서 척추의 굴곡이 반대로 바뀐다. 즉 요추는 약간 둥글게 휘어지고 흉추는 똑바로 펴지면서 위로 들린다.

# 앉아서 다리 위로 뻗기

**중급-최고급**

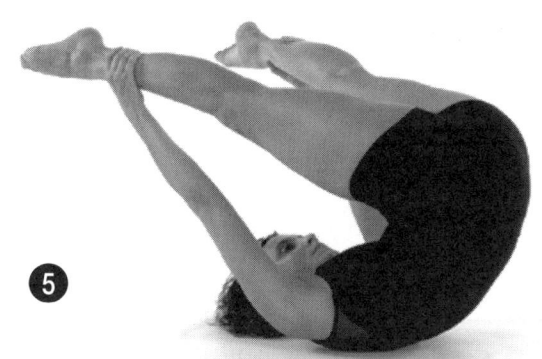

**시작 자세:** 매트의 앞에 자리한다. 똑바로 앉아서 꼬리뼈의 바로 뒤쪽에서 균형을 잡아준다. 무릎을 구부리고 옆으로 벌린다. 손으로 발목의 바깥을 잡는다.

### 앉아서 다리 위로 뻗기준비

1~4 오른쪽 다리를 약간 오른쪽 위로 똑바로 뻗고, 이어 안쪽으로 구부린다. 왼쪽도 똑같이 반복한다. 이어 두 다리를 모두 한 번에 똑바로 위로 뻗으며 'V'자를 만든다. 복부를 안쪽으로 당기며 자신의 균형점을 찾아낸다. 이것이 바로 이번 동작의 준비 자세이다.

### 앉아서 다리 위로 뻗기
**숨을 들이쉬며 다음을 준비한다**

5 **숨을 내쉰다:** 자세를 그대로 유지하며 가슴 선반을 기반으로 뒤로 구른다.

**숨을 들이쉰다:** 뒤로 굴렀다가 반동을 이용하여 가슴을 들고 하복부를 안쪽으로 당기면서 시작 자세로 돌아온다. 복부를 척추 방향으로 당기며 마지막 부분을 잘 제어한다.

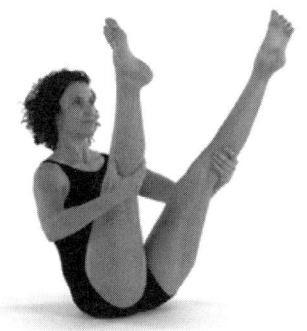

변형 동작: 햄스트링이 굳어있는 사람

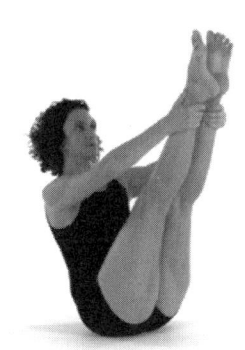

고급 앉아서 다리 위로 뻗기: 다리를 모아서 들고 발목을 잡는다

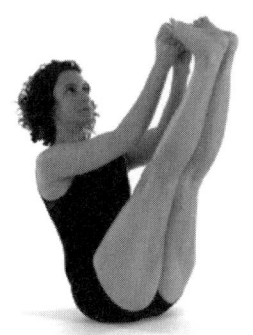

최고급 앉아서 다리 위로 뻗기: 다리를 모으고 중지와 집게손가락, 반대편 엄지손가락으로 엄지 발가락을 잡는다(요가식 발가락 잡기)

### 변형 동작 variation

- 연계 동작: 볼처럼 구르기
- 변형 동작: 햄스트링이 굳어있을 경우 좀더 무릎 가까운 부분을 잡되(무릎과 발목 사이) 다리를 똑바로 펴준다.
- 변형 동작: 호흡을 반대로 하며 같은 동작을 취한다. 즉 숨을 들이쉬며 가슴 선반 위에서 뒤로 구르고, 내쉬며 시작 자세로 돌아온다.
- 변형 동작: "나 손 떼었어요!": 손을 발목 위로 '위치시키되' 실제로 잡지 않은 상태로 동작을 실시한다. 이는 팔에 의존하지 않고 동작을 취할 수 있는 방법을 알려준다.

# 코르크 마개뽑기 자세 corkscrew

**반복** 좌우 교대로 6회

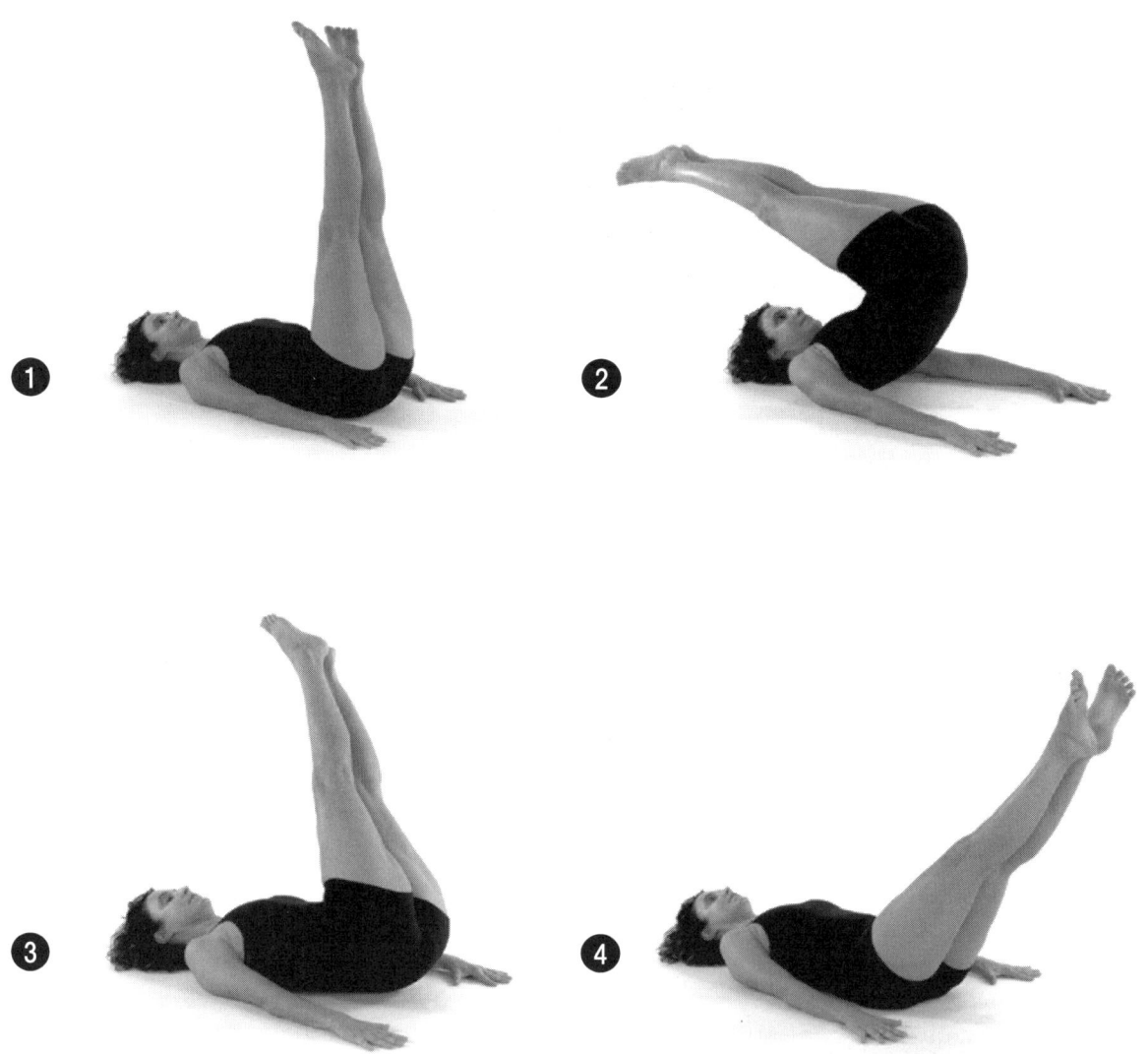

* **도구**
  - 발목 사이에 작은 볼이나 매직 서클을 끼우고 이용하면 허벅지 안쪽을 더 효과적으로 단련하고, 하중의 난이도가 높아진다.

### 목적과 대상 근육
- 복부, 특히 사근의 강화
- 척추 스트레칭
- 척추측만증이 있거나 기타 척추가 불균형 상태인 사람에게 효과가 좋음.

### 요령 및 주의사항
- 척추를 굴릴 때 착석뼈가 똑바로 앞을 가리키게 한다. 골반이 중심을 벗어나면 안 된다.
- 동작을 잘 제어하기 위해 도어 프레임 암 자세를 이용한다(흉근을 지나치게 사용하지 않는다. 어깨가 둥글게 구부러지면서 매트에서 떨어지거나 목이 긴장되면 도어 프레임 암 자세의 장점을 충분히 활용하지 못하고 있는 것이다).
- 주의요망: 허리에 문제가 있는 사람(특히 체중이 과도한 사람)
- 주의대상: 등이 굳어있거나 복부가 약한 사람, 하체가 큰 사람.
- 금지대상: 디스크 환자, 척추의 골다공증 환자

### 이미지
- 몸을 굴릴 때 등의 신근을 마사지한다.

## 코르크 마개뽑기 자세
고급

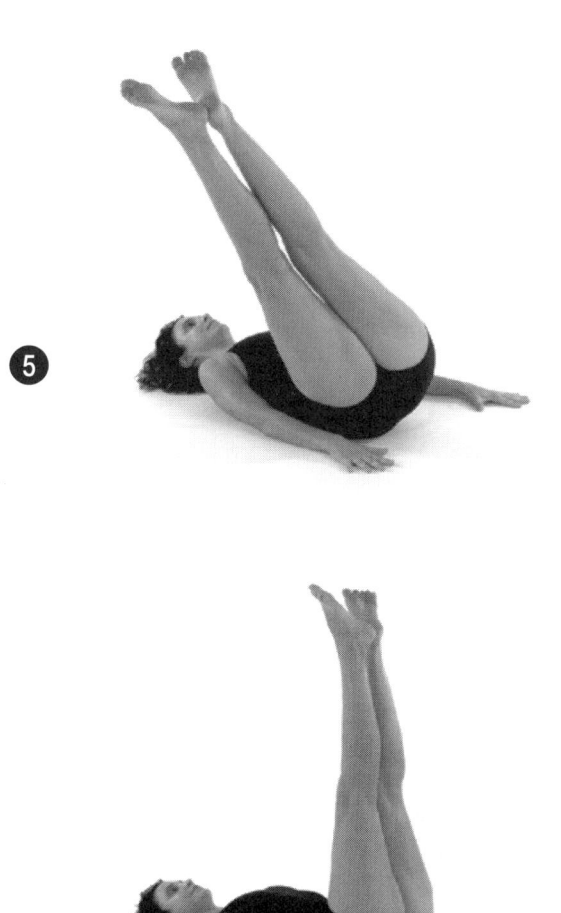

1. **시작 자세:** 누워서 다리를 똑바로 위로 뻗은 상태로 필라테스 1번 자세를 취한다.

2. **숨을 들이쉰다:** 복부를 척추쪽으로 당기고 허리는 매트에 밀착시켜 평평하게 유지한다. 허벅지 안쪽을 서로의 방향으로 조여주며 둔근과 회선근을 감싸주고, 이를 통해 엉덩이를 들어올려 머리 위로 가져간다. 다리는 일직선 상태로 유지하고, 바닥과 평행이 되는 지점까지 가져간다.

3~6. **숨을 내쉰다:** 다리를 가운데서 약간 왼쪽으로 가져가고, 척추의 왼쪽 부분으로 몸을 굴려준다(척추 바로 옆의 불룩한 부분을 따라 굴려준다). 이때 착석뼈는 몸의 중심선을 따라 똑바로 흐르도록 한다. 척추를 왼쪽으로 낮게 굴려줄 때 다리는 몸 중심의 왼쪽으로 유지한다. 왼쪽 엉덩이에 하중을 싣고 처음에는 다리를 왼쪽으로 옮겨가며 원을 그리다가 이어 중심의 아래쪽으로 가져가고, 다음엔 오른쪽으로 옮겨가며 원을 완성하면서 시작 자세로 돌아간다.

좌우를 바꾸어 반복한다.

### 변형 동작 variation

- **연계 동작:** 롤오버
- **변형 동작:** 코르크 마개뽑기 자세 준비/양다리 원그리기(중급): 누워서 다리를 위로 들고 필라테스 1번 자세를 취한다. 팔은 옆으로 가져가 도어 프레임 암 자세를 취한다. 복부를 척추쪽으로 당기고 허리를 매트에 밀착시켜 평평하게 유지한다. 숨을 들이쉬며 다리로 원을 그린다. 왼쪽으로 낮추었다가 아래로 가져간다. 숨을 내쉬며 다시 다리를 중심으로 가져오고, 빠르게 '위로' 들어올린다. 허리를 매트에 평평하게 붙여준 상태로 다리를 최대한 밑으로 낮춘다.
- **변형 동작:** 세계일주(고급): 바닥에 누워 다리를 위로 들어주고 필라테스 1번 자세를 취한다. 팔은 옆으로 가져가 도어 프레임 암 자세를 취한다. 복부를 척추쪽으로 당기고 허리를 매트에 평평하게 밀착시킨다. 허벅지 안쪽을 서로의 방향으로 조이고 둔근과 회선근을 감싸준다. 이를 통해 엉덩이를 위로 들어올려 머리 위로 가져간다. 다리를 곧게 뻗어준 상태로 유지하고 바닥에 평행될 때까지 가져간다. 다리를 몸의 중심에서 약간 오른쪽으로 가져가고 척추의 오른쪽으로 몸을 굴려준다. 척추 바로 옆의 '불룩한 부분'을 따라 굴리고 착석뼈는 중심선을 따라 똑바로 흐르게 한다. 척추를 굴릴 때 다리는 몸중심의 오른쪽으로 유지한다. 오른쪽 엉덩이에 하중을 실어준 상태에서 다리로 먼저 오른쪽을 향하여 원을 그리고 이어 중심부를 향하여 아래로 내려며, 다음엔 왼쪽으로 간다. 숨을 들이쉬며 엉덩이를 위로 들어올리고, 다리를 계속 왼쪽으로 움직이며 원을 그린다. 몸이 가슴 선반 위에서 균형을 잡을 때쯤 중심으로 가져오며 원을 완성한다. 방향을 바꾸어 다리를 왼쪽으로 가져가고, 이어 척추의 왼쪽으로 몸을 굴린다.

## 톱질 준비 자세: 마사 그라함 단축 자세  the saw prep:martha graham contraction   중급

**반복**  좌우로 1회

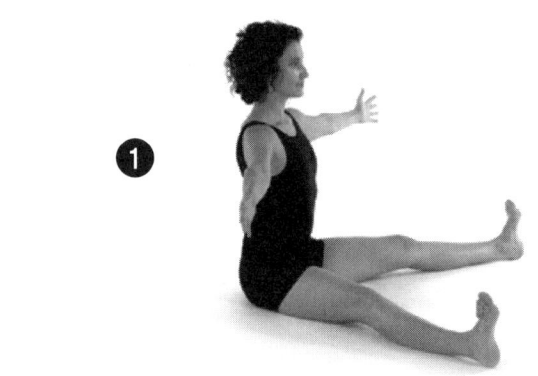

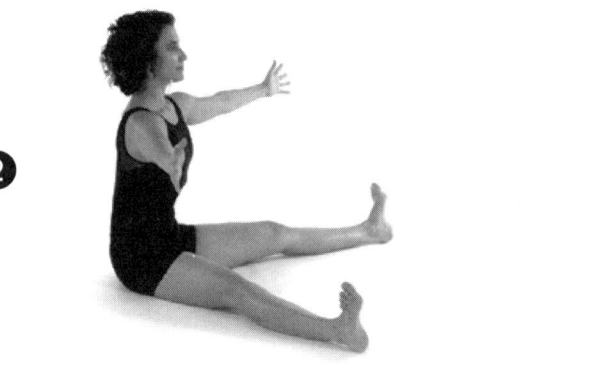

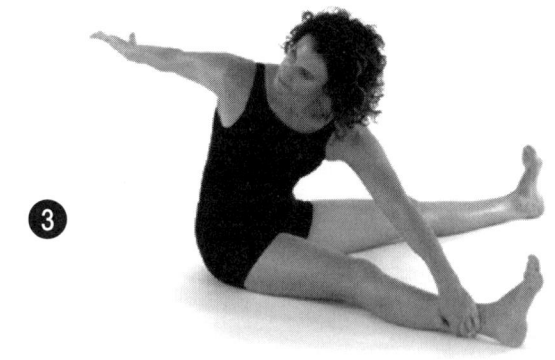

1 **시작 자세:** 똑바로 앉아서 다리를 90도로 벌리고 팔은 옆으로 벌린다.

**숨을 들이쉬며 상체를 더 똑바로 세운다**

2~3 **숨을 내쉰다:** 착석뼈를 매트에 밀착시키고 골반을 아래쪽으로 누르며 상체를 틀어준다. 왼팔을 오른쪽 다리 방향으로 가져가 오른쪽 종아리의 바깥쪽을 잡는다(가능한 발목 가까운 곳을 잡는다). 왼쪽 착석뼈를 매트에 밀착시키고, 복부를 안쪽으로 당기며, 요추를 어느 정도 구부린다. 왼쪽 요방형근이 스트레칭되는 느낌이 들어야 한다.

세 번 호흡을 하며 스트레칭 상태를 유지하고, 이어 시작 자세로 돌아와 좌우를 교대한다.

### 변형 동작 variation
- 연계 동작: 척추 전방 스트레칭
- 변형 동작: 햄스트링이 굳어있으면 동작의 범위가 제한된다. 베개를 이용하거나 무릎을 부드럽게 구부린다.

### 목적과 대상 근육
- 등, 특히 요방형근의 강화
- 척추의 중요 동작인 척추 회전 훈련

### 요령 및 주의사항
- 착석뼈를 매트에 밀착시킨다.
- 어깨를 등의 아래쪽으로 안정화시킨다.
- 몸을 틀 때 똑바로 세운다. 적절한 척추 회전은 상당히 어렵지만 들인 노력 이상으로 척추를 건강하게 하는 효과가 있다.
- 주의대상: 햄스트링이나 등근육이 굳어 있는 사람
- 금지대상: 탈장성 디스크 및 기타 디스크 환자, 척추 골다공증 환자

### 이미지
- 새끼손가락으로 새끼발가락까지 톱질을 한다.

# 톱질 자세 the saw

**반복** 좌우로 4회

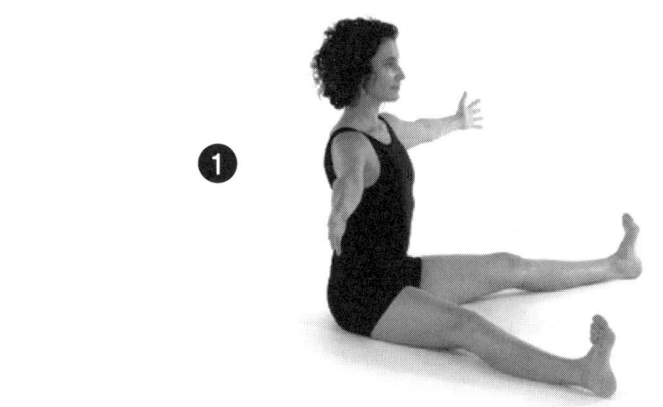

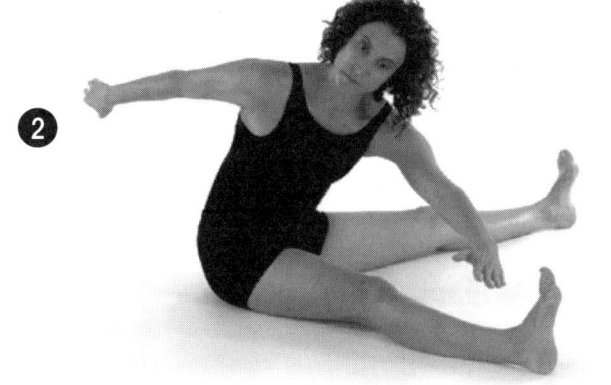

1. **시작 자세:** 다리를 90도로 벌리고 앉아 팔을 옆으로 펼친다.

**숨을 들이쉬며 다음을 준비한다**

2. **숨을 내쉰다:** 엉덩이뼈를 매트쪽으로 밀착시키며 아래쪽의 골반은 위로 들어올린다. 상체를 틀어서 왼팔을 비스듬히 오른쪽 다리로 가져간다. 왼쪽 새끼손가락으로 오른쪽 새끼발가락을 '톱질'하는 자세를 취한다. 오른팔은 뒤로 가져가고, 손바닥을 위로 틀어준다. 요추를 어느 정도 굴절 상태로 가져가기 위해 엉덩이뼈를 매트쪽으로 밀착시키고 복부를 수축시킨다. 그러면 왼쪽 요방형근(QL)이 스트레칭되는 느낌이 든다.

3. **숨을 들이쉰다:** 시작 자세로 돌아가 똑바로 앉는다.

4. **숨을 내쉰다:** 좌우를 교대한다.

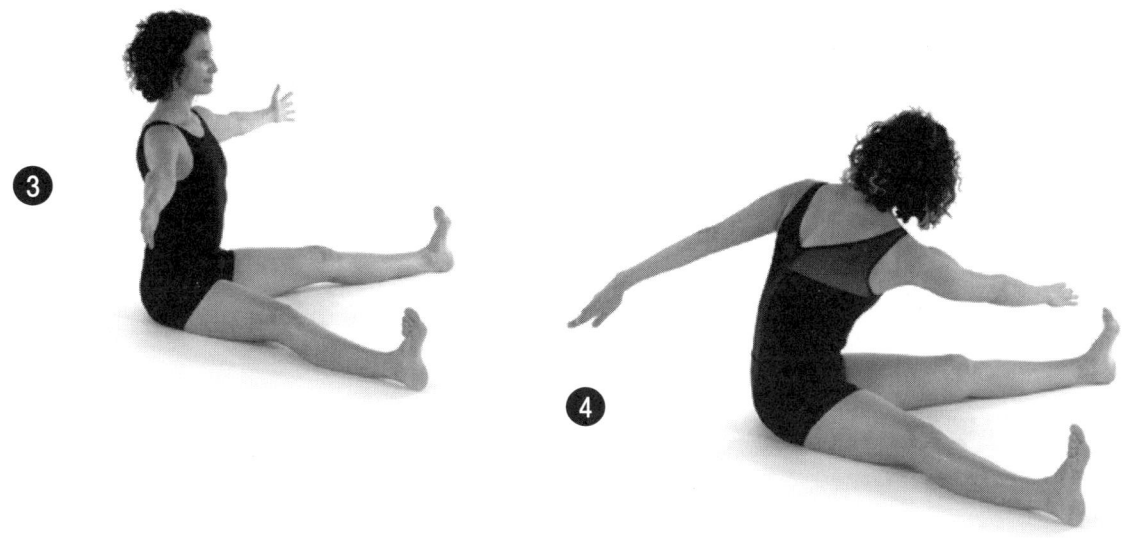

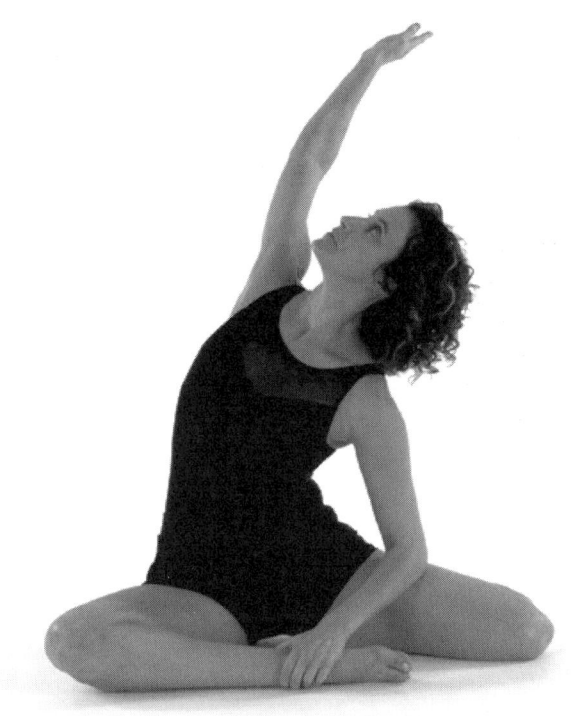

## 인어 자세

인어 자세는 몸통의 측면 굴근(복부 사근과 오방형근, 즉 QL)을 스트레칭해주는 고전적 필라테스 동작이다. 내가 변형한 인어 자세는 원래의 것보다 발레 요소가 좀더 많으며, 요가의 '반달' 자세와 마사 그라함의 몇 가지 대립 자세를 포함하여 세 가지 부분으로 구성되어 있다.

도구를 이용한 필라테스 자세엔 항상 인어 자세가 있다. 인어 자세는 모두 척추측만증과 몸의 측면 불균형에 뛰어난 효과가 있다.

사람들은 인어 자세가 척추를 펴주고, 매트 동작 가운데서 유일하게 척추의 동작과 측면으로 구부려주기, 회전, 신장, 굴절 동작을 모두 결합할 수 있는 동작이기 때문에 이를 매우 좋아한다.

그러므로 어떤 필라테스를 하건 인어 자세는 잊지 말아야 한다.

# 인어자세: 스타일 I: 사이드 스트레칭 mermaid:part I: side stretch   초급

**반복** 한쪽으로 한 과정씩 실시

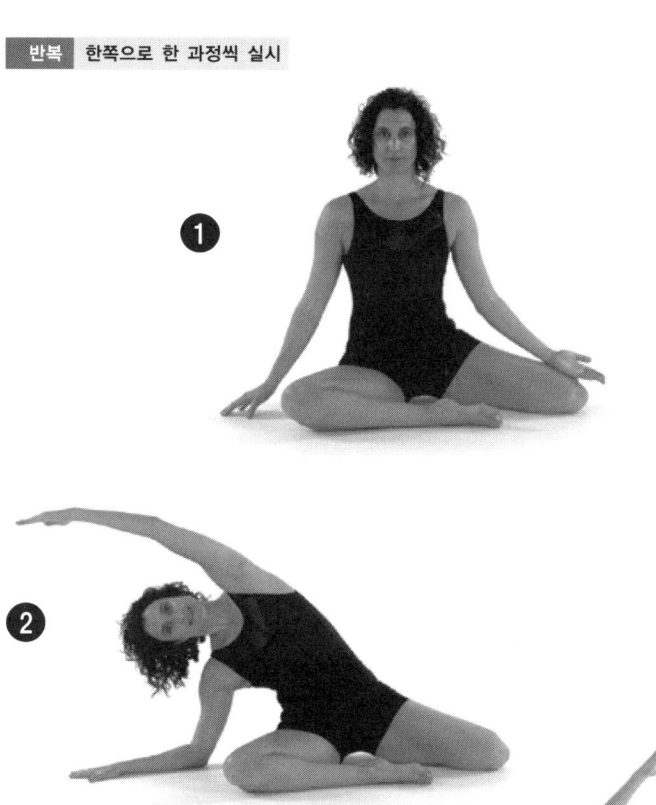

1. **시작 자세:** 이 '제4의 자세'(마사 그라함)로 앉는다(오른쪽 무릎을 굽혀 바깥으로 틀어준 상태로 앞쪽으로 위치시키고, 뒤쪽 무릎은 굽혀서 안쪽으로 틀어준다). 뒤쪽 무릎에 가해지는 압박감을 줄이기 위해 몸무게는 엉덩이의 앞쪽으로 유지한다.

**숨을 들이쉬며 다음을 준비한다**

### 사이드 스트레칭

2. **숨을 내쉰다:** 오른쪽 팔뚝으로 바닥을 짚고 상체를 옆으로 구부린다. 왼팔을 위로 뻗어 오른쪽으로 가져간다. 오른팔이 귀와 일직선을 이루도록 해주고, 목을 길게 뻗는다. 오른팔을 똑바로 뻗으면서 갈비뼈와 복부를 안쪽으로 당긴다.

3. **숨을 들이쉰다/내쉰다:** 몸을 일으켜 앉은 자세로 돌아온다. 오른팔을 위로 뻗어 왼쪽으로 가져간다. 상체를 옆으로 구부리고, 왼팔이 귀와 일직선을 이루도록 한다. 목을 길게 뻗고, 갈비뼈와 복부를 안쪽으로 당긴다.

인어 스타일 II: 반달 자세로 넘어간다(다음 페이지)

### 변형 동작 variation

- 변형 동작: 엉덩이가 굳어있거나 무릎이 예민한 사람은 앉은 자세를 수정한다. 최소에서 최대의 순서로 수정 방법에는 베개 위에 앉는 방법, 뒤쪽 다리를 똑바로 펴주는 방법, 책상다리로 앉은 방법, 발을 바닥에 대고 긴 상자나 의자 위에 앉는 방법이 있다.

### 목적과 대상 근육
- 복부사근, 요방형근, 광배근, 흉근 스트레칭
- 척추측만증에 아주 좋음
- 가슴을 펴고 상체의 바깥쪽 근육을 편다
- 그냥 기분을 좋게 해준다.

### 요령 및 주의사항
- 옆으로 구부려줄 때 척추의 양측면을 길게 펴야 하며, 아래쪽으로 숙이면 안 된다.
- 상체를 정면에 대해 직각으로 유지하고, 옆으로 구부릴 때 갈빗뼈를 안쪽으로 당긴다. 뒤로 활처럼 휘면 안 된다.
- 주의: 허리 부상이나 디스크 질환, 척추의 골다공증이 있는 사람은 척추의 회전 동작을 금한다.

### 이미지
- 강렬한 대립적 자세가 많은 현대무용을 하고 있다.

# 인어자세: 스타일 II: 반달 mermaid: part II: half moon

초급

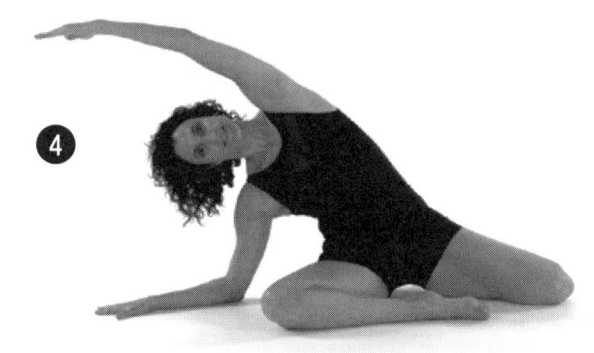

숨을 들이쉰다: 똑바로 앉아서 단계 4로 넘어간다.

**4** 숨을 내쉰다: 단계 2까지 반복하며 오른쪽으로 구부린다.

**5** 숨을 들이쉰다: 똑바로 앉은 뒤, 양팔을 머리 위로 뻗고, 깍지를 낀다. 손바닥이 하늘로 향한 상태로 위로 높이 들어올린다.

**6** 숨을 내쉰다: 몸을 왼쪽으로 구부려주면서 척추의 양쪽을 길게 펴고 겨드랑이와 가슴을 정면에 대해 직각으로 유지한다.

반달 자세를 3회 반복하고(5-6단계), 반복 때마다 옆으로 약간 더 구부린다.

숨을 들이쉰다: 팔을 풀어주고, 똑바로 앉는다.

**7** 숨을 내쉰다: 단계 2를 반복하며 왼쪽으로 구부린다.

인어 스타일 III: 지구 만들기 자세로 간다(다음 페이지).

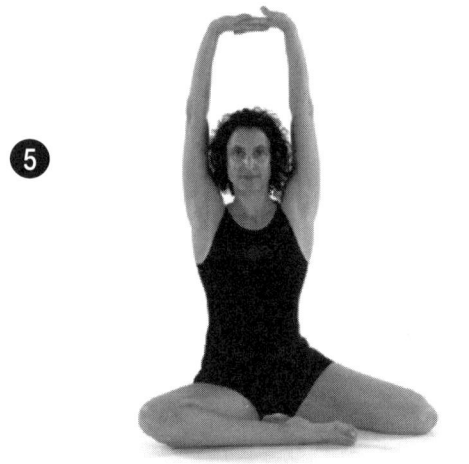

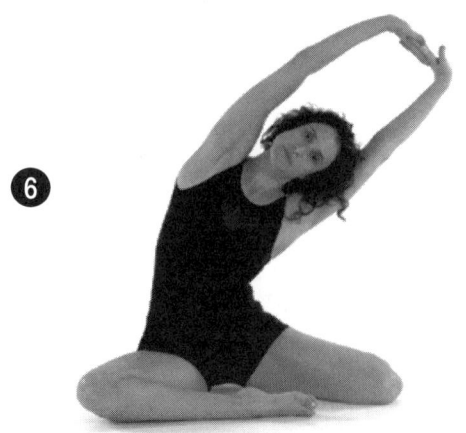

반달 자세

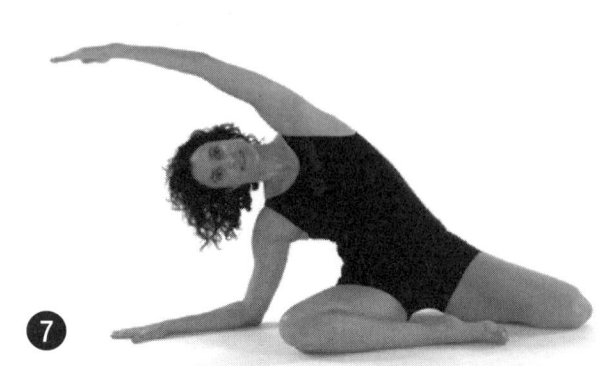

# 인어자세: 스타일 III: 지구 만들기  mermaid: part III: carve a sphere    초급

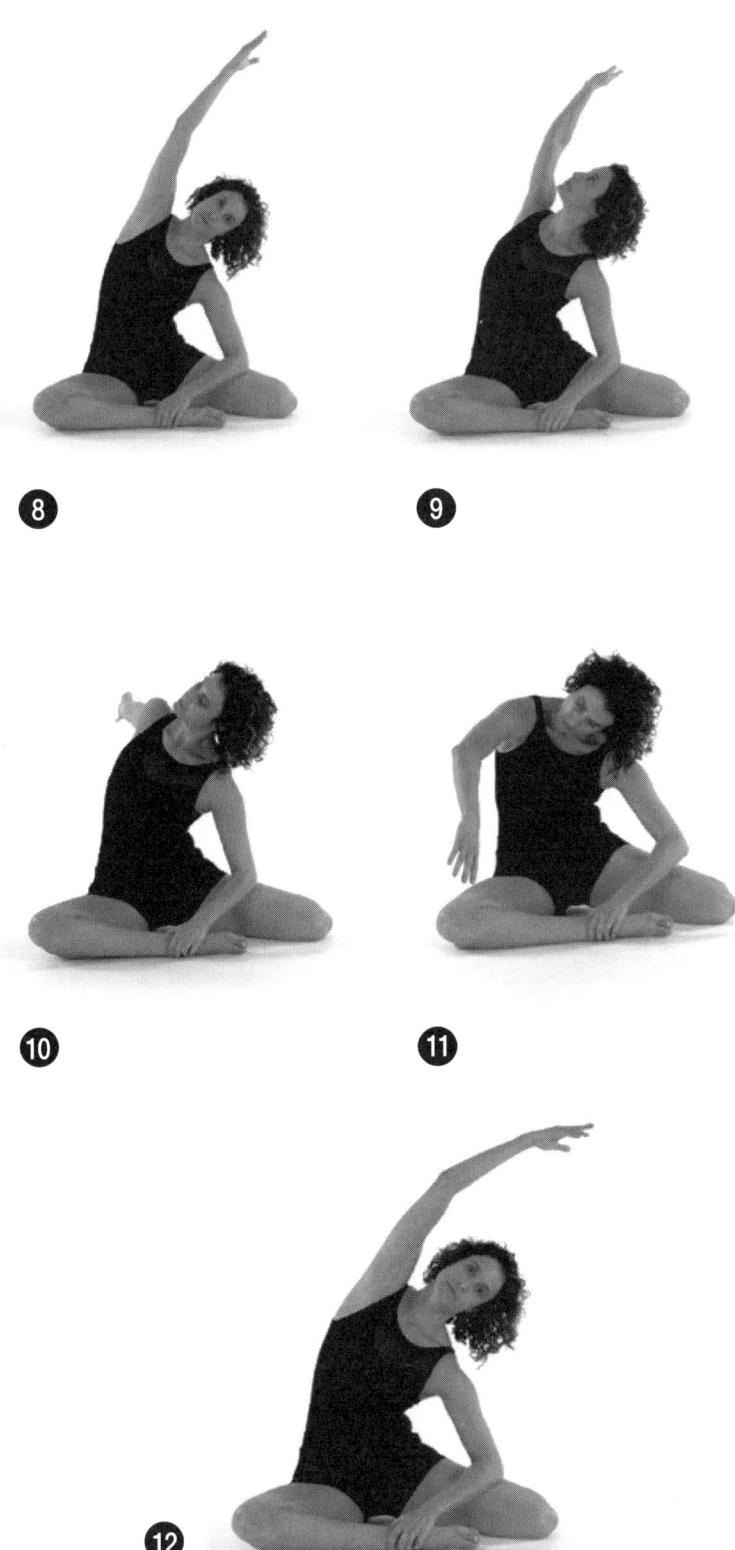

**8 숨을 내쉰다:** 오른팔을 위로 뻗어 왼쪽으로 가져가고 상체를 옆으로 구부린다. 이때 팔은 귀와 일직선으로 유지하고 목을 길게 뻗으며 갈비뼈와 복부를 안쪽으로 당긴다. 앞쪽 발목을 잡아서 반대 방향으로 약간 당겨도 좋다.

**9~10 계속 숨을 쉰다:** 가슴을 펴서 오른팔로 지구 만들기 자세를 취한다. 손바닥을 위로 틀고 척추를 뻗으며 팔을 가능한 최대로 자신의 뒤쪽으로 뻗는다. 팔을 처음에는 등쪽으로 가져갔다가 이어 오른쪽 다리 방향으로 낮춘다.

**11~12 계속 숨을 쉰다:** 어깨뼈를 지나 오른팔을 앞으로 가져갈 때 마사 그라함의 대립 자세를 취하며 척추를 구부린다(배를 주먹으로 한대 맞으면서 골반을 아래쪽으로 낮춘다고 상상한다). 팔을 앞으로 가져가면서 지구 만들기 자세를 계속 취한다. 몸을 가로질러 다시 옆으로 숙인 자세로 돌아가고 팔을 귀와 일직선으로 유지한다.

**계속 숨을 쉰다:** 마사 그라함의 대립 자세로 시작하여 반대로 원을 그리며 팔을 앞쪽으로 내린다. 어깨뼈를 지날 때 팔을 뒤쪽으로 가져가고, 척추를 뻗는다. 동시에 가슴을 피고 흉근을 길게 스트레칭한다. 완전히 원을 그린 뒤 옆으로 구부린 자세로 돌아온다.

시작 자세로 돌아간다.

다리를 똑바로 앞으로 펴서 엉덩이를 풀고, 안과 밖으로 움직일 수 있도록 해준다. 방향을 바꾸기 전에 엉덩이를 약간 흔든다.

## 일어나는 백조 자세: 어린 백조-스핑크스-고고한 백조

초급

**반복** 10 회

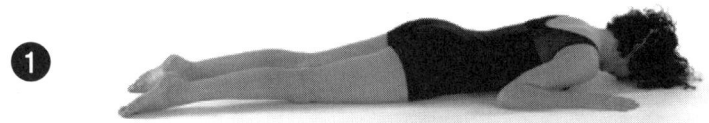

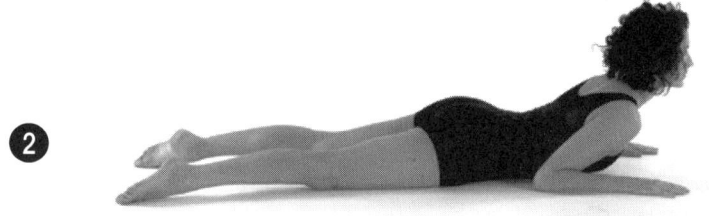

어린 백조 자세

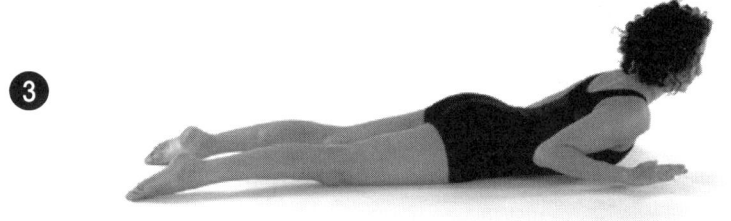

손을 뗀 어린 백조 자세

### 어린 백조

**1 시작 자세:** 엎드려서 팔을 굽히고 팔꿈치를 몸 옆으로 붙인다. 손바닥은 어깨 옆에서 바닥에 붙이고, 다리는 바깥으로 틀어준다(발꿈치를 서로의 방향으로 틀어준다). 다리를 약간 벌린다(엉덩이 넓이보다 더 넓게 벌리지 않는다).

**숨을 들이쉬며 다음을 준비한다**

**2 숨을 내쉰다:** 복부를 위로 들어 올리고(손이 밑으로 드나들 수 있도록 복부를 높이 들어올려 준다고 생각한다), 둔근을 이용하여 치골을 매트쪽으로 누르며 골반을 아래쪽으로 내린다. 머리를 천천히 위로 들며 앞쪽 벽의 위로 기어가고 있는 개미를 바라본다고 상상한다. 다리를 바닥에 붙인 상태로 유지하며 가능한 복부를 매트에서 최대로 들어준다.

**3 숨을 들이쉰다:** 어린 백조 자세를 유지한다. 팔을 매트에서 뗄 수 있는지 테스트해본다. 몸이 아래로 무너진다면 팔로 바닥을 짚도록 한다. 어린 백조 자세에서는 목과 등의 상부 근육만 뻗어야 하며, 허리를 뻗으면 안 된다.

**숨을 내쉰다:** 시작 자세로 돌아간다.

### * 도구
- 이 동작은 팔뚝 아래 롤러를 놓은 뒤, 팔을 머리 위로 뻗고 손바닥을 서로 마주보게 한 상태로 실시할 수 있다. 어깨뼈를 등쪽으로 낮추며 몸을 일으켜 어린 백조 자세로 들어갈 때 단순하게 롤러를 굴려 자신의 방향으로 가져오면 된다.

### 목적과 대상 근육
- 등의 신근 강화
- 엎드려서 하는 신전 동작의 정확한 순서, 즉 머리, 목, 등의 순서 습득
- 척추 신전 동작은 척추 사이 원판의 바깥쪽 공간을 넓혀주기 때문에 종종 디스크 질환(신경 압박, 탈구, 탈장)이나 골다공증, 굴절관련 척추의 부상 여부를 파악할 수 있다.
- 특히 스핑크스(중간 백조)와 고고한 백조 자세는 가슴과 복부의 스트레칭 효과가 높다.

### 요령 및 주의사항
- 허리에 압박이 가해지지 않도록 배꼽을 매트 위로 들어주고 둔근을 적절히 활용한다.
- 엉덩이가 날씬하다면 다리를 한 데 모아 발꿈치를 붙이고 동작을 취한다(이렇게 하면 허벅지 안쪽을 활용할 수 있다). 하지만 허리에 압박감이 느껴지면 다리를 벌린다.
- 스핑크스(중간 백조)와 고고한 백조 자세는 골반 후방경사증이 있는 사람에게 좋다. 이 경우 백조 자세를 준비할 때 골반을 아래로 내리거나 둔근을 이용하지 않도록 하고, 단순하게 복부를 위로 들어준다.

# rising swan: cygnet-sphinx-high swan

초급 97

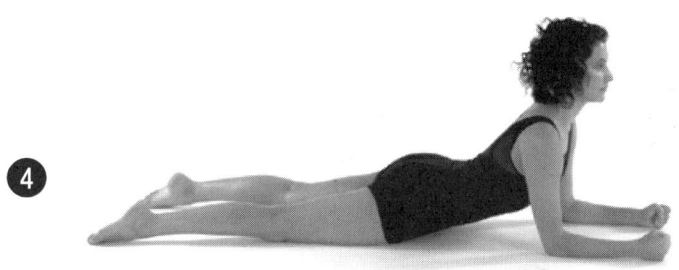

④ 스핑크스 자세

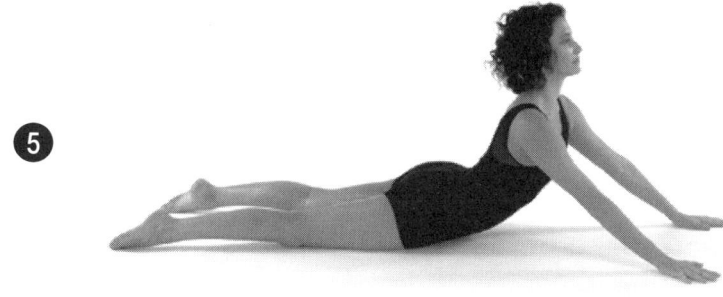

⑤ 고고한 백조 자세

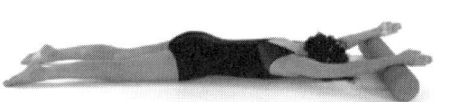

롤러를 이용한 백조 자세

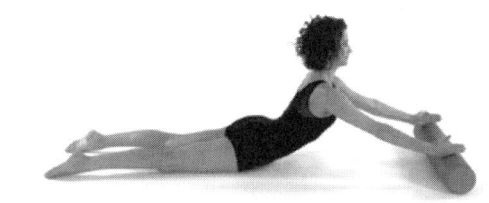

### 스핑크스
숨을 들이쉬며 다음을 준비한다

**4 숨을 내쉰다:** 어린 백조 자세로 들어간다. 이어 몸을 더 높이 들어올리며 팔꿈치를 앞으로 밀어서 스핑크스 자세로 들어간다. 즉 팔꿈치를 어깨의 바로 아래쪽에 위치시키고, 손은 주먹을 쥐며, 팔은 서로 평행이 되도록 한다. 가슴을 위로 들어올리기 위해 팔을 팔꿈치를 아래쪽으로 누르는 '지지 기둥'으로 생각한다. 어깨는 계속 피고, 이때 흉골을 앞과 위로 움직여도 된다.

**숨을 들이쉰다:** 스핑크스 자세를 유지하며 복부를 매트 위로 들어준다.

**숨을 내쉰다:** 시작 자세로 돌아간다.

### 고고한 백조
숨을 들이쉬며 다음을 준비한다.

**5 숨을 내쉰다:** 어린 백조 자세로 들어갔다가 스핑크스 자세를 취하고, 이어 저항력 증대를 위해 손바닥을 앞으로 밀며 팔을 똑바로 편다. 동시에 복부를 위로 들어올리며 가슴을 최대한 위로 든다. 허리에 압박이 느껴지면 팔을 좀더 앞으로 옮긴다.

**숨을 들이쉰다:** 복부를 매트 위로 든 상태를 유지한다.

**숨을 내쉰다:** 시작 자세로 돌아간다.

척추 신전 동작을 취한 뒤엔 휴식 자세를 취하고 배근을 푸는 것이 좋다.

### 변형 동작 variation
- 연계 동작: 운다 체어와 캐딜락 위에서 백조 자세 실시.

### 요령 및 주의사항
- "머리를 지나치게 숙이거나 뻗으면 안 된다." 머리는 장미 줄기 위의 꽃처럼 척추 곡선의 연장선상으로 유지한다.
- 주의대상: 척추후만증이 있거나 등의 상부(흉추) 유연성이 거의 없는 사람은 일어나는 백조 자세 때 몸을 높이 들어올리기 어려우며, 척추 신전을 위해서는 도움이 필요하다. 롤러를 이용하거나 운다 체어나 캐딜락 위에서 백조 자세를 취한다.
- 주의요망: 스핑크스(중간 백조)와 고고한 백조 자세는 골반 전방 경사증이나 척추전만증이 있는 사람들에게 허리를 지나치게 신장시킬 위험이 있다.
- 금지대상: 척추협착증과 기타 척추 앞쪽 부분의 디스크 질환(예를 들어 척추후관절증)이 있는 사람은 척추 신전 동작을 금한다.

### 이미지
- 자신을 일어나는 백조라고 상상한다. 마치 불사조와 같이…

# 백조 다이빙 준비 자세  swan dive prep

고급

**반복**  3회

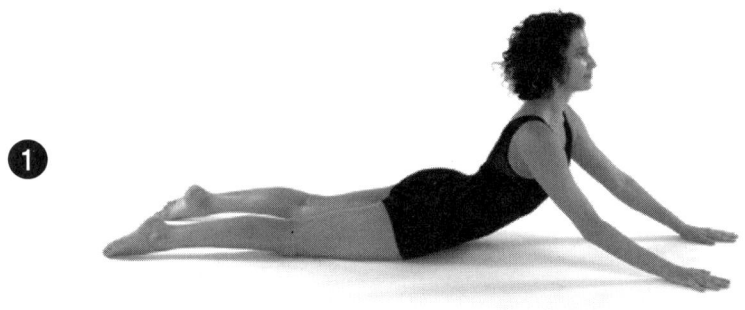

❶

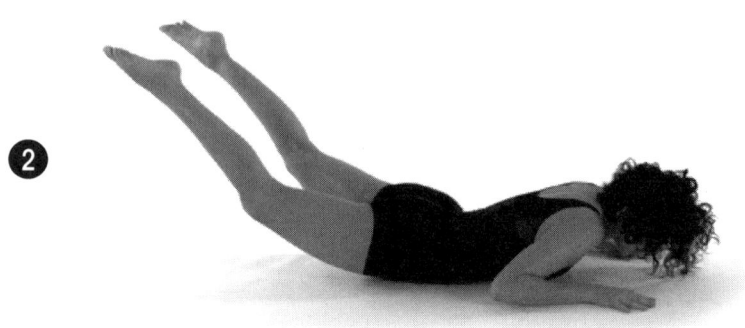

❷

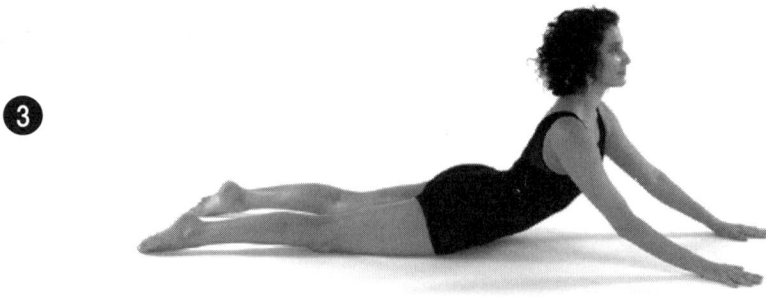

❸

### 백조 다이빙 준비 자세

**1 시작 자세:** 어린 백조, 스핑크스의 순서로 일어나는 백조 자세를 취하면서 고고한 백조 자세로 들어간다. 배꼽을 척추쪽으로 당겨준다.

### 숨을 들이쉬며 다음을 준비한다

**2 숨을 내쉰다:** 팔뚝쪽을 향하여 앞으로 구르면서 다리를 가능한 한 최대로 위로 들어준다.

**3 숨을 들이쉰다:** 고고한 백조 자세로 돌아간다.

**반복:** 백조 다이빙 준비 자세를 두 번 더 반복하고, 이어 완전한 백조 다이빙 자세로 들어간다.

### 백조 다이빙 자세

고고한 백조 자세에서 손으로 매트를 눌러주며 양팔을 똑바로 뻗어 가슴을 들어올리고 배꼽을 척추쪽으로 당긴다.

### 목적과 대상 근육
- 등의 신근, 햄스트링, 둔근의 강화
- 가슴, 복부, 엉덩이 굴근 스트레칭
- 척추 신전 동작은 척추 사이 원판의 앞쪽 공간을 넓히며, 종종 디스크 질환(신경 압박, 탈구, 탈장)이나 척추의 골다공증, 골절 관련 척추의 부상 여부를 알려준다(하지만 주의사항 숙독 필요).

### 요령 및 주의사항
- 허리에 대한 압박감을 줄이기 위해 배꼽을 척추쪽으로 당긴다.
- 목을 길게 뻗은 상태로 전후 동작을 취하는 데 초점을 맞춘다.
- 후방 골반경사증에 아주 효과가 좋다.
- 주의요망: 골반 전방경사증이나 척추전만증이 있는 사람은 허리가 지나치게 펴질 수 있다.
- 금지대상: 척추협착증과 기타 척추 앞쪽 부분의 디스크 질환(예를 들어 척추후관절증)이 있는 사람은 척추 신전 동작을 금한다.

### 이미지
- 손에 하나, 그리고 발에 하나 비치볼을 잡고 몸을 앞뒤로 감으며 하늘로 들어올리고 있다.

# 백조 다이빙 자세 swan dive

고급

숨을 들이쉬며 다음을 준비한다

4 **숨을 내쉰다:** 손을 재빨리 앞으로 가져가 머리 위로 뻗는다. 동시에 몸을 가슴쪽을 향하여 위로 감고 다리를 최대한 위로 높이 든다.

5 **숨을 들이쉰다:** 몸을 엉덩이를 향하여 뒤로 감고, 팔을 하늘로 들어올린다.

몸을 앞뒤로 감아주는 이러한 동작을 두 번 반복하고, 이어 등을 누르며 휴식 자세로 들어간다.

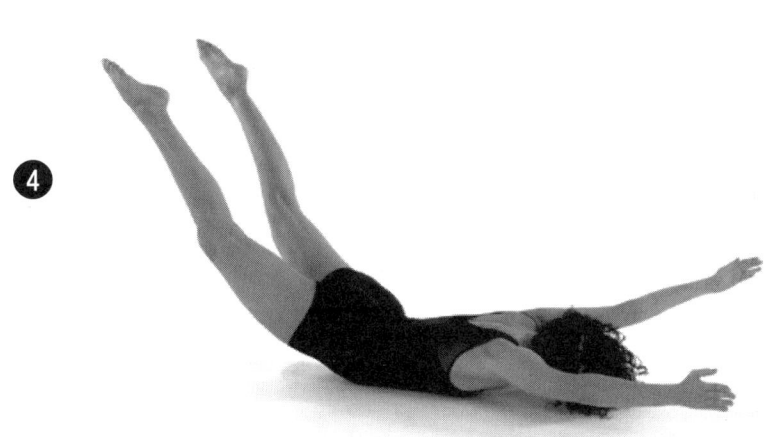

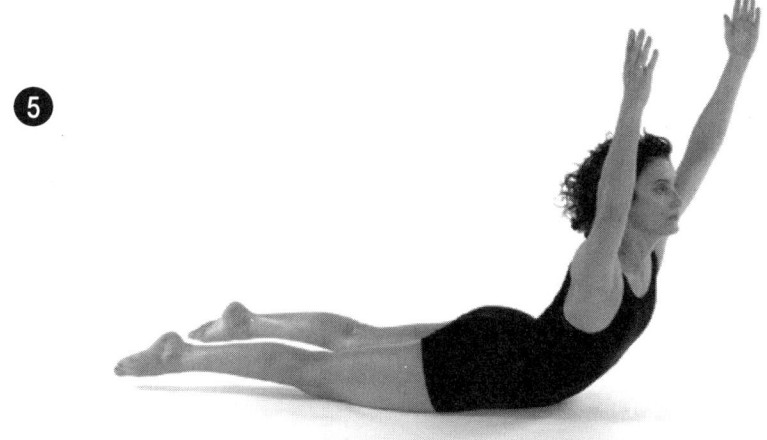

### 변형 동작 variation
- 연계 동작: 일어나는 백조 자세, 수영 자세

## 휴식 자세 rest position

기본

**반복** 1회

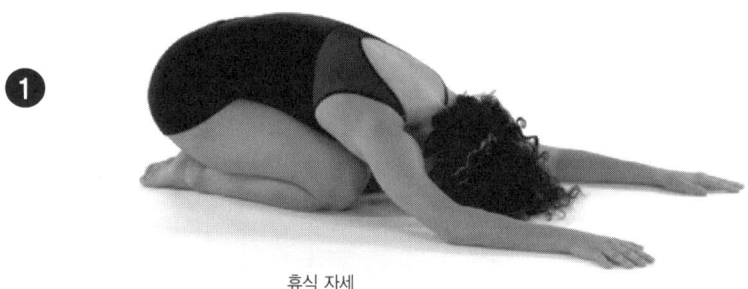

① 휴식 자세

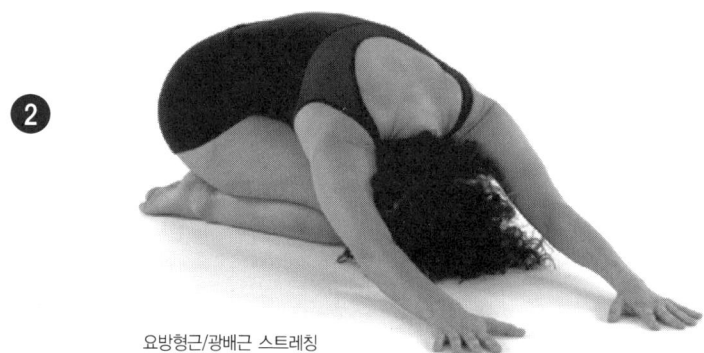

② 요방형근/광배근 스트레칭

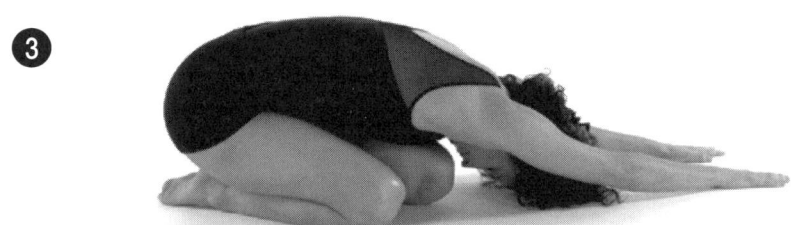

③

**1 시작 자세:** 무릎을 편안하게 벌리고 발꿈치 위로 앉는다. 머리와 목, 등의 긴장을 풀고, 꼬리뼈를 바닥으로 고정시킨다. 양팔을 머리 위로 뻗으며 매트 위로 편다. 깊게 심호흡을 계속한다. 30초 동안 멈추고 있다가 원할 경우 요방형근/광배근 스트레칭으로 넘어간다.

### 요방형근/광배근 스트레칭

**2~3 숨을 계속 쉰다:** 손으로 걷듯이 움직여 한 쪽으로 옮겨간다. 반대편 엉덩이를 매트쪽으로 고정하고, 복부를 척추쪽으로 당긴다. 깊게 심호흡을 계속한다. 30초 동안 동작을 멈추고 있다가 방향을 반대로 바꾼다.

### 변형 동작 variation

- 변형 동작: 높은 고양이 자세. 발꿈치 위로 앉지 말고 상체를 든 상태로 유지하며, 굴근을 둥글게 가져가고 등의 스트레칭에 복부 근육을 적극적으로 이용한다.
- 변형 동작: 발의 위쪽에 압박감이 느껴지거나 지나치게 스트레칭되면 발목 밑에 베개를 놓는다.
- 변형 동작: 무릎 굴근의 각도를 줄일 필요가 있다면 무릎과 발목 사이에 베개를 놓는다.

### 목적과 대상 근육
- 등근육, 특히 광배근, 요방형근, 척추기립근의 부드러운 스트레칭
- 척추신전 동작 뒤 등에 가해진 긴장을 제거하는 데 뛰어나다..
- 무릎에 압박감이 느껴지면 누워서 무릎을 가슴쪽으로 가져온 뒤 원을 그린다.
- 주의대상: 사두근이 심하게 굳은 사람(변형 동작 참조)

### 요령 및 주의사항
- 긴장을 풀고 호흡을 하면서 스트레칭한다. 쉽고 편안한 자세가 되어야 한다.

### 이미지
- 척추에서 힘을 빼고 긴장을 푼다.

# 한쪽 다리 차올리기 single leg kick 중급

**반복** 좌우 교대로 10회

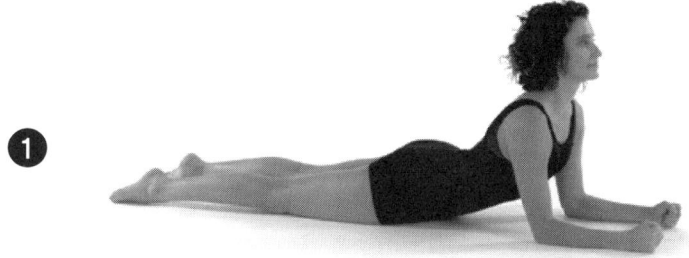

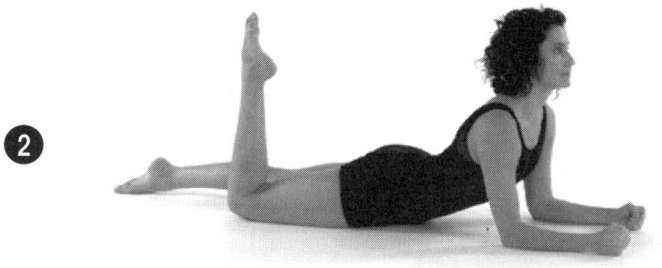

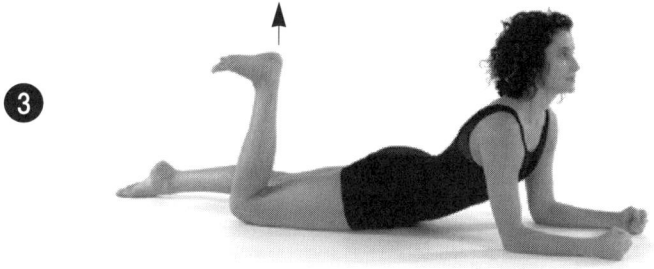

발꿈치를 위쪽으로 미세하게 들어준다

### 변형 동작 variation

- 연계 동작: 일어나는 백조 자세
- 변형 동작:
  주먹을 한데 모아 스핑크스 자세를 낮추고 팔꿈치를 어깨보다 더 넓게 벌린다.

**1 시작 자세:** 어린 백조 자세를 거쳐 스핑크스 자세로 들어가면서 일어나는 백조 동작을 취한다. 팔꿈치를 어깨의 바로 아래에 위치시키고, 주먹을 쥐며, 팔뚝은 서로 평행이 되게 한다. 팔꿈치와 주먹을 매트쪽으로 누르며 팔의 윗부분이 가슴을 위로 들고 있는 '지지 기둥'이라고 생각한다. 어깨는 피고, 상완골 윗부분을 어깨 관절의 뒤쪽으로 당긴다. 가슴을 앞과 위로 내민다.

### 숨을 들이쉬며 다음을 준비한다

**2 숨을 내쉰다:** 한쪽 무릎을 90도로 굽히고 발끝을 편다.

**3 숨을 들이쉰다:** 뻗은 발을 구부려 발꿈치를 엉덩이쪽으로 한 번 가져갔다 온다(90도 이상 가져가면 무릎 앞쪽에 압박감을 느낄 수 있다).

### 호흡을 계속한다

둔근으로 유도하여 발꿈치를 하늘로 미세하게 들어올린다. 이어 매트쪽으로 내리되 다리가 아래로 내려올 때까지 대퇴골을 약간 매트 위로 든다. 이는 엉덩이 굴근의 두 개 관절 부위, 즉 대퇴직근과 봉공근이 굳어 있는 사람에겐 매우 어렵다.

다리를 바꾸어 10회 반복하고, 다시 좌우를 교대, 시작 자세로 돌아간다.

### 목적과 대상 근육

- 등의 신근, 어깨안정근, 햄스트링, 둔근의 강화
- 가슴, 복부, 엉덩이 굴근 스트레칭
- 척추 신전 동작은 척추 사이 원판의 앞쪽 공간을 넓히며, 종종 디스크 질환(신경 압박, 탈구, 탈장)이나 척추의 골다공증, 골절 관련 척추의 부상 여부를 알려준다.

### 요령 및 주의사항

- 허리에 대한 압박감을 줄이기 위해 배꼽을 척추쪽으로 당긴다.
- 목을 길게 뻗은 상태로 전후 동작을 취하는 데 초점을 맞춘다.
- 다리를 차올리며 움직일 때 스핑크스 자세를 안정적으로 유지하고, 가슴을 위로 든다. 팔꿈치와 주먹 방향으로 팔을 누른다.

- 복부를 매트쪽으로 다시 내려놓지 않는다. 위로 든 상태로 유지함.
- 후방 골반경사증에 아주 효과가 좋다.
- 주의요망: 골반 전방경사증이나 척추전만증이 있는 사람은 허리가 지나치게 펴질 수 있다.
- 주의대상: 등의 신근이 약하거나 엉덩이 굴근이 굳어 있는 사람, 골반 전방경사증이나 척추전만증이 있는 사람.
- 금지대상: 척추협착증과 기타 척추 앞쪽 부분의 디스크 질환이 있는 사람.

### 이미지

- 가슴 한가운데서 피어나는 장미 향기를 맡고 있으며, 머리와 목이 향기처럼 위로 피어올라 두뇌로 똑바로 올라가고 있다.

## 양다리 차올리기 double leg kick

중급

**반복** 뺨을 교대하며 4회. 다리를 내리고 2회, 다리를 들고 2회 실시

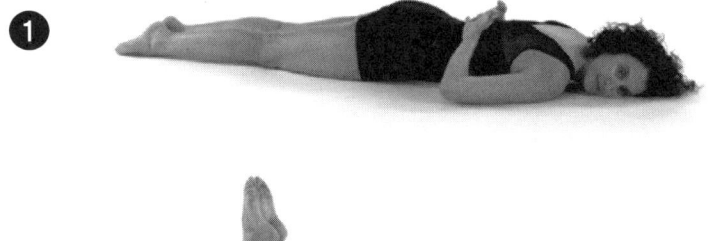

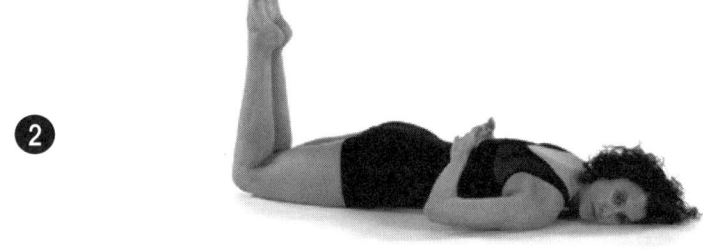

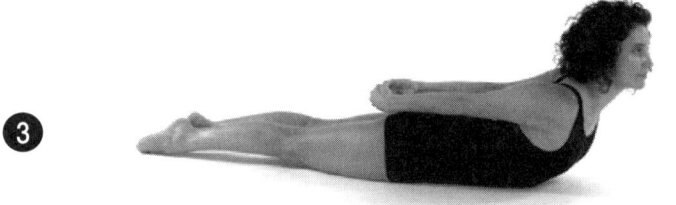

발등이 바닥에 닿게 쭉 뻗는다.

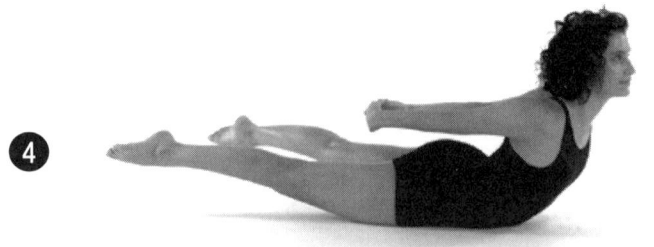

다리를 벌리며 바닥 위로 든다.

**1** **시작 자세:** 엎드려서 다리를 평행으로 뻗고 허벅지 안쪽을 밀착시킨다. 팔꿈치를 구부려 등 뒤에서 깍지를 끼고 손바닥이 위로 향하게 한다. 손을 가능한 등에서 최대한 위로 가져간다. 팔꿈치는 옆으로 벌린다. 머리를 틀어 뺨을 매트에 내려놓는다.

**숨을 들이쉬며 다음을 준비한다**

**2** **숨을 들이쉰다:** 배꼽을 매트에서 떼어 위로 당긴다. 치골(the pubic bone)을 아래로 눌러주며 둔근을 이용하여 골반을 아래로 내려준다. 무릎을 구부려주고 허벅지 안쪽을 서로 붙인 상태로 유지한다. 엉덩이를 부드럽게 세 번 차올린다. 무릎을 90도 이상 구부리지 않는다. 그렇게 되면 무릎 앞쪽에 압박감이 느껴진다.

**3** **숨을 내쉰다:** 팔을 뒤로 뻗을 때 다리를 바닥을 향하여 아래쪽으로 뻗어준다. 이때 가슴을 펴서 위로 들어주며 백조 자세를 취한다. 손바닥을 뒤쪽 벽으로 뻗어서 가슴을 스트레칭한다. 가슴을 위로 들어올릴 때 다리를 바닥에 붙인 상태로 유지하고, 골반을 아래쪽으로 당기며 복부를 이용한다.

머리를 반대편으로 틀며 시작 자세로 돌아간다.

같은 동작은 반복한다.

**4** **숨을 들이쉰다/내쉰다:** 마지막 2회 반복 때, 다리를 바깥으로 벌리며 바닥 위로 들면서 똑바로 편다. 허리를 압박하지 않고 다리와 가슴, 팔을 가능한 매트 위로 높이 들어올린다고 생각한다.

### 변형 동작 variation

- 연계 동작: 한쪽 다리 차올리기, 일어나는 백조 자세

# 양다리 차올리기

중급

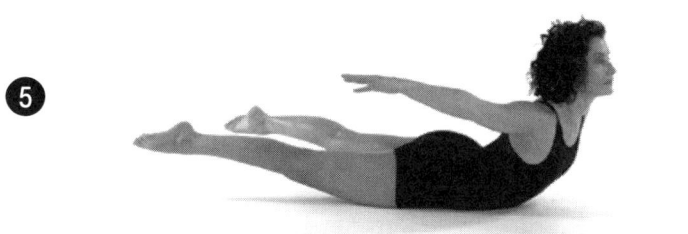

**5~6 호흡을 계속한다:** 마지막 반복 때 손을 풀어서 원을 그리며 앞으로 가져가고 원더우먼처럼 날아가는 자세를 취한다. 팔과 다리를 모두 바닥에서 든다. 팔과 다리를 천천히 매트 위로 내려놓는다.

**7 호흡을 계속한다:** 휴식 자세로 들어간다.

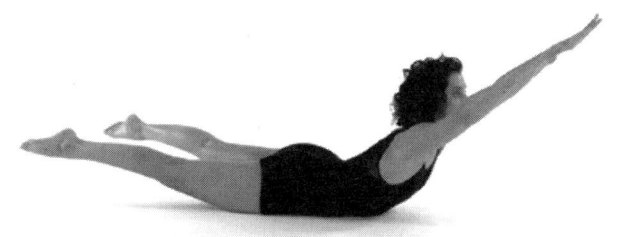

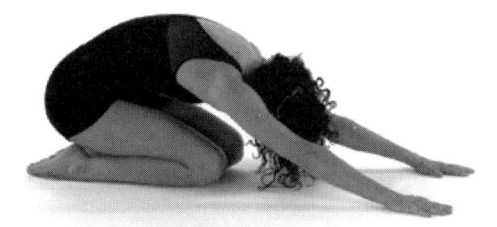

### 목적과 대상 근육
- 등의 신근, 능형근, 중앙승모근, 햄스트링, 둔근의 강화
- 가슴, 흉근, 삼각근 전면, 소원근, 극하근, 복부 근육, 엉덩이 굴근 스트레칭
- 척추 신전 동작은 척추 사이 원판의 앞쪽 공간을 넓혀주며, 종종 디스크 질환(신경 압박, 탈구, 탈장)이나 척추의 골다공증, 굴절 관련 척추의 부상 여부를 알려준다.

### 요령 및 주의사항
- 긴허리에 대한 압박감을 줄이기 위해 배꼽을 매트에서 들어준 상태로 유지한다.
- 엉덩이를 차올릴 때 등이 휘지 않게 한다. 복부를 안쪽으로 당기고, 치골을 매트쪽으로 누른다. 둔근을 이용하여 골반 근육을 안정적으로 유지한다.
- 다리의 탄성을 너무 많이 이용하지 않는다. 이 동작을 취하는 동안 상체를 움직이거나 흔들지 말아야 한다(보기보다는 어렵다).
- 후방 골반경사증에 아주 효과가 좋다.
- 주의대상: 등의 신근이 약하거나 엉덩이 굴근이 굳어 있는 사람, 어깨가 굳어있는 사람.
- 주의요망: 골반 전방경사증이나 척추전만증이 있는 사람은 허리가 지나치게 펴질 수 있다.
- 금지대상: 척추협착증과 추간 관절에 문제가 있는 사람.

### 이미지
- 수갑을 차고 있다.

## 고양이 자세 cat

기초

**반복** 10회

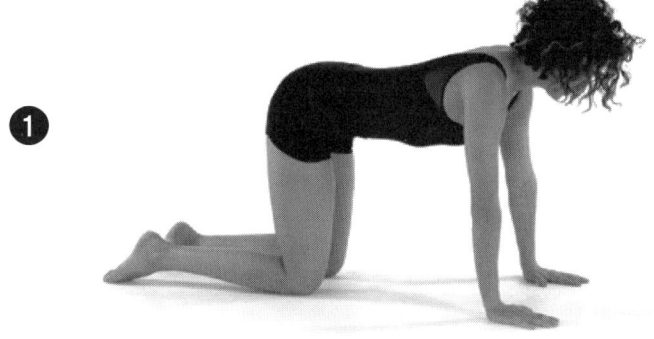

❶

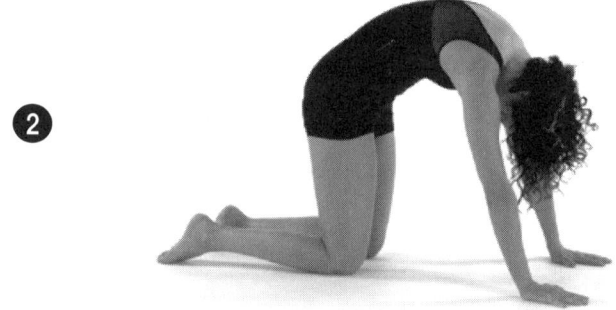

❷

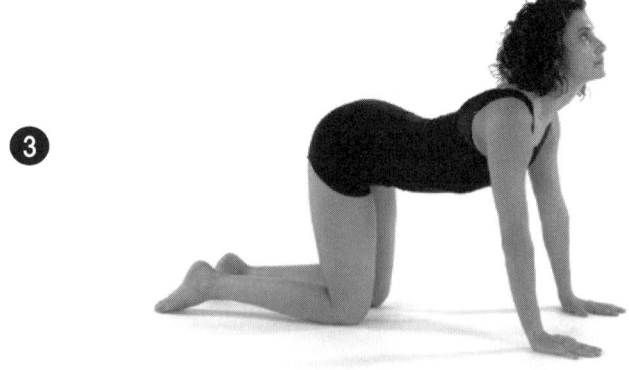

❸

1. **시작 자세:** 무릎과 손으로 바닥을 짚고 엎드려 양손을 어깨 밑으로 정렬하고, 무릎은 엉덩이 밑으로 정렬한다.

**숨을 들이쉬며 다음을 준비한다**

2. **숨을 내쉰다:** 배꼽을 척추쪽으로 당겨주며 꼬리뼈부터 시작하여 척추를 둥글게 구부린다. 이때 척추를 위로 들어 척추 전체가 하나의 커다란 C자 형태를 이루도록 해준다(성난 고양이처럼). 손으로 바닥을 밀며 어깨뼈를 벌리고 상체의 힘을 이용하여 (전거근) 흉추쪽으로 몸을 스트레칭한다.

3. **숨을 들이쉰다:** 꼬리뼈를 뒤로 내밀고 머리를 들어 동작을 반대로 바꾸고, 척추를 최대로 편다(척추를 펴주면 꼬리뼈와 머리의 위쪽 사이에 많은 공간이 생기게 됨을 기억한다). 복부를 위로 당기고, 요추가 아래쪽으로 처지지 않게 한다.

### 목적과 대상 근육
- 척추와 척추 신근 스트레칭
- 척추의 정밀 조정 습득
- 하중을 싣지 않은 척추의 부드러운 굴절 및 신전 동작 습득

### 요령 및 주의사항
- 신전 동작 중 어깨를 구부리지 않는다. 어깨를 멀리 귀의 아래쪽으로 유지한다.
- 머리가 '부러진 장미꽃'이 되지 않도록 한다. 목과 머리를 척추의 연장선상으로 유지한다.
- 고양이 자세의 신전 부분에서는 복부를 소세지 상자로 생각하며 위로 들어올려 신전 동작 때 아래쪽으로 처지지 않도록 해주고, 상체를 지나치게 펴지 않는다.
- 주의요망: 무릎에 불편한 느낌이 있을 때는 베개를 받쳐주고 그래도 계속 불편하면 이 동작을 건너뛰고 캐딜락 위에서 하는 서 있는 고양이 자세로 넘어간다.

### 이미지
- 나는 등을 세우고 사람을 위협하는 고양이다.

# 섹시 고양이 자세 sexy cat

기초

**반복** 각 방향으로 3~4회

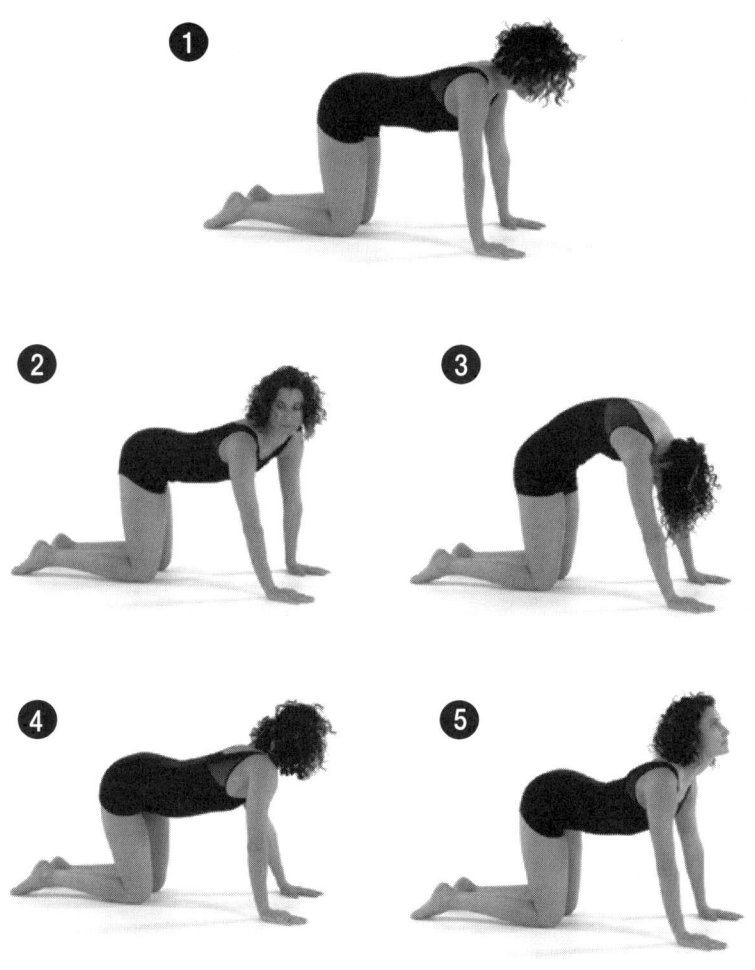

1. **시작 자세:** 무릎과 손으로 바닥을 짚고 엎드려 양손은 어깨 밑으로, 무릎은 엉덩이 밑으로 정렬한다. 꼬리뼈를 약간 위로 들고 중립으로 위치시킨다.

처음엔 동작을 네 부분으로 나누어 실시한다.

2. **호흡을 계속한다:** 꼬리뼈를 약간 위로 올리며 오른쪽으로 틀고, 머리를 오른쪽으로 틀어 뒤를 바라본다.

3. **호흡을 계속한다:** 꼬리뼈를 다리 사이로 당기며 골반을 아래쪽으로 낮추고 배꼽을 척추쪽으로 당긴다. 머리를 아래로 숙여 꼬리뼈쪽을 바라본다. 척추를 최대로 구부린다.

4. **호흡을 계속한다:** 꼬리뼈를 약간 위로 올리며 왼쪽으로 틀고, 머리를 왼쪽으로 틀어 뒤를 바라본다.

5. **호흡을 계속한다:** 꼬리뼈를 가운데서 똑바로 위로 들며 하늘을 바라본다. 척추를 최대한 뻗어 위를 바라본다.

이제 이러한 동작은 매끄럽게 연속으로 실시한다. 골반과 머리를 같은 방향으로 틀며 3, 4회 반복한다.

방향을 바꾸어 반복한다.

### 변형 동작 variation
- 연계 동작: 고양이 자세

### 목적과 대상 근육
- 척추, 척추 신근, 복부 사근 스트레칭
- 척추와 골반의 정밀 조정 및 회전 동작 습득
- 하중을 싣지 않은 척추의 부드러운 굴절, 신전, 회전 동작 습득
- 척추측만증에 효과가 좋다

### 요령 및 주의사항
- 신전 동작 중 어깨를 구부리지 않는다. 어깨를 멀리 귀의 아래쪽으로 유지한다.
- 머리가 '부러진 장미꽃'이 되지 않도록 한다. 목과 머리를 척추의 연장선상으로 유지한다.
- 주의요망: 무릎에 불편한 느낌이 있을 때는 베개를 받치고 그래도 계속 불편하면 이 동작을 건너뛰고 캐딜락 위에서 하는 서있는 고양이 자세로 넘어간다.
- 주의요망: 등의 부상, 디스크 질환, 척추의 골다공증이 있는 사람은 척추 회전을 금한다.
- 주의요망: 일부 사람들은 이를 어지러운 고양이 자세라 부른다.

### 이미지
- 당신은 정말 섹시한 고양이!

## 사냥하는 고양이 자세 hunting cat

기초

**반복** 3회

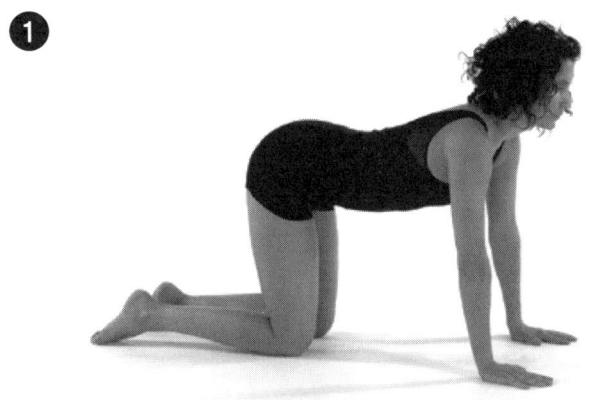

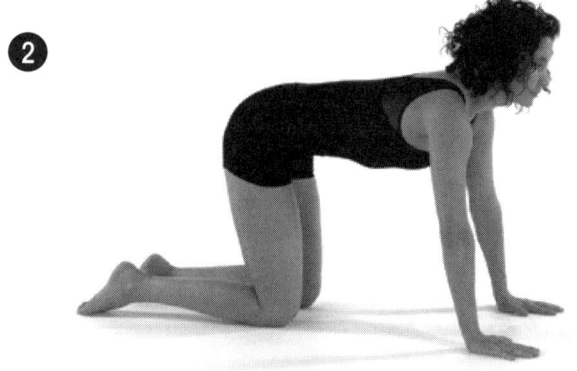

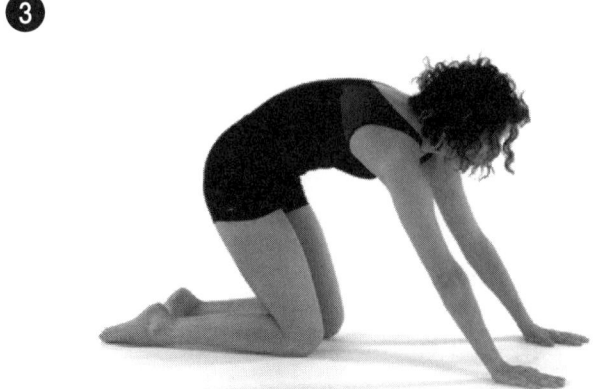

**1 시작 자세:** 무릎과 손으로 바닥을 짚고 엎드려 양손은 어깨 밑으로, 무릎은 엉덩이 밑으로 정렬한다. 꼬리뼈를 약간 위로 들어주고 골반을 바르게 정렬한다.

**숨을 들이쉬며 다음을 준비한다**

**2 숨을 내쉰다:** 배꼽을 척추쪽으로 당기고 꼬리뼈를 다리 사이로 가져가며 꼬리뼈에서 시작하여 요추로 옮겨가는 순서로 척추를 둥글게 만든다. 처음에는 흉추에 영향이 없도록 한다. 지금 쥐를 덮치려고 하는 중이란 것을 쥐에게 알려서는 안 된다.

**3 숨을 천천히 들이쉬고 내쉰다:** 꼬리뼈를 발꿈치를 향하여 뒤로 가져가고 등의 윗부분을 구부려 척추가 C자 형태가 되게 한다(성난 고양이처럼). 손으로 바닥을 밀면서 등의 윗부분을 둥글게 구부리고 흉골을 위로 당긴다. 어깨뼈를 벌리고 상체의 힘을 이용하여 흉추를 스트레칭한다.

# 사냥하는 고양이 자세

기초

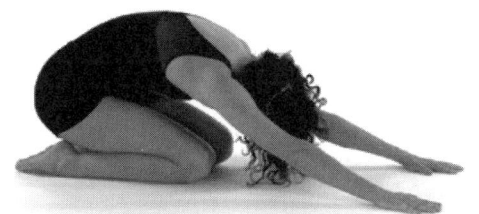

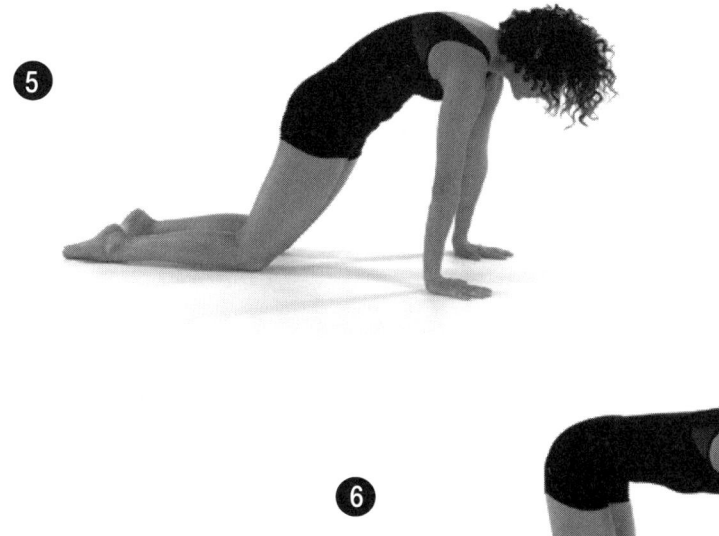

4 **숨을 들이쉰다:** 완전히 발꿈치 위로 앉아 척추 전체를 스트레칭한다.

5 **숨을 내쉰다:** C자형 자세를 유지하면서 쥐를 '잡으려는 듯' 앞으로 나간다. 골반을 아래쪽으로 당겨 손은 매트 위에 고정시킨 채 가능한 몸을 앞으로 멀리 내민다.

6 **숨을 들이쉰다:** 꼬리뼈를 뒤로 가져와 시작 자세로 돌아온다.

### 변형 동작 variation
- 연계 동작: 고양이 자세

**목적과 대상 근육**
- 척추와 척추 신근 스트레칭
- 척추의 정밀 조정, 특히 흉추에서 요추를 구별하는 방법 습득
- 하중을 싣지 않은 척추의 부드러운 굴절 및 신전 동작 습득

**요령 및 주의사항**
- 머리가 '부러진 장미꽃'이 되지 않게 한다. 목과 머리를 척추의 연장선상으로 유지한다.
- 처음에 등의 윗부분을 움직이지 않은 채 꼬리뼈에서 동작을 시작하는 것이 중요하다.
- 발꿈치 위로 털썩 주저앉지 않도록 한다. 복부를 들어올리며 팔을 앞으로 뻗을 때 등을 스트레칭하여 반대 동작으로 균형을 맞춘다.
- 주의요망: 무릎에 불편한 느낌이 있을 때는 베개를 받치고 그래도 계속 불편하면 이 동작을 건너뛴다.

**이미지**
- 당신은 쥐가 모르게 먹이감을 덮치려 하고 있는 성난 고양이다.

# 108 목 당겨주기 neck pull

고급

**반복** 3~6회

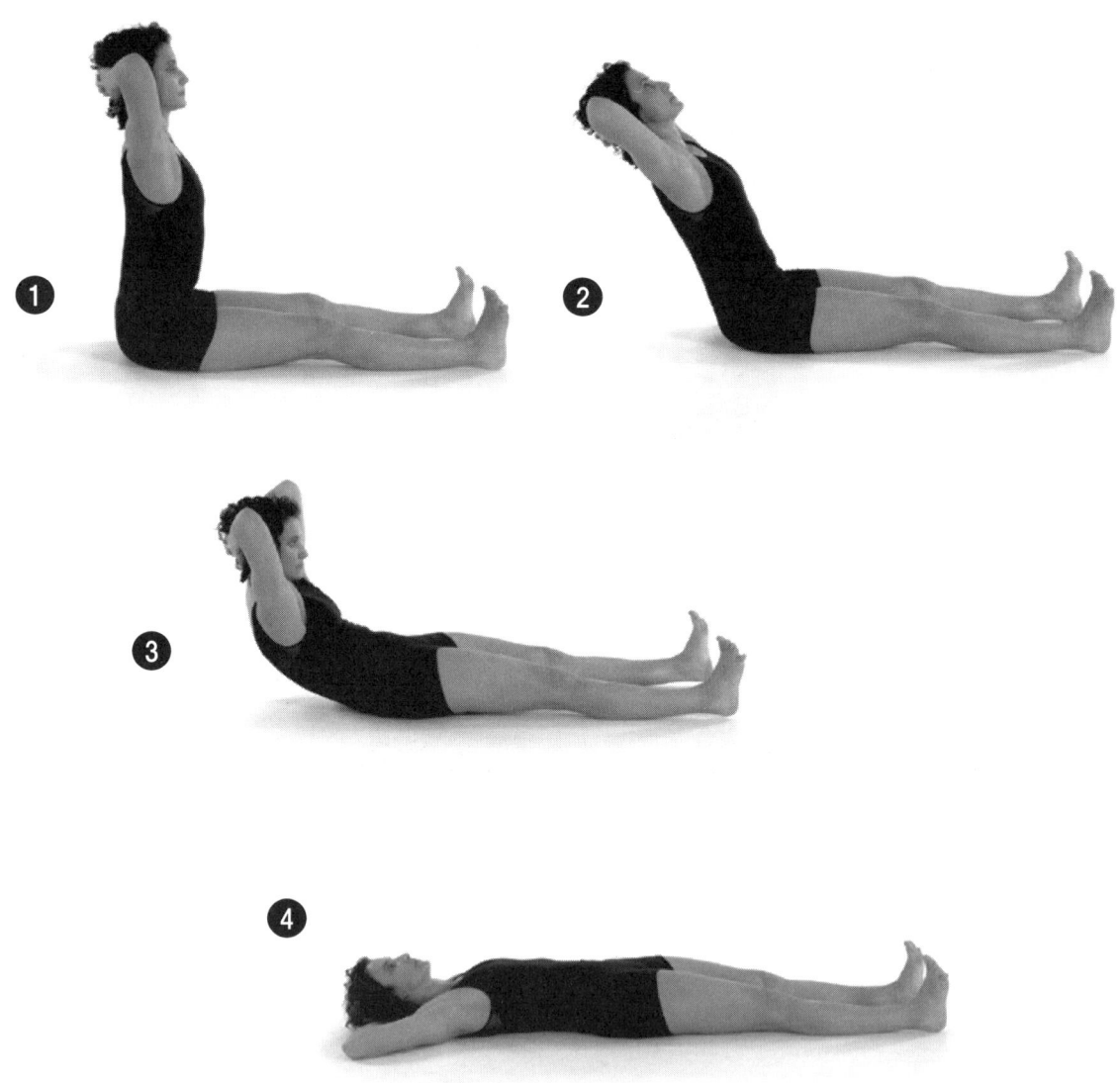

### 목적과 대상 근육
- 복부와 엉덩이 굴근 펴주기
- 척추의 정밀 조정 습득

### 요령 및 주의사항
- 특히 몸을 감아올릴 때 발꿈치를 매트쪽으로 눌러주어 햄스트링을 자극한다.
- 몸을 감아올리고 내릴 때 허리를 도장찍듯 매트쪽으로 눌러준다. 엉덩이 굴근(햄스트링과 둔근)을 이용하면 도움이 된다.
- 동작의 명칭에도 불구하고 실제로 목을 당기면 안 된다! 머리의 무게를 손으로 받치며 목을 유연하게 유지한다.
- 주의대상: 상체에 비해 다리가 짧을 경우 몸무게 배분 방법 때문에 이 동작이 어려울 수 있다.
- 금지대상: 디스크 질환이나 척추의 골다공증이 있는 사람.

### 이미지
- 골반을 삽처럼 물에 젖은 땅속으로 밀어넣고 있다.

# 목 당겨주기

**고급**

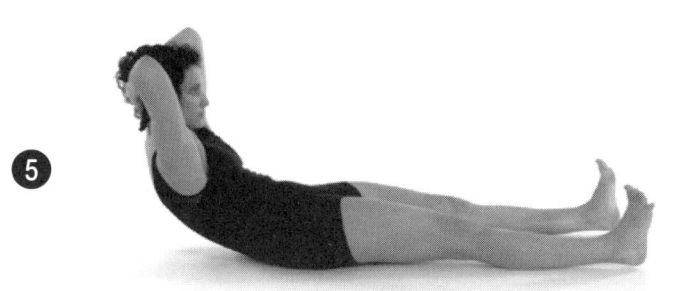
⑤

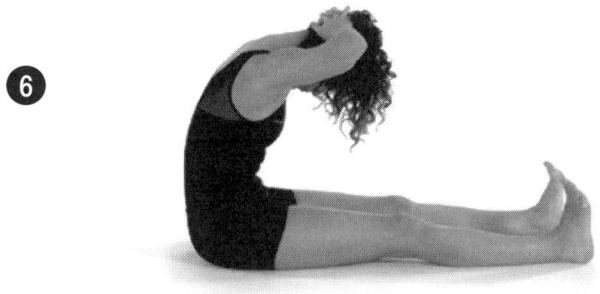
⑥

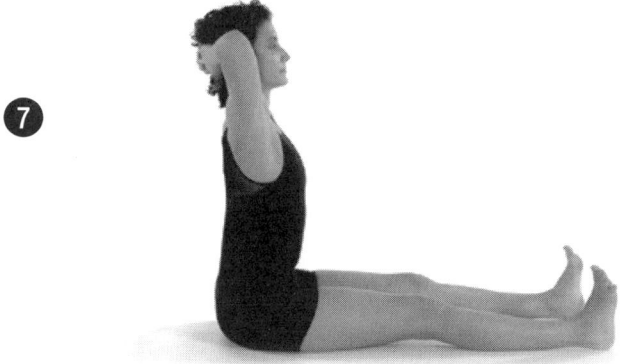
⑦

1 **시작 자세:** 다리를 앞으로 뻗고 앉는다. 다리를 엉덩이 넓이로 벌려 평행으로 뻗고 발을 구부린다. 손을 머리 뒤로 가져가 깍지를 끼고 팔꿈치를 넓게 벌린다.

2 **숨을 들이쉰다:** 척추의 아래쪽 부분에서부터 꼬리뼈를 위로 들며 몸을 가능한 최대로 뒤로 젖히고 척추를 안정적으로 유지한다.

3 **숨을 내쉰다:** 삽을 밀어넣듯이 골반을 아래쪽으로 밀어넣어 하복부를 위로 퍼올리고 한번에 척추뼈 한마디씩 조정하며 차례대로 몸을 뒤로 눕힌다. 이를 통하여 척추 전체를 C 곡선으로 만든다.

4 **숨을 들이쉰다:** 발꿈치까지 길게 몸을 뻗는다.

5~6 **숨을 내쉰다:** 머리를 위로 들어올려 턱의 아래쪽에 놓인 감귤을 짜주는 듯한 자세를 취하고 한 번에 척추뼈를 한 마디씩 차례대로 감아올려 척추 전체를 C-곡선 자세로 가져간다. 몸을 완전히 감아올려 중심축을 넘어가고 C-곡선을 그대로 유지한다.

7 **숨을 들이쉰다:** 척추를 쌓아올리듯 세우고 마지막으로 머리를 들며 시작 자세로 돌아간다. 엉덩이를 들며 뒤로 젖혀주는 자세로 돌아가 동작을 반복한다. 숨을 완전히 들이쉰다.

### 변형 동작 variation

- 연계 동작: 롤다운, 롤업
- 변형 동작: 다리의 허벅지 안쪽을 밀착시키며 같은 동작을 실시한다.

## 110 높은 가위 자세 high scissors  고급

**반복** 다리 바꿔가며 10회

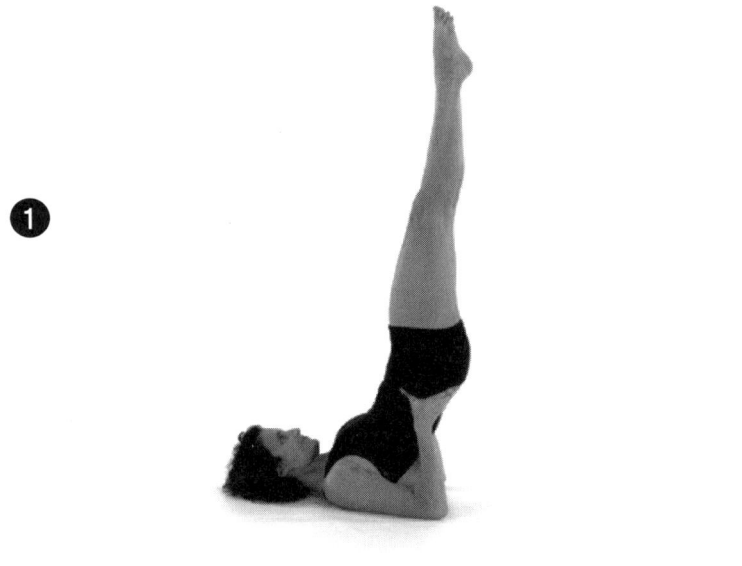

1 **시작 자세:** 어깨를 바닥에 붙이고 롤업 자세를 취한다. 손으로 엉덩이를 받친다. 손가락이 착석뼈를 마주보도록 하고, 팔꿈치를 매트에 댄다.

**숨을 들이쉬며 다음을 준비한다**

2 **숨을 내쉰다:** 다리를 벌려 한쪽 다리는 가능한 멀리 전방 아래로 뻗고, 다른 쪽 다리는 반대로 뻗는다. 엉덩이의 앞쪽을 벌리고 손으로 골반의 무게를 받쳐준다. 다리를 한번 위로 올렸다 내려놓는다.

**숨을 들이쉰다:** 다리를 가위처럼 움직이며 위치를 바꾸고 한번 위로 올렸다 내려놓는다.

8회 더 반복한다.

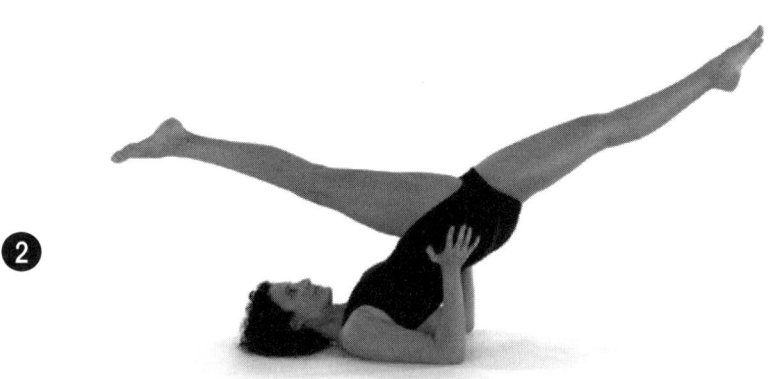

### 변형 동작 variation
- 연계 동작: 어깨 브리지

### 목적과 대상 근육
- 엉덩이 신근(둔근과 햄스트링) 펴주기
- 엉덩이 굴근 벌리기
- 상체 훈련

### 요령 및 주의사항
- 골반을 아래로 내려 양손으로 받쳐준다.
- 자신의 앞쪽에 있는 매트에 도달하려는 것처럼 앞쪽 다리를 전방 아래쪽으로 길게 뻗어준다.
- 주의대상: 엉덩이 굴근과 햄스트링이 굳어있는 사람은 가위 동작 때 다리를 벌려주는데 제한이 온다.
- 주의: 이 동작은 손목에 많은 하중을 가한다.

### 이미지
- 거의 요가의 백벤드(뒤로 활처럼 휘는 자세) 자세를 취하는 중이다.

# 높은 자전거 자세 high bicycle

**반복** 6회 반복하고 방향전환

1. **시작 자세:** 어깨를 바닥에 붙이고 롤업 자세를 취한다. 손으로 엉덩이를 받쳐준다. 손가락이 착석뼈를 마주보도록 해주고, 팔꿈치를 매트에 대준다. 다리를 벌려 높은 가위 자세를 취한다.

**숨을 들이쉬며 다음을 준비한다**

2~4. **숨을 들이쉰다:** 뒤쪽 다리를 구부려 자전거 타는 동작을 취하며 다리를 앞쪽으로 가져와 위치를 바꾼다.

5회 더 반복하고 방향을 바꾼다.

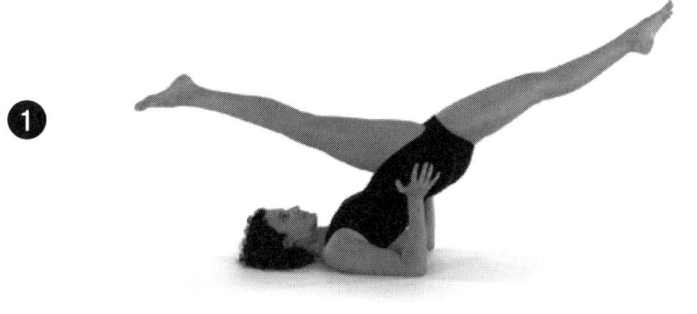

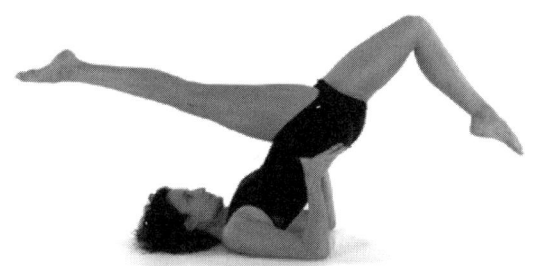

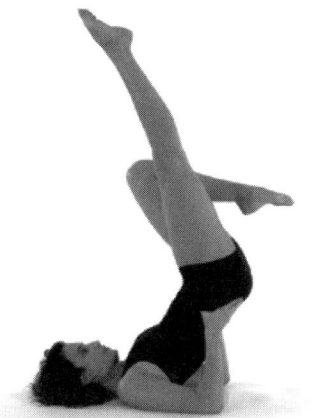

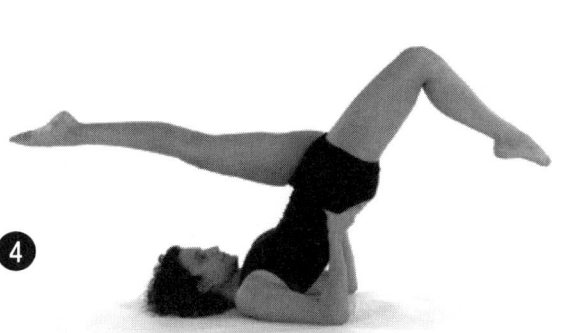

### 변형 동작 variation
- 연계 동작: 사이드 자전거 자세, 높은 가위 자세

**목적과 대상 근육**
- 엉덩이 신근(둔근과 햄스트링) 피기
- 엉덩이 굴근 벌리기
- 상체 훈련

**요령 및 주의사항**
- 골반을 아래로 내려 양손으로 받친다.
- 앞쪽 다리를 뒤로 넘겨 매트에 닿게 하려는 것처럼 아래로 길게 뻗는다.
- 주의대상: 엉덩이 굴근과 햄스트링이 굳어있는 사람.
- 주의: 이 동작은 손목에 많은 하중을 가한다.

**이미지**
- 구름 위에서 자전거를 타는 중이다.

## 어깨 브리지 shoulder bridge

중급

| 반복 | 4회 반복하고 좌우 교대, 각각의 다리를 들었다 내려놓는 동작을 5회 반복 |

**시작 자세:** 누워서 발을 평탄하게 바닥에 붙인다. 발은 엉덩이보다 약간 (10cm 정도) 더 넓게 벌려준다. 팔을 옆으로 위치시켜 도어 프레임 암 자세를 취한다. 숨을 내쉬며 꼬리뼈 들기 동작을 시작한다. 배꼽을 척추쪽으로 당긴다. 심복부를 조이고 골반 바닥을 이용하여 허리를 매트에 평탄하게 붙인다. 골반을 후방 경사 상태로 가져가고 골반을 매트에서 떼어 위로 들어준다. 둔근의 아래쪽을 이용하여 높은 브리지 자세에 도달할 때까지 한 번에 척추뼈 한 마디씩 정밀하게 조정한다. 어깨에서 무릎까지 일직선을 이루게 한다.

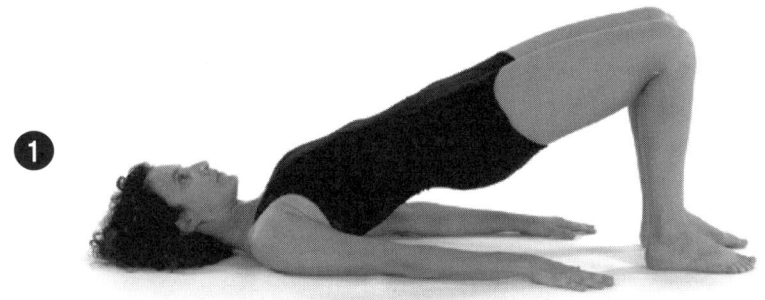

**1 숨을 들이쉬고 내쉰다:** 브리지 자세를 유지한다. 배꼽을 척추쪽으로 당겨 복부가 아래쪽으로 평탄하게 되도록 하고 둔근을 조여 골반을 위로 들어올린다. 이렇게 하여 근육이 반대로 작용하여 몸의 중간 부위를 납작하게 만들어준다.

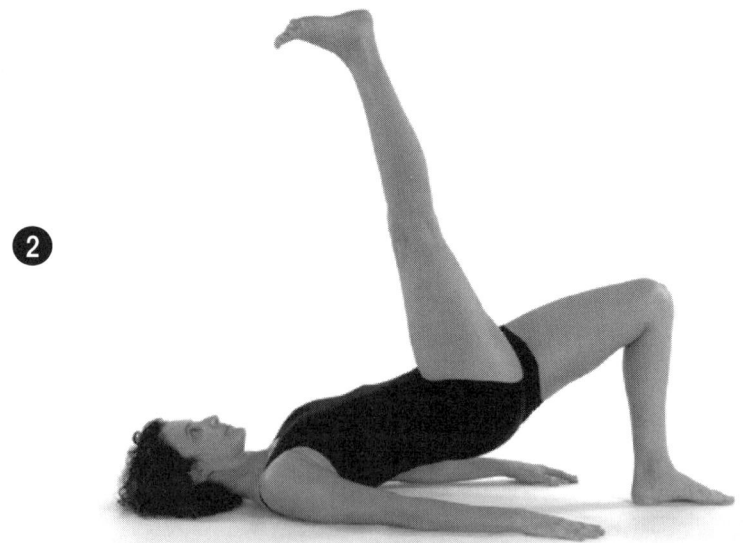

**2 숨을 들이쉰다:** 오른쪽 다리를 위로 뻗으며 발을 구부리고, 이때 무릎 사이에 끼워놓은 상상의 볼을 조인다.

### 목적과 대상 근육
- 브리지 자세는 엉덩이 신근(둔근과 햄스트링)을 강화한다. 한쪽 다리 브리지 자세는 중둔근과 내전근을 강화한다. 어깨 브리지 자세는 안정성의 난이도를 높이며, 엉덩이 굴근을 단련시키고, 다리를 들어올렸을 때 햄스트링을 늘려준다.
- 척추와 엉덩이의 안정화 방법을 습득한다.
- 한쪽 다리로 균형잡기 방법을 습득하면 걸음걸이를 올바른 형태로 갖출 수 있다.

### 요령 및 주의사항
- 동작을 취하는 동안 목과 어깨를 유연하게 유지한다.
- 반대쪽 다리를 들고 있을 때 바닥을 딛고 세운 다리가 바깥으로 돌아가면 안 된다. 바닥을 딛은 다리의 무릎을 약간 안쪽으로 트는 것은 허용한다. 이는 다리의 안쪽 근육과 연계되어 자세의 안정에 도움이 된다.
- 안정성 증대를 위하여 팔로 도어 프레임 암 자세를 취한다.
- 다리를 들었다 내릴 때 엉덩이를 좌우나 상하로 흔들지 않는다. 이것이 불가능할 때는 자세가 안정될 때까지 자세를 낮춘다.
- 상체와 다리를 스트레칭한다. 동작을 정밀하고 유연하게 하고, 다리를 스트레칭할 때 길게 늘려준다고 생각한다.

### 이미지
- 한쪽 다리로 서서 골반을 위로 들어올리고 있다.

## 어깨 브리지                                            중급

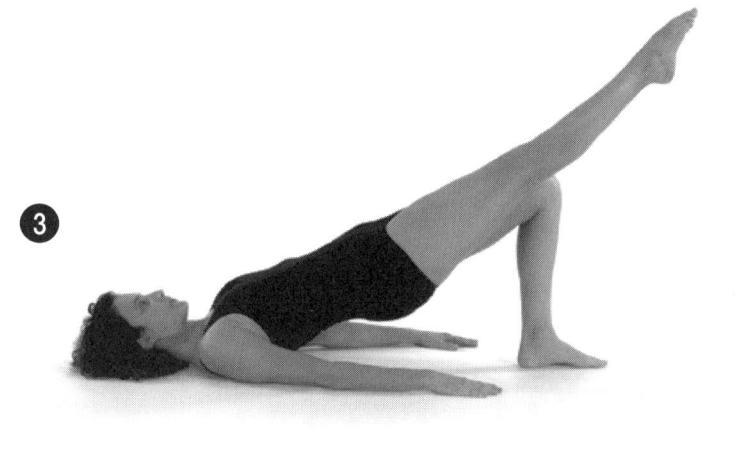

**3 숨을 내쉰다:** 오른쪽 다리를 왼쪽 다리의 허벅지까지 낮추고 발끝을 뻗는다.

**4 숨을 들이쉰다:** 오른쪽 다리를 위로 뻗고, 발을 구부린다. 발꿈치를 하늘로 뻗는다.

오른쪽 다리를 낮추었다 드는 동작을 4회 더 반복한다.

**5 숨을 들이쉰다:** 오른쪽 다리를 매트 위로 내려놓고 엉덩이를 직각으로 유지한다.

좌우를 교대한다.

양쪽으로 반복된 동작을 완료한다.

**숨을 들이쉰다:** 마지막 반복 때 브리지 자세에서 동작을 멈춘다.

**숨을 내쉰다:** 등을 정밀 조정하며 아래로 내려놓는다. 한번에 척추뼈를 한마디씩 움직이고 등을 도장찍듯 평평하게 내려놓으며 시작 자세로 돌아가 척추를 중립으로 위치시킨다.

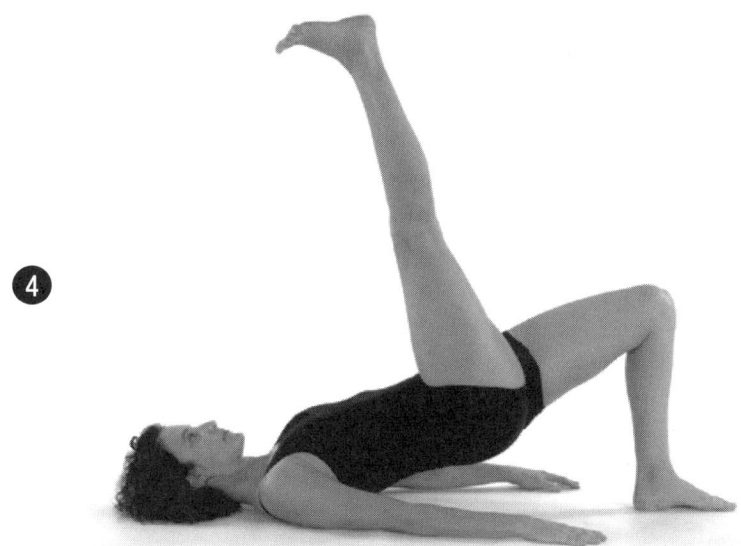

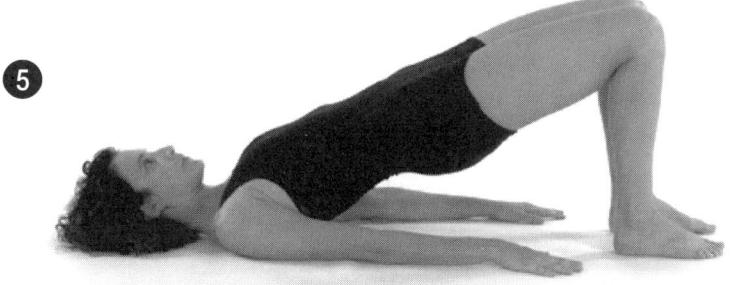

### 변형 동작 variation

- 연계 동작: 브리지, 한쪽 다리 브리지
- 변형 동작: 중립 유지. 꼬리뼈 들기처럼 정밀 조정을 하지 말고 척추와 골반을 안정적으로 유지하면서 숨을 내쉴 때 브리지 자세로 들어올린다. 이러한 변형법은 특히 척추의 굴절 동작 때 통증을 느끼는 사람들에게 도움이 된다(즉 디스크 질환자나 척추의 골다공증 환자).

# 114 척추 트위스트 spine twist  중급

**반복** 10회

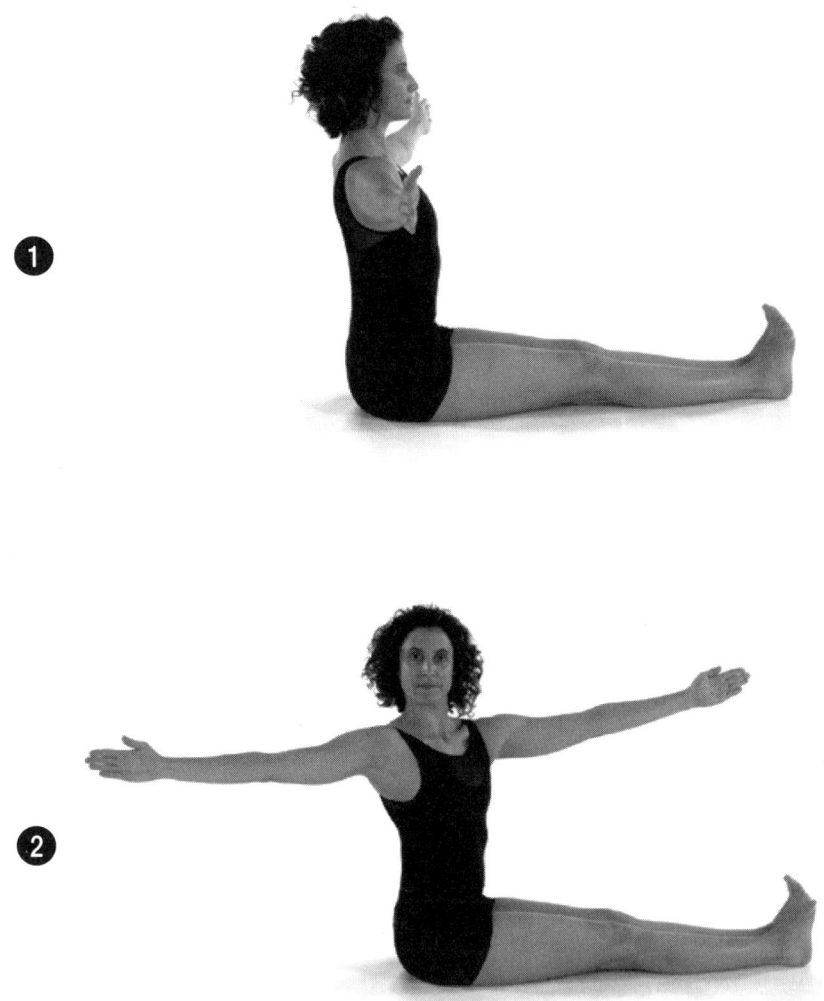

### 목적과 대상 근육
- 복부 사근의 단련
- 척추의 중요 동작인 올바른 척추 회전 동작 훈련
- 회전하며 척추 스트레칭하기
- 똑바로 앉는 데 필요한 자세 관련 근육 단련

### 요령 및 주의사항
- 발꿈치가 앞뒤로 미끄러지지 않도록 계속 고정한다(발꿈치가 움직이고 있다면 몸을 비틀 때 골반이 움직이고 있다는 뜻이다).
- 허벅지 안쪽을 밀착시켜 다리를 고정시킨다.
- 어깨를 귀로부터 멀리 아래쪽으로 유지한다. 가슴을 피고 등의 힘으로 팔을 지지한다.
- 경추나 팔을 지나치게 틀지 않는다. 사근의 유연성에 맞추어 척추 비틀기의 동작 범위를 결정한다.
- 몸을 비틀 때 똑바로 앉은 자세를 유지한다. 적절한 척추 회전은 매우 어렵지만 건강한 척추를 얻을 수 있다.
- 주의대상: 햄스트링이 굳은 사람, 요근/엉덩이 굴근이 약한 사람
- 금지대상: 탈장성 디스크나 기타 디스크 질환자, 척추의 골다공증이 있는 사람

### 이미지
- 사근으로 스폰지를 쥐어짜고 있다.

# 척추 트위스트                                                                중급    115

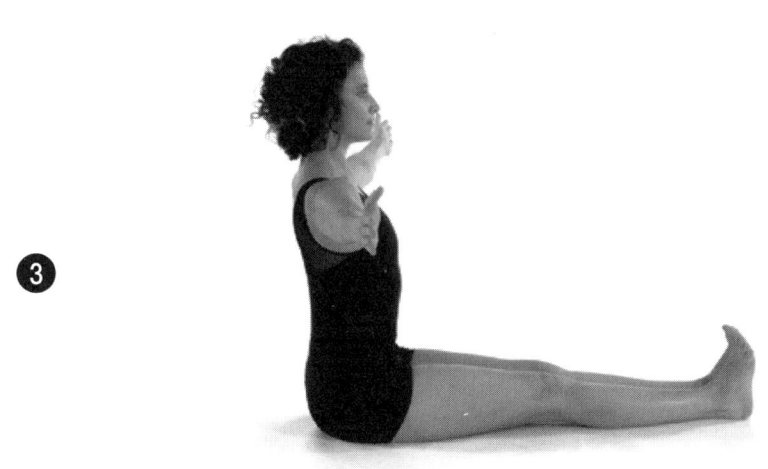

1. 시작 자세: 똑바로 앉아서 다리를 앞으로 평행으로 뻗는다. 허벅지 안쪽을 서로 밀착시키고 발끝을 뒤로 젖힌다. 팔을 옆으로 벌려 'T' 자 자세를 취하고, 손바닥이 앞으로 향하게 한다.

**숨을 들이쉬며 다음을 준비한다**

2. 숨을 내쉰다: 척추를 한쪽으로 틀며 몸을 들어올리고, 척추에 대한 가슴과 머리, 팔의 상대적 위치를 동일하게 유지한다. 한번 반동을 주면서 척추의 회전 정도를 증대시킨다.

3. 숨을 들이쉰다: 중앙으로 돌아와 똑바로 앉은 자세를 취한다.

4. 숨을 내쉰다: 반대편으로 틀어주며 한번 반동을 준다.

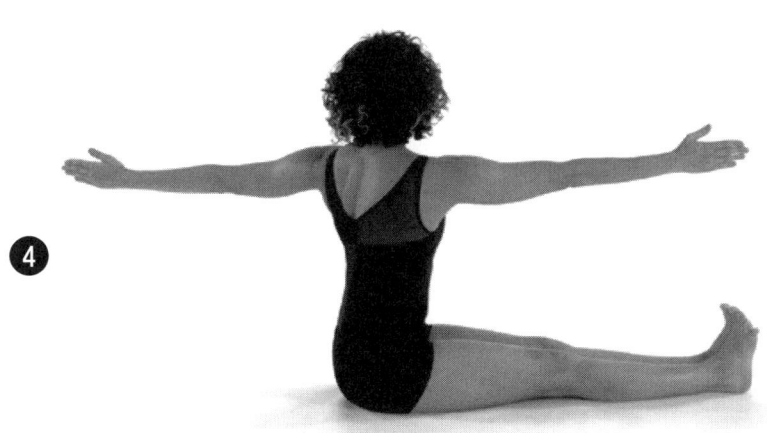

### 변형 동작 variation

- 연계 동작: 리폼어와 스틱을 이용한 트위스트 자세
- 변형 동작: 햄스트링이 굳어 있는 사람은 다리를 똑바로 뻗은 상태에서 똑바로 앉기가 어렵다. 이때는 무릎을 부드럽게 구부리거나 필요하다면 베개 위에 앉는다.
- 변형 동작: 세탁기 회전 자세: 팔꿈치를 구부리고, 반동을 주는 동작 없이 옆에서 옆으로 틀어준다. 스트레칭할 수 있는 정도까지 가져간다.

# 잭나이프 자세 jackknife

고급

**반복** 4회

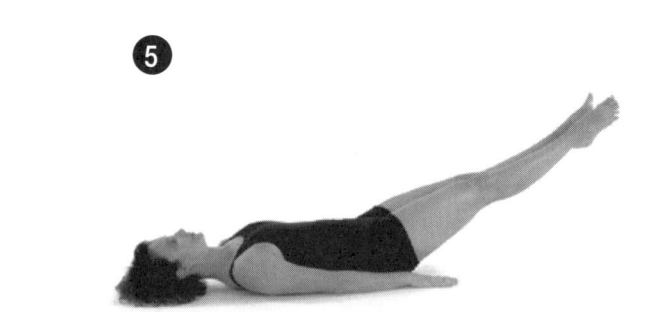

1. **시작 자세:** 누워서 다리를 똑바로 위로 뻗어주고 필라테스 1번 자세를 취한다. 팔을 옆으로 위치시켜 도어 프레임 암 자세를 취한다.

2. **숨을 들이쉰다:** 팔을 매트쪽으로 눌러 다리를 머리쪽으로 가져갈 때 몸을 지탱해준다. 복부를 척추쪽으로 당기고 엉덩이를 매트에서 떼어 롤업 자세를 취하며 어깨뼈 사이에서 균형을 잡는다. 다리는 바닥과 평행이 되게 하고 바닥에 닿지 않게 한다.

3. **숨을 내쉰다:** 둔근을 이용해 엉덩이를 들어올리고, 발끝을 하늘쪽으로 뻗어준다. 팔을 매트쪽으로 눌러 자세를 안정시킨다. 가슴 선반 자세를 균형을 잡는다. 절대로 목으로 균형을 잡으면 안 된다.

4. **숨을 들이쉰다:** 다리를 머리 쪽으로 반쯤 접으며 아래쪽으로 낮추고 바닥과 평행이 되게 한다.

5. **숨을 내쉰다:** 척추뼈를 한 마디씩 아래로 내린다. 복부로 동작을 제어하고 등 전체가 매트에 밀착될 때까지 다리를 발끝까지 길게 뻗어준다. 다리를 앞으로 뻗으며 바닥으로 내릴 때 하복부를 척추쪽으로 수축시킨다. 다리는 허리를 매트에 평탄하게 밀착시킬 수 있는 한계 내에서만 낮춘다(바닥에서 45도 정도).

잭나이프 동작을 반복하며 빠르게 다리를 들어올려 머리로 가져간다. 이 때는 '위로' 들어올리는 것에 초점을 맞추고 다리를 지나치게 오랫동안 아래쪽으로 낮추고 있지 않는다. 이는 척추에 하중을 많이 가하는 자세이기 때문이다.

* **도구**
  - 이 동작은 발목 사이에 작은 볼이나 매직 서클을 끼우고 이용하면 허벅지 안쪽을 단련시키고 하중의 난이도를 높이기 때문에 효과가 더 크다.

### 변형 동작 variation

- 연계 동작: 공중 부양 자세로 하는 힙업 자세, 매트를 이용한 롤오버 자세, 척추 늘여주는 스트레칭, 잭나이프 자세, 리폼어를 이용한 오버헤드 자세
- 변형 동작: 다리를 45도로 내리지 않고 아래로 조금만 내려 해본다(즉 다리를 45도 각도까지 내리지 말고 똑바로 하늘로 뻗으며 시작 자세로 돌아간다).

# 팔을 뻗어준 잭나이프 자세 jackknife with arm reach                    최고급

**반복** 4회

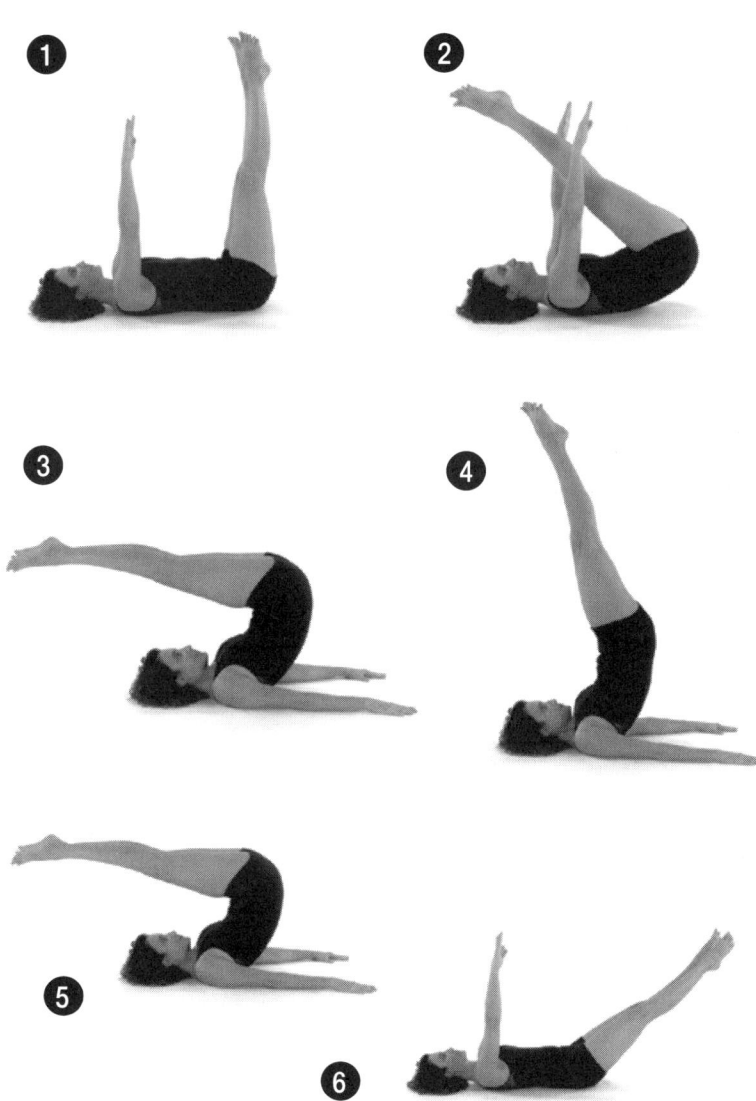

1. **시작 자세:** 누워서 다리를 똑바로 위로 뻗고 필라테스 1번 자세를 취한다. 팔을 위로 뻗으며 도어 프레임 암 자세를 취한다.

2~3. **숨을 들이쉰다:** 팔을 뻗어서 천천히 매트쪽으로 내리고, 동시에 엉덩이를 위로 들어올려 머리 쪽으로 가져간다. 다리가 머리 위에 도착함과 동시에 팔은 매트에 도달하게 한다.

4. **숨을 내쉰다:** 팔을 매트쪽으로 눌러 잭나이프 동작을 보조한다.

5. **숨을 들이쉰다:** 다리를 다시 머리 쪽으로 절반 정도 접어준다.

6. **숨을 내쉰다:** 롤다운 동작으로 척추를 내려놓는다. 이때 팔을 주의 깊게 매트에서 떼고 손가락을 길게 위로 뻗는다. 척추를 정밀 조정하여 매트로 내려놓음과 동시에 팔은 시작 자세로 돌아간다(하늘로 뻗는다). 다리를 45도 각도로 낮춘다. 허리를 평탄하게 매트에 밀착시키고, 배꼽을 안으로 당긴다.

동작을 반복한다.

### 목적과 대상 근육
- 복부와 엉덩이 굴근 강화
- 척추 스트레칭
- 삼두근, 광배근, 허벅지 안쪽 근육, 둔근, 엉덩이의 외회전근 단련
- 척추의 정밀 조정 방법 습득

### 요령 및 주의사항
- 어깨를 넓게 핀 상태로 유지한다. 팔은 똑바로 뻗고 손가락은 넓게 핀다. 어깨를 귀로 올리면 안 된다. 팔을 매트쪽으로 눌러 광배근과 삼두근을 이용하고, 이를 통하여 자세를 안정시킨다. 팔이 동작을 가로막으면 안 된다.
- 목 위로 몸을 감아서는 안 되며, 가슴 선반 자세를 이용하여 어깨뼈 사이에서 균형을 잡는다.
- 다리는 낮춘 뒤 지체하지 말고 곧바로 위로 들어올려 머리 위로 가져간다.
- 다리를 낮추기 전에 배꼽을 안으로 당겨 척추에 가해지는 하중의 난이도를 높여준다.
- 주의대상: 복부가 약한 사람, 등이 굳어있는 사람(특히 흉추의 유연성이 제한적인 사람).
- 금지대상: 목 부상자, 디스크 환자, 척추의 골다공증이 있는 사람.

### 이미지
- 하늘을 향하여 엉덩이를 지렛대처럼 들고 있다.

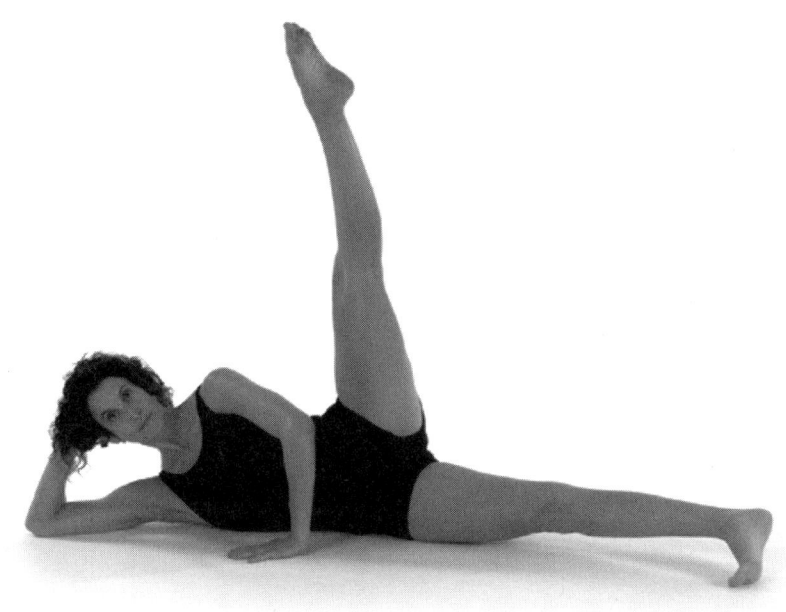

## 사이드킥 시리즈

평행 업/다운

전방/후방 사이드킥

사이드 자전거 자세

엉덩이 걷어차기

아래쪽 다리 들기

발레 동작 카브리올 자세

아래쪽 다리로 박자 맞추기

대합조개 자세

바깥으로 틀어주고 업/다운하기

발레 동작 데벨로뻬 자세

8자 그리기

대형 가위 자세

발레 동작 롱드쟝브 자세

사이드킥 시리즈는 옆으로 누운 자세에서 상체의 안정화 방법을 알려주며 대퇴골을 골반으로부터 독립적으로 움직일 수 있게 해주는 훈련 방법이다. 사이드킥 시리즈의 동작은 다리 윗부분을 바깥으로 틀어서 중둔근을 강화해준다.
사이드킥 시리즈의 동작은 여성이 임신했을 때 실시해도 안전하며 효과가 높다.

## 엎드린 자세의 둔근 시리즈

엎드린 자세의 둔근 시리즈 동작을 취할 때는 좌우로 균형을 잡아야 한다(임신부는 초기의 3개월간 이외에는 피해야 한다).

발꿈치 조이기

찰리 채플린 자세

수영하는 다리 자세

수영 자세

## 상체 자세의 변형 방법

1. **초급**: 아래쪽 팔을 구부려 머리를 손으로 받치고, 위쪽 팔은 매트 위로 내려 자세를 지탱한다.

2. **중급**: 1번과 똑같은 자세를 취하되 위쪽 팔도 머리쪽으로 함께 구부린다(위쪽 팔로 매트를 잡지 못하기 때문에 자세의 안정이 훨씬 더 어렵다).

3. **중급**: 2번과 똑같은 자세를 취하되 흉곽을 매트 위로 들어준다.

4. **고급**: 흉곽을 매트 위로 들고, 상체를 팔뚝으로 받친다. 이러한 자세를 취하려면 광배근과 중둔근을 더 많이 이용해야 한다.

5. **목에 문제가 있는 사람**: 아래쪽 팔을 매트 위로 내려놓는다.

## 공통적인 정렬 요령 및 금기 사항

- 어깨와 엉덩이를 위로 세운 자세를 유지하고, 흔들지 않는다.
- 엉덩이가 크거나 허리가 가늘다면 허리를 매트에 내려놓고 싶은 유혹에 많이 시달린다. 엉덩이가 정면에 직각이 되도록 옆으로 눕는다.
- 다리와 골반의 연결 부위인 엉덩이 소켓에서 동작을 취하는 다리를 자유롭게 움직이고, 반면 상체는 고정된 상태로 유지한다.
- 손목이나 목에 압박감이 느껴지면 베개를 이용하거나 머리를 아래쪽 팔 위로 내린다.
- 양다리를 일정한 각도로 몸의 앞으로 가져가면 균형과 안정성을 높일 수 있다.

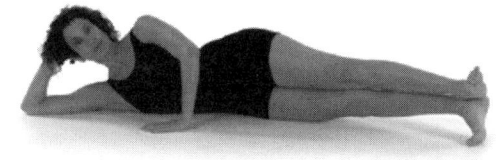

초급

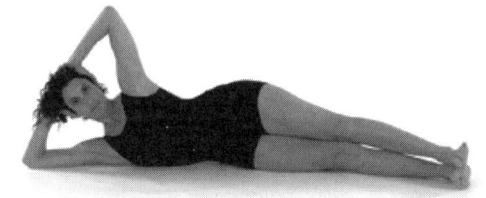

중급

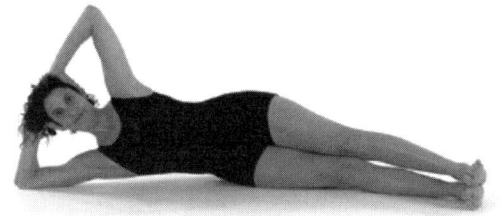

중급

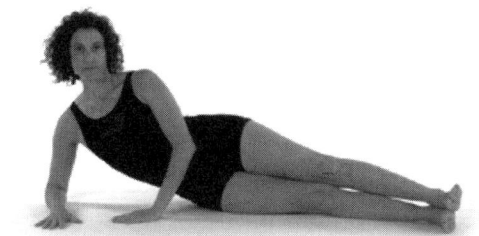

고급

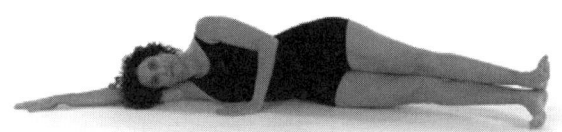

목에 문제가 있는 사람

# 사이드킥 시리즈: 평행 업/다운 side kick series: up/down in parallel 초급

**반복** 8회

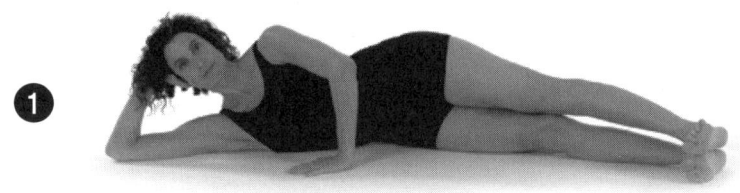

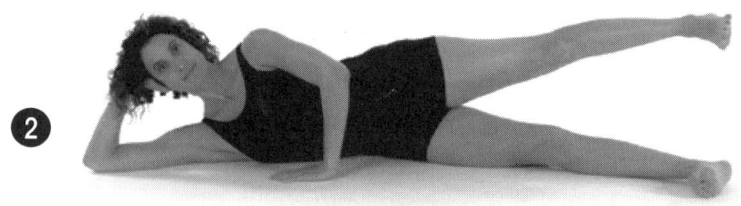

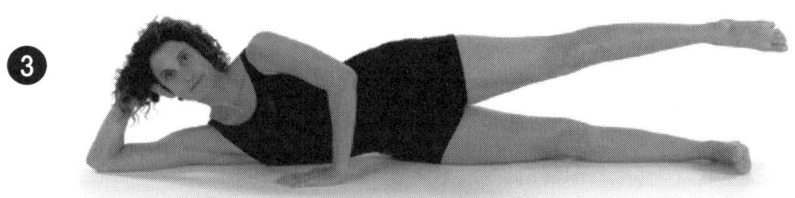

1. **시작 자세:** 옆으로 누워 다리는 평행이 되게 한다. 아래쪽 손으로 머리를 받치고 팔꿈치를 매트에 붙인다.

2. **호흡을 계속한다:** 위쪽 다리를 엉덩이 높이 정도로 든다. 발을 구부리고 발꿈치를 바깥으로 뻗는다. 다리를 멀리 뻗어 허리를 매트 위로 든다. 이 동작의 나머지 부분에서도 상체를 이와 같이 유지한다.

3. **호흡을 계속한다:** 발을 펴서 발끝을 길게 뻗는다.

들어준 다리를 다시 내려놓고 시작 자세로 돌아간다(처음과 달리 발을 바깥으로 멀리 뻗는다).

6회 더 반복한다. 발을 구부리고 피는 동작을 교대로 하고, 다리를 들어올리는 높이에 변화를 준다.

### 변형 동작 variation
- 변형 동작: 목이나 손목이 불편하면 머리를 매트 위로 내려놓는다(베개나 뻗어준 팔을 이용).
- 변형 동작: 평행 타원 자세: 위쪽 다리를 엉덩이 높이까지 들어주고 발목을 구부린다. 발꿈치를 이용하여 타원을 그리며 앞쪽으로 가져왔다 상체를 뒤로 가져간다. 이를 통하여 중둔군의 전방과 후방 섬유 조직을 단련한다.

### 목적과 대상 근육
- 엉덩이의 바깥 회전 때 상체의 안정화 방법 습득
- 중둔근 강화
- 대퇴골을 골반으로부터 분리하여 독립적으로 단련
- 임신부에게 효과가 좋음

### 요령 및 주의사항
- 어깨와 엉덩이를 위로 세운 자세를 유지하고, 흔들지 않는다.
- 엉덩이가 크거나 허리가 가늘다면 허리를 매트에 내려놓고 싶은 유혹에 많이 시달린다. 옆으로 누워 엉덩이는 정면에 직각이 되게 한다.
- 균형을 유지할 수 없으면 아래쪽 다리를 좀더 매트 위로 멀리 뻗어 안정을 기한다.
- 위쪽 엉덩이를 머리쪽으로 들지 않는다. 요방형근(QL)을 움직이지 않는다.
- 골반의 안정감을 느끼려면 위쪽 손을 엉덩이 위로 얹는다..

### 이미지
- 다리를 고정된 엉덩이로부터 멀리 뻗어주고 있다.

# 사이드킥 시리즈: 전방/후방 사이드킥 side kick series: fornt/back  초급

**반복** 10회

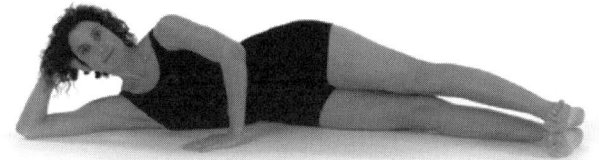

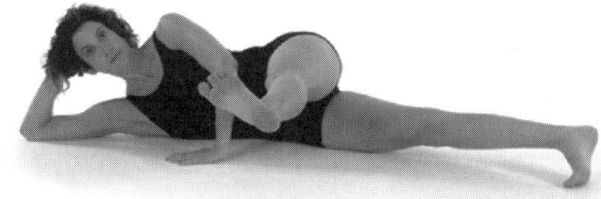

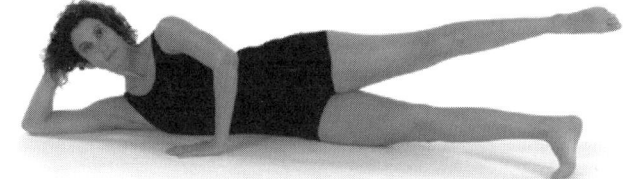

1. **시작 자세:** 옆으로 누워 엉덩이와 어깨를 직각이 되도록 한다. 아래쪽 손으로 머리를 받치고 팔꿈치를 매트에 붙인다. 다리 아래쪽 부분을 바깥으로 벌려 다리를 바깥으로 틀어준다(발끝을 구부려 다리를 지탱한다). 발꿈치는 한 데 모으고, 안정성 증대를 위해 약간 앞으로 가져간다.

2. **숨을 들이쉰다:** 위쪽 다리를 앞으로 차며, 한번 반동을 준다. 발은 구부린 상태로 유지하고, 다리를 엉덩이 높이로 유지한다. 골반 바닥을 이용하여 엉덩이의 착석뼈를 서로 당겨준다고 생각한다.

3. **숨을 내쉰다:** 위쪽 다리를 뒤로 차며 한번 반동을 주고 발을 똑바로 뻗는다. 둔근을 조여주고 배꼽을 안쪽으로 당기며 골반을 안으로 집어넣은 상태로 유지한다. 다리를 뒤로 찰 때 척추는 뻗지 않도록 한다

### 변형 동작 variation

- 변형 동작: 목이나 손목이 불편하다면 머리를 매트 위로 내려놓는다(베개나 뻗어준 팔을 이용).
- 변형 동작: 평행 사이드킥: 이 동작은 햄스트링을 더욱 효과적으로 단련해주며, 다리를 바깥으로 틀어줄 때보다 평행 상태에서는 둔근에 접근하기가 쉽지 않기 때문에 자세 안정이 더 어렵다. 평행 자세는 훈련 효과가 높은 좀더 '기능적'인 자세이며, 걸음걸이를 정확한 형태로 바꾸는 데 효과가 높다.

### 목적과 대상 근육
- 옆으로 누운 자세에서 상체의 안정화 방법 습득
- 중둔근, 대둔근, 엉덩이 굴근, 햄스트링 강화
- 햄스트링 스트레칭
- 대퇴골을 골반으로부터 분리하여 독립적으로 단련
- 임신부에게 효과가 좋음

### 요령 및 요령 및 주의사항
- 옆으로 누워 어깨와 엉덩이를 세우고, 흔들지 않는다.
- 엉덩이가 크거나 허리가 가늘다면 허리를 매트에 내려놓고 싶은 유혹에 많이 시달린다. 엉덩이는 정면에 대해 직각이 되게끔 위로 세운 상태로 유지한다.
- 다리를 앞뒤로 차줄 때 움직이는 다리를 엉덩이 높이로 유지한다.
- 다리를 뒤로 찰 때 척추를 뻗어주지 않도록 한다. 대신 둔근과 복근을 이용하여 골반을 안정적으로 유지한다(건강한 신체를 가진 일반인의 경우 다리는 뒤로 10~15도 정도 뻗어줄 수 있을 뿐이다. 그보다 더 멀리가고 있다면 엉덩이가 아니라 척추를 뻗어주고 있다고 보아야 한다).
- 다리를 차며 반동을 줄 때 상체의 안정에 영향이 미치지 않도록 주의한다. 반동을 줄 때는 안정을 취하기 어렵다. 따라서 그에 대비하도록 한다.
- 다리를 뒤로 뻗어줄 때 바깥으로 틀어준 상태를 그대로 유지한다. 그래야 다리를 평행으로 가져가기가 쉽다.
- 이번 동작은 대부분의 사람들에게 생각보다 어렵다. 자세를 완전히 고정시키고 위쪽 다리를 상체로부터 독립적으로 움직여야 한다(이 동작이 편하게 느껴진다면 동작을 제대로 취하고 있지 않을 가능성이 높다).

### 이미지
- 어깨와 엉덩이 위에 차가 가득 담긴 컵을 올려놓고 균형을 잡고 있다. 차를 쏟으면 안 된다!

## 사이드킥 시리즈: 사이드 자전거 자세 side kick series: bicycle  초급

**반복** 6회, 각 방향으로 3회

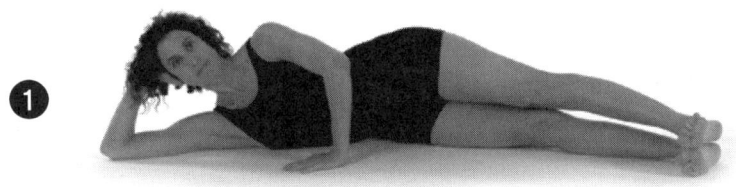

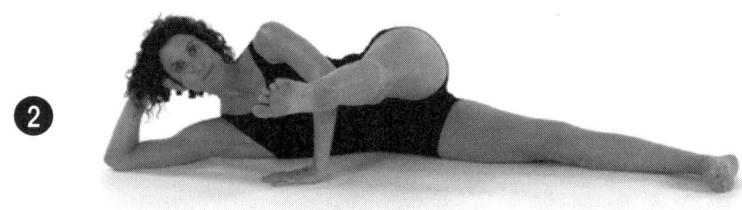

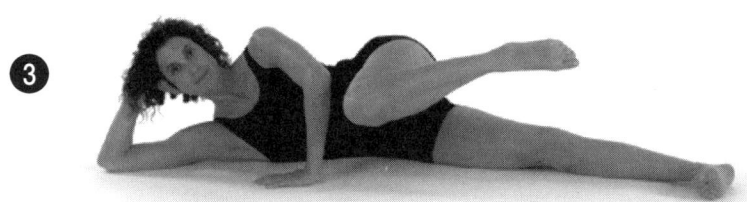

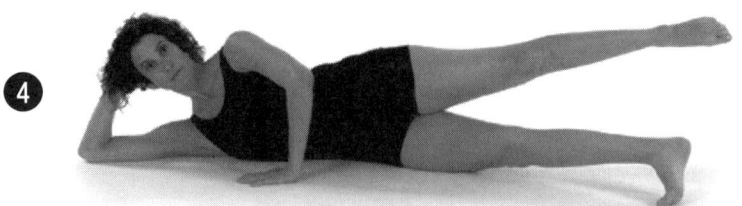

1 **시작 자세:** 옆으로 누워 어깨와 다리가 평행이 되게 위로 세운 형태가 되게 한다. 양발을 모으고 안정성 증대를 위해 약간 앞으로 위치시킨다. 아래쪽 손으로 머리를 받치고 팔꿈치는 매트에 붙인다. 위쪽 손으로 몸의 앞쪽에서 매트를 짚어 안정성을 확보한다.

2 **숨을 들이쉰다:** 위쪽 다리를 앞으로 찬다. 골반 바닥을 이용하여 엉덩이의 착석뼈를 서로 당겨준다고 생각한다.

3 **숨을 내쉰다:** 위쪽 다리의 무릎을 굽힌다.

4 **숨을 들이쉰다:** 다리를 뒤로 뻗고 척추를 고정한 상태로 유지한다. 둔근을 조이고 배꼽을 안쪽으로 당기며 골반을 안으로 집어넣은 상태로 유지한다. 다리를 뒤로 찰 때 척추는 뻗지 않도록 한다.

사이드 자전거 동작을 순서대로 2번 더 반복한다.

### 목적과 대상 근육
- 옆으로 누운 자세에서 상체의 안정화 방법 습득
- 중둔근, 대둔근, 엉덩이 굴근 강화
- 대퇴골을 골반으로부터 분리하여 독립적으로 단련

### 요령 및 요령 및 주의사항
- 어깨와 엉덩이를 위로 세운 자세를 유지하고, 흔들지 않는다.
- 엉덩이가 크거나 허리가 가늘다면 허리를 매트에 내려놓고 싶은 유혹에 많이 시달린다. 엉덩이는 정면에 대해 직각이 되도록 위로 세운 상태로 유지한다.
- 항상 움직이는 다리를 엉덩이 높이로 유지한다.
- '자전거 타는 동작'을 취할 때 상체가 흔들리지 않도록 주의한다.
- 다리를 뒤로 찰 때 척추를 뻗지 않도록 한다. 대신 둔근과 복근을 이용하여 골반을 안정시킨다.

### 이미지
- 몸 뒤쪽에서 발로 볼을 잡고 있다가 앞으로 걷어찬다.

# 사이드킥 시리즈: 사이드 자전거 자세

초급

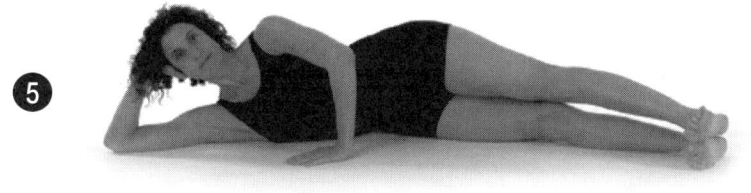

⑤

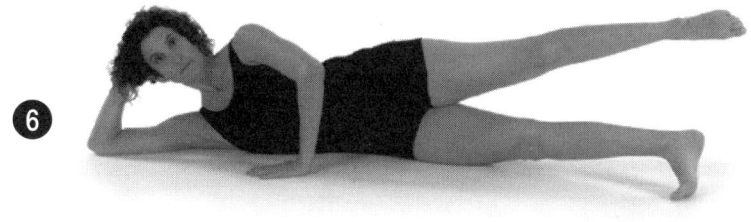

⑥

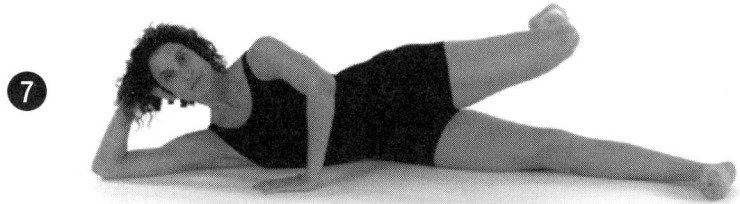

⑦

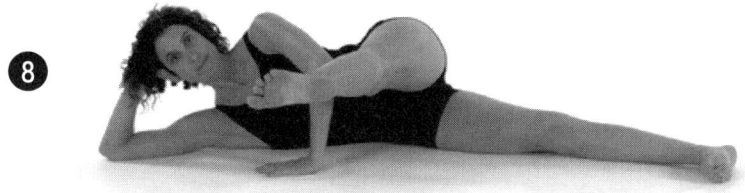

⑧

5 **숨을 내쉰다:** 다리를 한 데 모으고 방향을 반대로 바꾼다.

6 **숨을 들이쉰다:** 위쪽 다리를 뒤로 차고 척추를 고정한 상태로 유지한다.

7 **숨을 내쉰다:** 위쪽 다리의 무릎을 굽히고, 발꿈치를 엉덩이쪽으로 뻗는다. 발꿈치와 엉덩이 사이의 커다란 볼을 발로 잡고 있다고 생각한다.

8 **숨을 들이쉰다:** 위쪽 다리를 앞으로 차며 볼을 앞으로 날려보낸다고 상상한다.

반대 방향으로 사이드 자전거 자세를 순서대로 2회 더 반복한다.

정반대로 방향 전환

### 변형 동작 variation

- 연계 동작: 전방/후방 사이드킥 자세
- 변형 동작: 목이나 손목이 불편하다면 머리를 매트 위로 내려놓는다(베개나 뻗어준 팔을 이용).

## 사이드킥 시리즈: 엉덩이 걷어차기 side kick series: butt cruncher    초급

**반복** 각 방향으로 1회

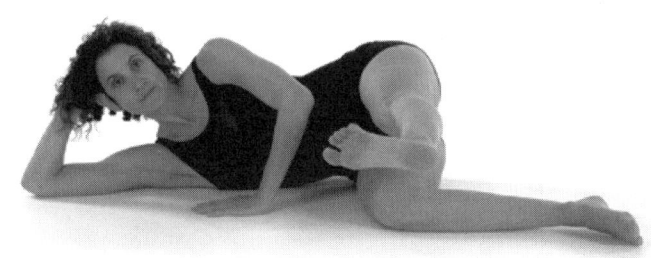

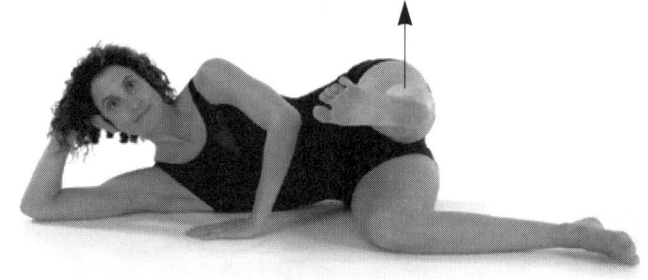

1. **시작 자세:** 옆으로 누워 엉덩이와 어깨를 위로 세운다. 아래쪽 손으로 머리를 받치고 팔꿈치는 매트에 붙인다. 양쪽 무릎을 앞으로 90도 각도로 굽힌다. 엉덩이 높이에서 위쪽 다리를 앞으로 똑바로 뻗고, 발은 구부린다.

2. **호흡을 계속한다:** 발꿈치를 위로 움직이며 8회 반동을 준다. 발꿈치로 8회에 걸쳐 원을 그린다. 반대 방향으로 8회에 걸쳐 원을 그린다.

중둔근의 휴식을 위하여 아래쪽 다리 들기 자세로 넘어간다.

### 변형 동작 variation
- 변형 동작: 목이나 손목이 불편하다면 머리를 매트 위로 내려놓는다(베개나 팔을 이용).

#### 목적과 대상 근육
- 중둔근 강화
- 대퇴골을 골반으로부터 분리하여 독립적으로 단련
- 임신부에게 효과가 좋음

#### 요령 및 주의사항
- 어깨와 엉덩이를 위로 세운 자세를 유지하고, 흔들지 않는다.
- 엉덩이가 크거나 허리가 가늘다면 허리를 매트에 내려놓고 싶은 유혹에 많이 시달린다. 엉덩이는 정면에 대해 직각이 되게끔 위로 세운 상태로 유지한다.
- 다리로 반동을 주는 자세가 상체의 안정을 해치지 않도록 주의한다. 반동을 주는 동작은 안정을 유지하기 어렵게 만든다. 그에 미리 대비한다.
- 발꿈치를 앞으로 뻗어줄 때 착석뼈 윗부분을 뒤로 뻗어준다고 생각한다. 이는 햄스트링을 스트레칭해줄 뿐만 아니라 엉덩이를 직각으로 유지하고 골반을 중립으로 유지하는 데 도움이 된다.

#### 이미지
- 발꿈치로 원을 그린다.

# 사이드킥 시리즈: 아래쪽 다리 들기 side kick series: lower leg lifts 　　　초급　125

**반복　10회**

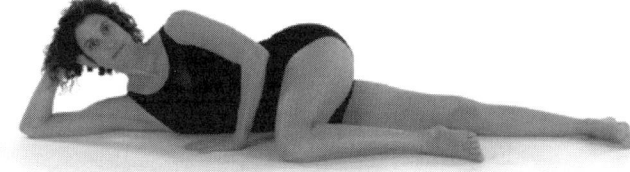

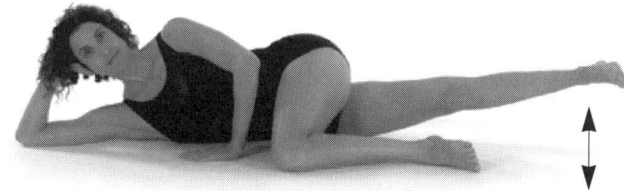

1. **시작 자세:** 옆으로 누워 엉덩이와 어깨를 위로 세운다. 아래쪽 손으로 머리를 받치고 팔꿈치는 매트에 붙인다. 위쪽 무릎을 굽혀 몸의 앞쪽 매트 위로 내려놓는다. 아래쪽 다리는 똑바로 뻗어서 상체와 일직선이 되도록 해주고, 발은 구부려준다.

2. **호흡을 계속한다:** 아래쪽 다리를 가능한한 위로 높이 들어올린다. 이때 엉덩이는 위로 세운 상태를 그대로 유지하고, 골반은 중립으로 유지한다.

움직이는 다리를 아래쪽으로 낮추되 매트에 닿을 정도로 완전히 낮추진 않도록 한다.

"위"로 올리는 동작에 초점을 맞추어 상하 이동 동작을 10회 반복한다.

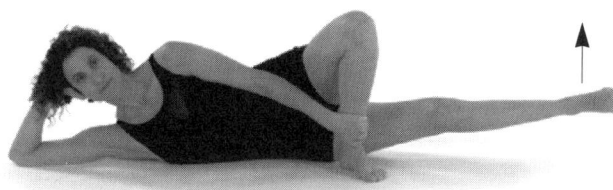

변형 동작: 위쪽 다리를 잡고 스트레칭하기

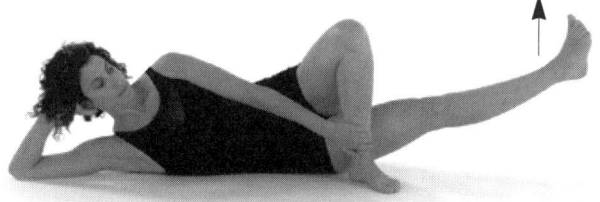

변형 동작: VMO-안으로 회전시키기

## 변형 동작 variation

- 변형 동작: 목이나 손목이 불편하다면 머리를 매트 위로 내려놓는다(베개나 뻗어준 팔을 이용).
- 변형 동작: VMO(내측광근) 단련을 위한 아래쪽 다리 들기: 아래쪽 다리를 안쪽으로 틀어주고(그러면 발끝이 천정으로 향하게 된다), 이러한 자세에서 다리로 반동을 주는 동작을 실시한다. 그러면 내측사두근의 움직임을 실질적으로 느낄 수 있다.

### 목적과 대상 근육
- 옆으로 누운 자세에서 상체 안정화 방법 습득
- 내전근 강화
- 대퇴골을 골반으로부터 분리하여 독립적으로 단련
- 임신부에게 효과가 좋음

### 요령 및 주의사항
- 어깨와 엉덩이를 위로 세운 자세를 유지하고, 흔들지 않는다.
- 엉덩이가 크거나 허리가 가늘다면 허리를 매트에 내려놓고 싶은 유혹에 많이 시달린다. 엉덩이는 정면에 대해 직각이 되게끔 위로 세운 상태로 유지한다.
- 다리로 반동을 주는 자세가 상체의 안정을 해치지 않도록 주의한다. 반동을 주는 동작은 안정을 유지하기 어렵게 만든다. 그에 미리 대비한다.
- 동작을 물흐르듯 가져간다. 다리를 "급하게 흔들지" 않는다. 그보다는 발꿈치를 뻗어주며 다리를 부드럽게 위로 들어올린다.
- 다리를 상체와 일직선으로 유지한다. 많은 사람들이 다리를 너무 앞으로 가져간다. 그러면 어느 정도 내전근의 동작을 위해 엉덩이 내전근을 사용해야 하기 때문에 잘못된 동작이 된다.

### 이미지
- 아래쪽 다리에 아령을 달아놓았다.

# 사이드킥 시리즈: 발레 동작 카브리올 자세 side kick series: cabriolet  초급

**반복** 10회

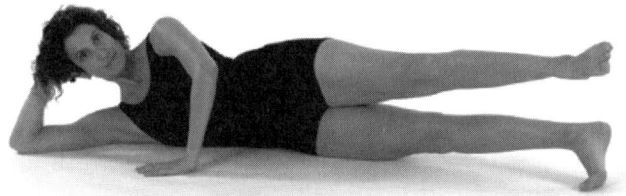

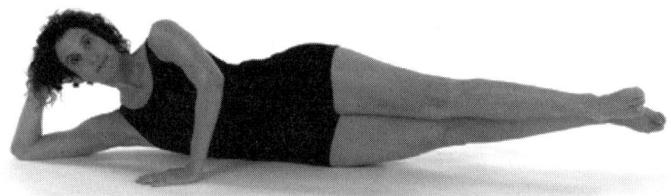

**1 시작 자세:** 옆으로 누워 엉덩이와 어깨를 위로 세운다. 아래쪽 손으로 머리를 받쳐주고 팔꿈치는 매트에 붙여준다. 두 다리를 바깥으로 틀어주고, 아래쪽 다리는 "걷고 있는 듯한" 자세를 취한다(발끝을 구부려 몸을 받쳐준다). 위쪽 다리를 엉덩이보다 약간 더 높게 들어주고 바깥으로 틀어준 상태를 유지한다.

**숨을 들이쉬며 다음을 준비한다**

**2 호흡을 계속한다:** 아래쪽 다리를 위로 들어주고 위쪽 다리를 앞쪽으로 엇갈리게 겹쳐준다. 이어 재빨리 다리를 "바꾸어" 아래쪽 다리를 뒤로 가져간다(도약하며 발을 바꾸어주는 발레의 카브리올 자세와 비슷하다). 이러한 빠른 전후방 이동 동작을 계속하면서 상체를 고정시켜 주고 동작을 주의깊게 취한다.

### 변형 동작 variation

- 변형 동작: 목이나 손목이 불편하다면 머리를 매트 위로 내려놓는다(베개나 뻗어준 팔을 이용).
- 연계 동작: 아래쪽 다리 들기

### 목적과 대상 근육
- 옆으로 누운 자세에서 상체 안정화 방법 습득
- 중둔근, 엉덩이 회전근, 내전근 강화

### 요령 및 주의사항
- 어깨와 엉덩이를 위로 세운 자세를 유지하고, 흔들지 않는다.
- 엉덩이가 크거나 허리가 가늘다면 허리를 매트에 내려놓고 싶은 유혹에 많이 시달린다. 엉덩이는 정면에 대해 직각이 되게끔 위로 세운 상태로 유지한다.
- 둔근과 복근을 이용하여 골반을 안정시킨다.
- 다리로 반동을 주는 자세가 상체의 안정을 해치지 않도록 주의한다. 반동을 주는 동작은 안정을 유지하기 어렵게 만든다. 그에 미리 대비한다.
- 엉덩이를 바깥으로 틀어준 자세를 그대로 유지한다.

### 이미지
- 옆으로 누워서 발레의 도약하며 "발바꾸기" 동작을 취하고 있다.

# 사이드킥 시리즈: 아래쪽 다리로 박자 맞추기 side kick series: lower leg beats    초급

**반복** 10회

1. **시작 자세:** 옆으로 누워 엉덩이와 어깨를 위로 세운다. 아래쪽 손으로 머리를 받쳐주고 팔꿈치는 매트에 붙여준다. 다리는 평행이 되도록 해주고, 이 또한 위로 세운 형태가 되게끔 해준다. 아울러 아주 약간 몸의 앞으로 가져간다. 위쪽 다리를 엉덩이보다 약간 높게 위로 들어준다.

**숨을 들이쉬며 다음을 준비한다**

2. **호흡을 계속한다:** 아래쪽 다리를 위로 빠르게 들어올려 두 다리의 허벅지 안쪽을 서로 붙여준다. 아래쪽 다리를 낮추었다 들어주는 동작을 9회 더 반복한다. "위"로 들어올리는 동작에 초점을 맞추고 위쪽 다리를 고정된 상태로 유지한다.

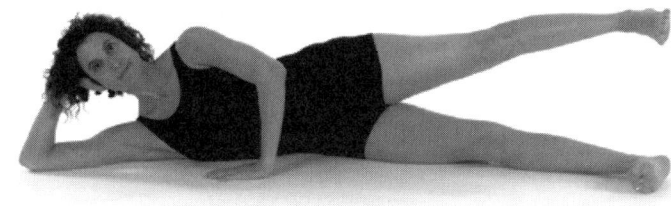

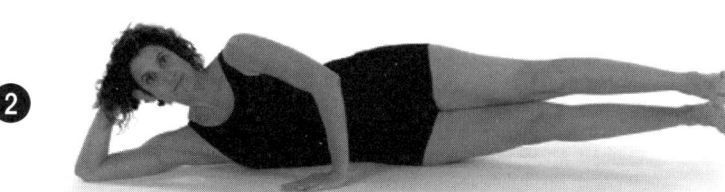

### 변형 동작 variation
- 연계 동작: 아래쪽 다리 들기
- 변형 동작: 목이나 손목이 불편하다면 머리를 매트 위로 내려놓는다(베개나 뻗어준 팔을 이용).
- 변형 동작: 양다리 들어주기: 양쪽 다리를 하나로 모은 자세로 시작하여 두 다리를 모두 동시에 위로 들어올린다. 다리를 약간 몸의 앞쪽으로 유지하여 복사근을 단련한다.

### 목적과 대상 근육
- 옆으로 누운 자세에서 상체 안정화 방법 습득
- 중둔근, 대둔근, 허벅지 안쪽 근육 강화

### 요령 및 주의사항
- 어깨와 엉덩이를 위로 세운 자세를 유지하고, 흔들지 않는다.
- 엉덩이가 크거나 허리가 가늘다면 허리를 매트에 내려놓고 싶은 유혹에 많이 시달린다. 엉덩이는 정면에 대해 직각이 되게끔 위로 세운 상태로 유지한다.
- 둔근과 복근을 이용하여 골반을 안정시킨다.
- 다리로 반동을 주는 자세가 상체의 안정을 해치지 않도록 주의한다. 반동을 주는 동작은 안정을 유지하기 어렵게 만든다. 그에 미리 대비한다.

### 이미지
- 위쪽 다리를 엉덩이 바깥으로 길게 뻗어준다.

# 사이드킥 시리즈: 대합조개 자세 side kick series: clam 초급

**반복** 10회

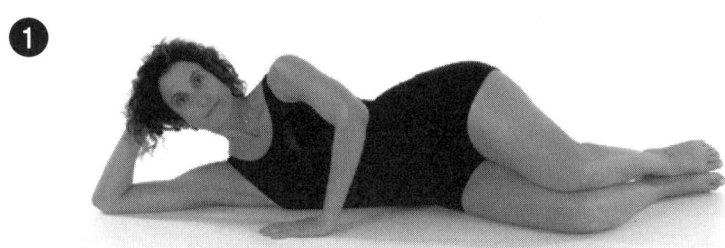

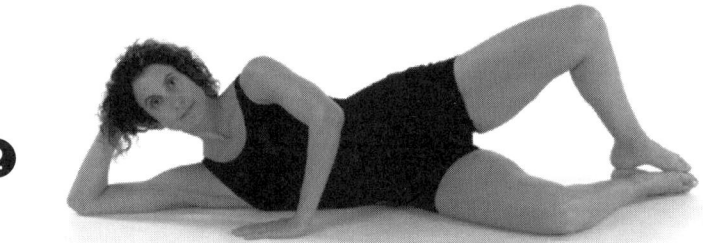

1 **시작 자세:** 옆으로 누워 엉덩이와 어깨를 위로 세운다. 아래쪽 손으로 머리를 받치고 팔꿈치는 매트에 붙인다. 다리를 구부리고 발꿈치를 붙여 척추와 일직선으로 나란히 놓는다(무릎은 앞쪽으로 놓는다).

**숨을 들이쉬며 다음을 준비한다**

2 **숨을 내쉰다:** 복부를 이용하여 골반을 중립 상태로 안정시키고, 대퇴골을 바깥으로 틀어서 무릎이 천정 방향으로 원호를 이루게 한다(발꿈치는 계속 붙인 상태로 유지). 대퇴골을 무릎 방향이 아니라 엉덩이 부위로 떨어뜨려준다고 상상한다. 이 동작에서는 내전근이 아니라 엉덩이 회전 동작에 초점을 맞추어야 한다.

**숨을 들이쉰다:** 시작 자세로 돌아가서 골반 중립 상태를 유지한다.

### 변형 동작 variation
- 변형 동작: 목이나 손목이 불편하다면 머리를 매트 위로 내려놓는다(베개나 뻗어준 팔을 이용).
- 변형 동작: 대합조개 II: 대합조개 동작을 기본으로 삼고, 대신 시작 자세를 엉덩이를 뻗어준 형태로 바꾼다(골반은 중립으로 유지). 아울러 양발은 몸 뒤쪽으로 둔다. 이는 대둔근와 "최심부" 회전근의 아래쪽 섬유 조직을 강화하는데 그 목적이 있다.

### 목적과 대상 근육
- 옆으로 누운 자세에서 상체 안정화 방법 습득
- 대둔근, '최심부' 회전근, 특히 이상근 강화

### 요령 및 주의사항
- 어깨와 엉덩이를 위로 세운 자세를 유지하고, 흔들지 않는다.
- 엉덩이가 크거나 허리가 가늘다면 허리를 매트에 내려놓고 싶은 유혹에 많이 시달린다. 엉덩이는 정면에 대해 직각이 되게끔 위로 세운다.
- 다리를 틀어줄 때 골반을 아래로 내리거나 뒤로 흔들지 않는다. 동작의 범위가 작을 경우엔 압박감이 심할 수 있지만 이 동작으로부터 큰 효과를 거둘 수 있다.
- 복근을 이용하여 골반을 안정시킨다.
- 대퇴골은 엉덩이 소켓쪽으로 가져와 엉덩이 굴근을 유연하게 유지하고 회전근이 동작을 수행할 수 있도록 해준다.

### 이미지
- 다리를 대합조개처럼 벌렸다 닫아준다.

# 사이드킥 시리즈: 업/다운하기 side kick series: up/down in turn out  초급

**반복** 6~8회

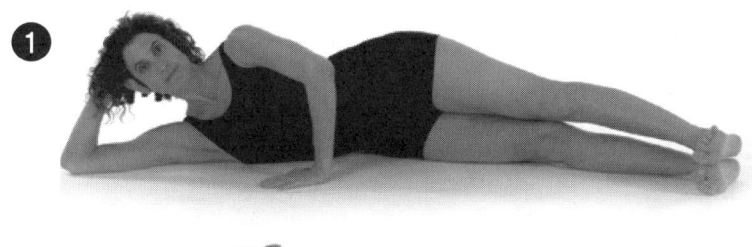

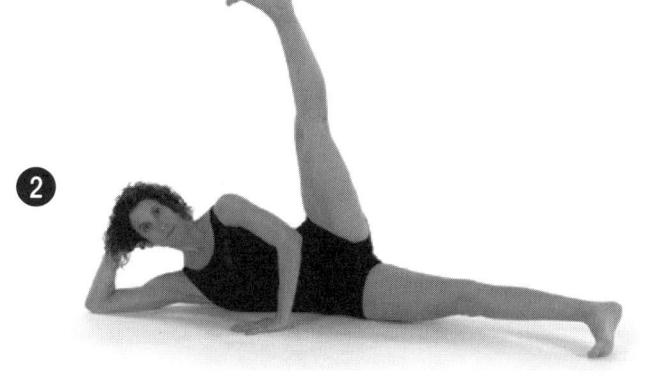

1. **시작 자세:** 옆으로 누워 엉덩이와 어깨를 위로 세운다. 아래쪽 손으로 머리를 받쳐주고 팔꿈치는 매트에 붙여준다. 두 다리를 바깥으로 틀어주고, 아래쪽 다리는 "걷고 있는 듯한" 자세를 취한다(발끝을 구부려 몸을 받쳐준다). 발꿈치를 모으고 약간 몸의 앞으로 위치시켜 안정성을 높여준다.

2. **숨을 들이쉰다:** 위쪽 다리를 귀쪽 방향을 향하여 위로 차준다. 발끝을 뻗어주고, 바깥으로 틀어준 상태로 유지한다. 위쪽 엉덩이는 계속 고정시켜 준다(다리의 동작을 따라 위쪽 엉덩이를 함께 들어주지 않도록 한다).

3. **숨을 내쉰다:** 위로 들어준 상태에서 발끝을 당긴 뒤 시작 자세로 돌아와 발끝을 길게 뻗어준다.

### 변형 동작 variation

- 변형 동작: 목이나 손목이 불편하다면 머리를 매트 위로 내려놓는다(베개나 뻗어준 팔을 이용).

### 목적과 대상 근육
- 옆으로 누운 자세에서 상체 안정화 방법 습득
- 중둔군, 엉덩이 회전근, 굴근, 내전근 강화(다리를 내릴 때)
- 엉덩이 내전근 스트레칭(다리를 위로 올릴 때)
- 대퇴골을 골반으로부터 분리하여 독립적으로 단련

### 요령 및 주의사항
- 어깨와 엉덩이를 위로 세운 자세를 유지하고, 흔들지 않는다.
- 엉덩이가 크거나 허리가 가늘다면 허리를 매트에 내려놓고 싶은 유혹에 많이 시달린다. 엉덩이는 정면에 대해 직각이 되게끔 위로 세운 상태로 유지한다.
- 다리를 들어올릴 때 급하게 올리지 않도록 주의한다. 높이 차올리지 못하는 경우에도 중둔근에 큰 압박감을 느낄 수 있다.

### 이미지
- 내전근을 이용하여 다리로 바닥을 천천히 눌러주고 있다.

# 사이드킥 시리즈: 발레 동작 데벨로뻬 자세 side kick series: développé 　　초급

**반복** 반복 6회, 3회 반복후 방향 전환

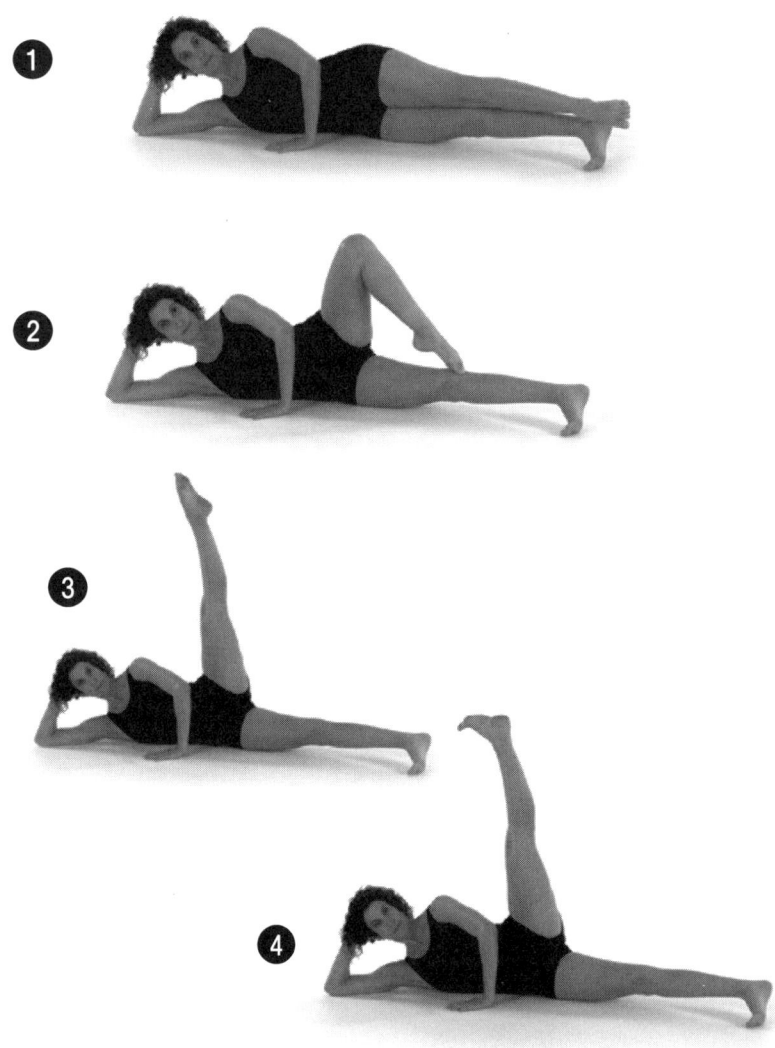

1 **시작 자세:** 옆으로 누워 엉덩이와 어깨를 위로 세운다. 아래쪽 손으로 머리를 받쳐주고 팔꿈치는 매트에 붙여준다. 두 다리를 바깥으로 틀어주고, 아래쪽 다리는 "걷고 있는 듯한" 자세를 취한다(발끝을 구부려 몸을 받쳐줌). 발꿈치를 모으고 약간 몸의 앞으로 위치시켜 안정성을 높여준다.

2~3 **숨을 들이쉰다:** 위쪽 발을 펴주고 위쪽 무릎을 구부려 천정쪽으로 들어준다. 동시에 엄지 발가락을 허벅지 안쪽까지 위로 끌어당긴다. 이때 다리는 바깥으로 틀어준 상태로 유지하고, 골반은 고정된 상태로 유지한다(다리의 동작을 따라 위쪽 엉덩이를 함께 들어주지 않도록 한다). 위쪽 다리를 위로 최대로 뻗어주고, 발끝을 하늘로 뻗어준다.

4 **숨을 내쉰다:** 위로 최대로 틀어준 상태에서 발을 구부려주고 시작 자세로 돌아온다. 허벅지 안쪽을 이용하여 발꿈치를 길게 뻗어준다.

3회 반복후 방향을 반대로 바꾼다. 발을 구부려준 상태로 위쪽 다리를 위로 차주고, 이어 최대로 뻗어준 상태에서 발끝을 똑바로 펴준다. 무릎을 구부려 엄지 발가락을 무릎 안쪽으로 가져간다. 허벅지 안쪽으로 끌어다 놓았다가 시작 자세로 돌아간다.

### 변형 동작 variation
- 연계 동작: 업/다운하기
- 변형 동작: 목이나 손목이 불편하다면 머리를 매트 위로 내려놓는다(베개나 뻗어준 팔을 이용).

### 목적과 대상 근육
- 옆으로 누운 자세에서 상체 안정화 방법 습득
- 중둔근, 대둔근, 엉덩이 굴근, 내전근, 회전근 강화
- 허벅지 안쪽을 스트레칭해주며 부드럽게 단련시킨다

### 요령 및 주의사항
- 어깨와 엉덩이를 위로 세운 자세를 유지하고, 흔들지 않는다.
- 엉덩이가 크거나 허리가 가늘다면 허리를 매트에 내려놓고 싶은 유혹에 많이 시달린다. 엉덩이는 정면에 대해 직각이 되게끔 위로 세운 상태로 유지한다.
- 다리를 들어올릴 때 엉덩이를 함께 움직이지 않는다. 다리를 높이 차올리지 못하는 경우에도 중둔근에 큰 압박감이 느껴진다.
- 아래쪽에서 무엇인가가 막고 있다고 상상하며 그 막고 있는 것을 눌러준다. 이 동작을 취할 때 내전근을 적극 활용한다.

### 이미지
- 나는 로케트다.

# 사이드킥 시리즈: 8자 그리기 side kick series: figure 8

초급

**반복** 8회, 방향을 바꾸어 4회씩 실시

❶
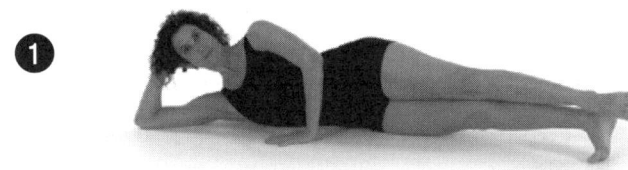

❷
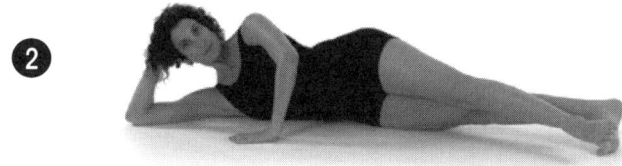

❸
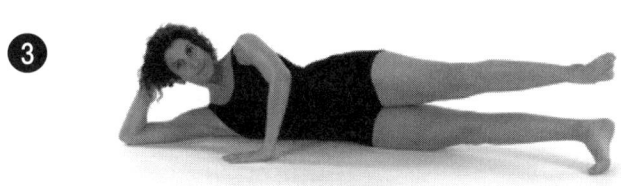

❹
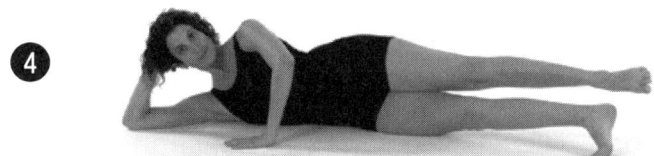

**1** 시작 자세: 옆으로 누워 엉덩이와 어깨를 위로 세운다. 아래쪽 손으로 머리를 받쳐주고 팔꿈치는 매트에 붙여준다. 두 다리를 바깥으로 틀어주고, 아래쪽 다리는 "걷고 있는 듯한" 자세를 취한다(발끝을 구부려 몸을 받쳐준다). 발꿈치를 모으고 약간 몸의 앞으로 위치시켜 안정성을 높여준다.

**2~3** 숨을 들이쉰다: 위쪽 발을 앞으로 가져와 아래로 낮추면서 앞쪽으로 원을 그림으로써 엄지 발가락으로 숫자 8을 그린다.

**4** 숨을 내쉰다: 위쪽 발을 뒤로 가져가 아래로 낮추면서 뒤쪽으로 원을 그림으로써 숫자 8 그리기를 완성한다.

숫자 8을 3회 더 그리고 방향을 반대로 바꾼다(앞으로 가져와 낮추었다가 위로 들어올리고, 뒤로 가져가 낮추었다가 다시 위로 들어올린다).

### 변형 동작 variation
- 변형 동작: 목이나 손목이 불편하다면 머리를 매트 위로 내려놓는다(베개나 뻗어준 팔을 이용).
- 변형 동작: 작은 원그리기: 숫자 8을 그리는 것이 혼란스럽다면 엉덩이 높이에서 다리를 바깥으로 틀어준 상태로 유지하며 발꿈치로 작은 원을 그린다. 10회 반복하고, 방향을 반대로 바꾼다.
- 변형 동작: 다리를 앞으로 가져올 때 움직이는 다리를 안쪽으로 틀어줌으로써 동작의 범위를 증대시킨다.

### 목적과 대상 근육
- 옆으로 누운 자세에서 상체 안정화 방법 습득
- 중둔근, 대둔근 강화
- 대퇴골을 골반으로부터 분리하여 독립적으로 단련
- 임신부에게 효과가 좋음

### 요령 및 주의사항
- 어깨와 엉덩이를 위로 세운 자세를 유지하고, 흔들지 않는다.
- 엉덩이가 크거나 허리가 가늘다면 허리를 매트에 내려놓고 싶은 유혹에 많이 시달린다. 엉덩이는 정면에 대해 직각이 되게끔 위로 세운 상태로 유지한다.
- 뒤로 원을 그릴 때 척추를 뻗어주지 않도록 한다. 대신 둔근과 복근을 이용하여 골반을 안정시킨다.
- 다리를 뒤로 가져갈 때 바깥으로 틀어준 상태를 유지한다. 이때는 다리가 평행이 되기 쉽다.

### 이미지
- 엄지 발가락으로 8자를 그린다.

# 사이드킥 시리즈: 대형 가위 자세 side kick series: big scissors 중급

**반복** 10회

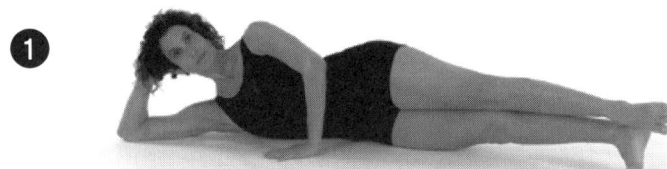

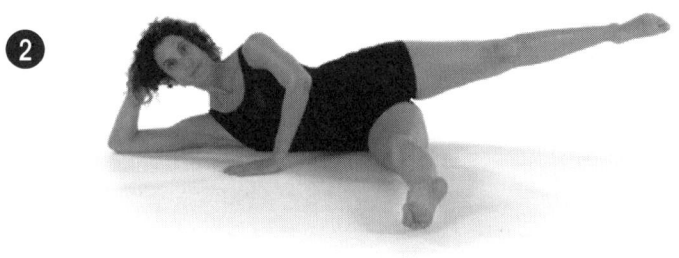

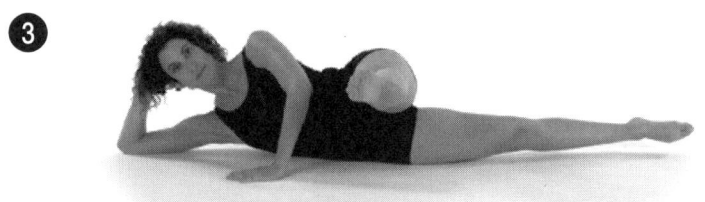

1. **시작 자세:** 옆으로 누워 엉덩이와 어깨를 위로 세운다. 아래쪽 손으로 머리를 받쳐주고 팔꿈치는 매트에 붙여준다. 두 다리를 바깥으로 틀어주고, 아래쪽 다리는 "걷고 있는 듯한" 자세를 취한다(발끝을 구부려 몸을 받쳐준다). 발꿈치를 모으고 약간 몸의 앞으로 위치시켜 안정성을 높여준다.

숨을 들이쉬며 다음을 준비한다.

2. **숨을 내쉰다:** 가위처럼 다리를 벌려주고, 엉덩이는 바깥으로 틀어준 상태로 유지한다. 위쪽 다리는 앞으로 최대로 뻗어주고, 아래쪽 다리는 상체를 움직이지 않을 수 있는 한도내에서 뒤로 뻗어준다.

3. **숨을 들이쉰다:** 다리를 바꾸어 반복한다. 상체를 고정시킨 상태로 유지한다.

### 변형 동작 variation

- 연계 동작: 사이드킥 동작
- 변형 동작: 목이나 손목이 불편하다면 머리를 매트 위로 내려놓는다(베개나 뻗어준 팔을 이용).
- 변형 동작: 대형 가위 자세는 다리를 평행으로 위치시키고 해도 된다. 이는 햄스트링을 더욱 단련시켜 주며, 평행 상태에서는 바깥으로 틀어주었을 때보다 둔근에 접근하기 어렵기 때문에 자세의 안정을 확보하기가 어렵다. 평행 자세는 좀더 운동의 "효율이 높은" 자세이며, 걸음걸이의 형태에 직접적인 영향을 미친다.

### 목적과 대상 근육
- 옆으로 누운 자세에서 상체 안정화 방법 습득
- 중둔근, 대둔근, 엉덩이 내전근, 굴근 강화

### 요령 및 주의사항
- 어깨와 엉덩이를 위로 세운 자세를 유지하고, 흔들지 않는다.
- 엉덩이가 크거나 허리가 가늘다면 허리를 매트에 내려놓고 싶은 유혹에 많이 시달린다. 엉덩이는 정면에 대해 직각이 되게끔 위로 세운 상태로 유지한다.
- 다리를 앞뒤로 차줄 때 엉덩이 높이로 유지한다.
- 다리를 뒤로 차줄 때 척추를 뻗어주지 않는다. 대신 둔근과 복근을 이용하여 골반을 안정시킨다.
- 다리의 움직임이 상체의 안정을 해치지 않도록 한다.
- 다리를 뒤로 뻗어줄 때 바깥으로 틀어준 상태를 유지한다. 이때는 다리가 평행 상태로 돌아가기 쉽다.

### 이미지
- 다리를 길게 뻗어 두꺼운 공기를 잘라내고 있다.

# 사이드킥 시리즈: 발레 동작 롱드쟝브 자세 side kick series: rond de jambe 고급

**반복** 각 방향으로 3회

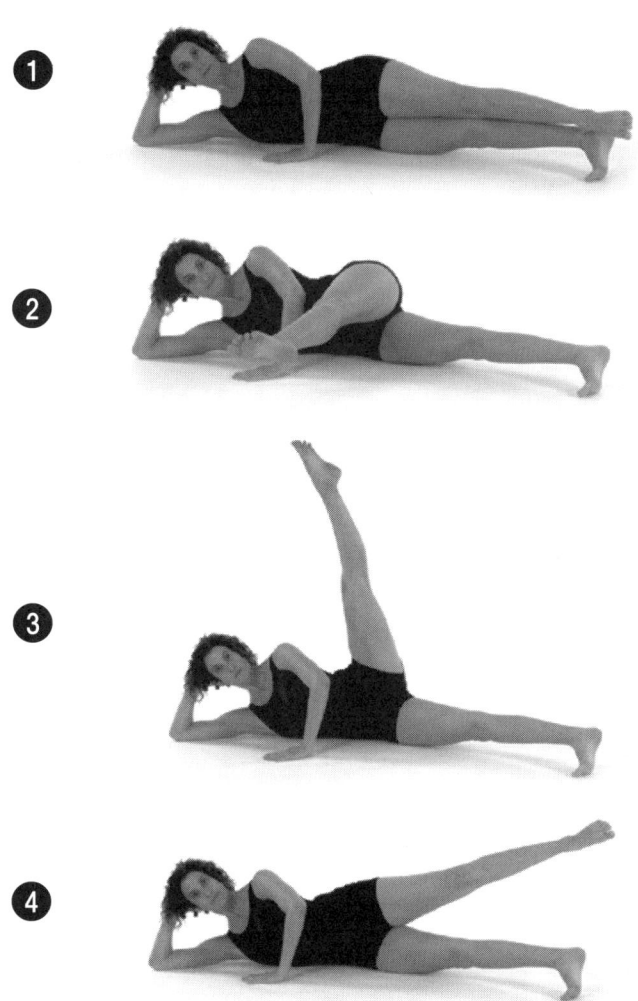

**1 시작 자세:** 옆으로 누워 아래쪽 손으로 머리를 받치고 팔꿈치는 매트에 붙인다. 두 다리를 바깥으로 틀고, 아래쪽 다리는 발끝을 구부려 몸을 받친다. 발꿈치를 모으고 약간 몸의 앞으로 위치시켜 안정성을 높인다.

**숨을 들이쉬며 다음을 준비한다.**

**2 숨을 내쉰다:** 위쪽 다리를 앞으로 가져가고, 바깥으로 틀어준 상태를 유지한다(무릎을 하늘쪽으로 틀어준다고 생각한다).

**3 숨을 들이쉰다:** 다리를 하늘로 올려 계속 원을 그린다. 다리를 가장 크게 바깥으로 틀어준다.

**4 숨을 내쉰다:** 다리를 뒤로 뻗고, 엉덩이를 똑바로 세우며, 다리를 바깥으로 튼다. 측면에서 뒤로 갈 때는 좌골 윗부분을 앞으로 옮겨 엉덩이를 직각으로 유지한다. 둔근을 조이고 배꼽을 안쪽으로 당겨 다리를 뒤로 뻗을 때 골반을 비교적 집어넣은 자세로 유지한다(이때 척추는 뻗지 않는다). 엉덩이는 10~15도 정도 움직일 수 있으므로 다리를 너무 뒤로 뻗어주지 않도록 한다. 그러면 척추를 함께 뻗어주지 않을 수 없다.

**숨을 들이쉰다:** 완전히 원을 그린 뒤 시작 자세로 돌아가서 매끄럽게 다음 반복으로 들어간다.

3회 반복하고 방향을 반대로 바꾼다.

### 변형 동작 variation
- 연계 동작: 전방/후방 사이드킥, 업/다운하기
- 변형 동작: 목이나 손목이 불편하다면 머리를 매트 위로 내려놓는다(베개나 뻗어준 팔을 이용).

### 목적과 대상 근육
- 옆으로 누운 자세에서 상체 안정화 방법 습득
- 중둔근, 대둔근, 엉덩이의 외회전근 강화
- 엉덩이의 동작 범위 훈련

### 요령 및 주의사항
- 어깨와 엉덩이를 위로 세운 자세를 유지하고, 흔들지 않는다.
- 엉덩이가 크거나 허리가 가늘다면 허리를 매트에 내려놓고 싶은 유혹에 많이 시달린다. 엉덩이는 정면에 대해 직각이 되게끔 위로 세운 상태로 유지한다.
- 다리를 들어올릴 때 엉덩이를 함께 들어올리지 않는다. 높이 차주지 않아도 중둔근에 큰 압박감이 느껴진다.
- 다리를 뒤로 뻗어줄 때 척추는 뻗어주지 않는다. 대신 둔근과 복근을 이용하여 골반을 안정시킨다.
- 다리를 뒤로 가져갈 때 바깥으로 틀어준 상태를 유지한다. 이때는 다리가 평행 상태로 돌아가기 쉽다.

### 이미지
- 누군가 나의 발목을 잡고 고정된 엉덩이로부터 다리를 길게 잡아당겨 주고 있어 다리가 깃털처럼 가볍다.

## 엎드린 자세의 둔근 시리즈: 발꿈치 조이기  prone glute series: heel squeezes   초급

**반복** 10회

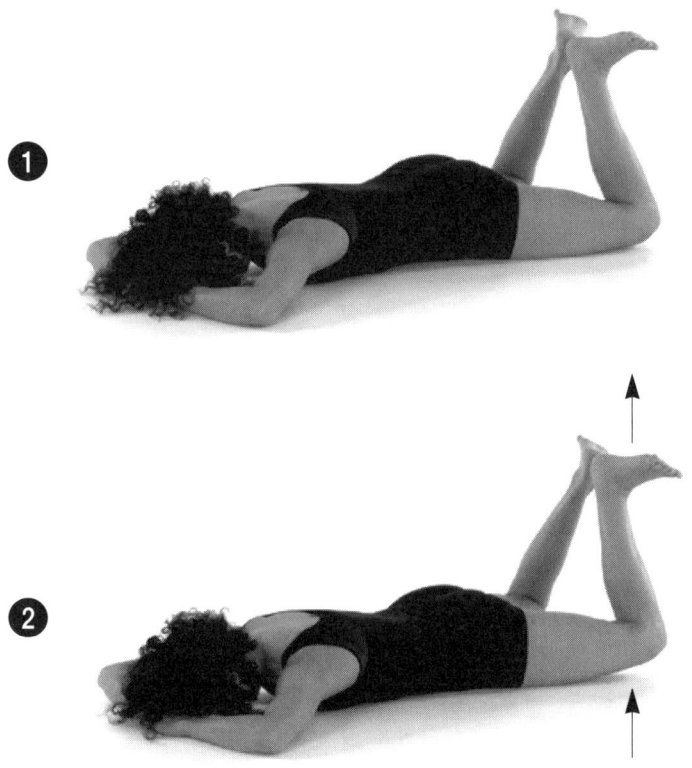

대퇴골을 위로 들어주는 미세한 동작

1 **시작 자세:** 엎드려서 무릎을 엉덩이 넓이만큼 벌린 뒤 굽히고 엉덩이를 바깥으로 틀어준다. 발은 구부리고 발꿈치는 붙인다. 팔을 굽히고 손바닥을 포개서 매트에 붙여준 뒤 이마를 손등에 올려놓는다.

**숨을 들이쉬며 다음을 준비한다**

2 **호흡을 계속한다:** 배꼽을 매트에서 떼어 위로 들어주고, 치골을 바닥쪽으로 눌러준다. 발꿈치를 조이고 허벅지를 매트에서 떼어 위로 든다. 발꿈치를 똑바로 위로 뻗어준다(이는 대부분의 사람들에게 아주 미세한 움직임이다).

허벅지를 위로 들어올리며 반동을 주는 동작을 계속하며 발꿈치를 조인다. 이러한 작은 동작을 계속하며 허리에서 몸을 꺾는 법이 없도록 한다.

### 변형 동작 variation
- **변형 동작:** 뒤쪽으로 동작을 취하는 게 어려울 때는 베개나 볼, 상자 위에 엎드려 동작을 취한다(골반을 아래쪽으로 유지하고 요추를 길게 늘려줄 수 있는 것이면 어느 것이나 좋다).

### 목적과 대상 근육
- 대둔근 강화
- 햄스트링 단련
- 실질적인 엉덩이 신전 동작 습득(허리 신전근을 지나치게 이용하지 않고 둔근과 햄스트링을 이용하여 대퇴골을 움직인다).

### 요령 및 주의사항
- 배꼽을 척추쪽을 향하여 위로 들어주고 골반을 아래쪽으로 내려주며 허리를 길게 늘려준 상태로 유지한다.
- 치골을 매트쪽으로 누른다.
- 척추에서부터 몸을 꺾지 않는다. 이번 동작은 엉덩이에서부터 취해야 한다(등의 신전이 아니라 엉덩이 신전 동작)
- 동작을 취할 때 무릎의 각도를 바꾸지 않는다. 다리를 들어올리며 구부려주면 햄스트링을 단련할 수 있으며, 둔근에 초점을 맞출 수 있다.
- **주의대상:** 골반 전방경사증이나 척추전만증이 있는 사람(변형 동작 참조).
- **주의대상:** 엉덩이 굴근, 특히 엉덩이 굴근의 2개 관절(대퇴직근과 봉공근)이 굳어있는 사람은 엉덩이 신전 동작이 거의 불가능하다. 하지만 그렇다고 대둔근을 훈련할 수 없는 것은 아니다. 발꿈치를 조이고 허벅지를 위로 들어올린다고 생각하며 동작을 취하면 그것으로 여전히 단련이 된다.

### 이미지
- 배꼽 아래쪽에 뭉개면 안 되는 밀가루 반죽이 놓여있다.

# 엎드린 자세의 둔근 시리즈: 찰리 채플린 자세 prone glute series: charlie chaplin     초급

**반복**   8회씩 3번, 발을 구부리거나 펴준 자세로 전체 과정을 교대하며 실시

❶
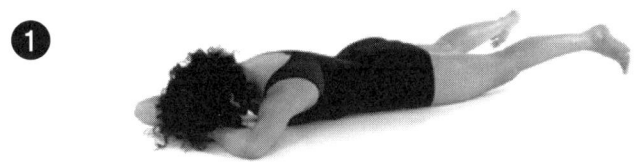

❷
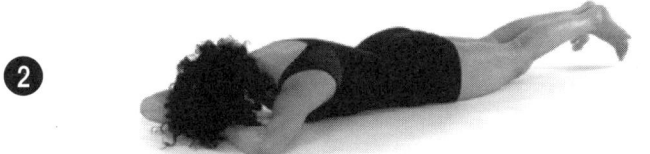

발을 구부려준 자세

❸
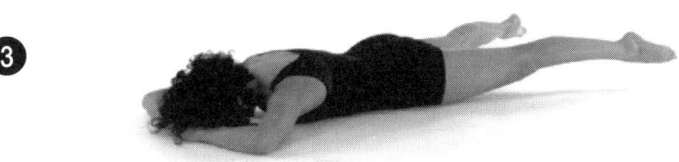

발을 뻗어준 자세

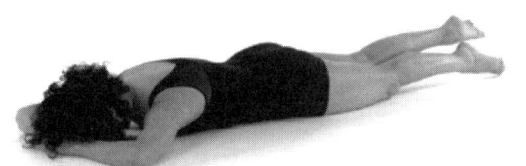

변형 동작: 가위 자세

**1 시작 자세:** 엎드려서 다리를 뻗어주고 바깥으로 틀어준 뒤 엉덩이 폭만큼 넓게 벌린다. 팔을 굽혀주고 손바닥을 포개서 매트에 붙인 뒤 이마를 손등에 올린다.

배꼽을 척추쪽으로 들어주고(가능하면 매트에서 떼어준다), 치골을 바닥쪽으로 눌러준다. 골반은 아래쪽으로 내리고 허리는 길게 편다. 발을 구부려 골반을 아래쪽으로 유지할 수 있는 한계 내에서 가능한 다리를 매트 위로 높이 든다.

**2 호흡을 계속한다:** 반동을 주면서 발꿈치는 한 데 모으는 작은 동작을 8회 실시한다. (발을 구부린 상태로 유지하려면 허벅지를 매트 위로 높이 들어야 한다. 이때 요추에서 몸을 꺾지 않도록 주의한다.)

**3 호흡을 계속한다:** 발을 뻗어주고, 발꿈치를 모아 '부딪치는' 동작을 8회 실시한다.

발의 자세를 교대해가며 이러한 전체 과정을 2번 더 반복한다.

### 변형 동작 variation

- 변형 동작: 엉덩이 굴근이 굳어있는 사람은 다리를 매트 가까이 유지하고 발을 구부린 자세의 동작은 건너뛴다(발을 구부려준 자세는 다리를 더 높이 들어올려야 한다).
- 변형 동작: 뒤쪽으로 동작을 취하는 게 어려울 때는 베개나 볼, 상자 위에 엎드려 동작을 취한다(골반을 아래쪽으로 유지하고 요추를 길게 늘려줄 수 있는 것이면 어느 것이나 좋다).
- 변형 동작: 가위 자세: 도약하여 발을 포개주는 발레의 '상쥬망' 동작처럼 다리를 엇갈려 포개준 자세로 위로 네 번, 아래로 네 번 이동시킨다.

### 목적과 대상 근육
- 대둔근, 햄스트링, 엉덩이 내전근과 외회전근 강화
- 힘을 비축하고 다리와 엉덩이 뒷부분의 근육섬유를 증대시킬 수 있는 좋은 방법이다. 다리 동작을 취할 때 사두근을 너무 많이 이용하는 사람들에게 특히 좋다.

### 요령 및 주의사항
- 배꼽을 척추쪽을 향하여 위로 들어주고 골반을 아래쪽으로 내리며 허리를 길게 늘린 상태로 유지한다.
- 치골을 매트쪽으로 눌러준다.
- 주의대상: 엉덩이 굴근이 굳어있는 사람, 골반 전방경사증이나 척추전만증이 있는 사람.
- 금기대상: 척추협착증이 있거나 추간 관절에 문제가 있는 사람

### 이미지
- 배꼽 아래쪽에 생달걀이 놓여있으며 달걀을 으깨면 안 된다.

# 엎드린 자세의 둔근 시리즈: 수영하는 다리 자세 prone glute series: swimming legs　　초급

**반복** 16~24회, 다리를 교대하며 실시

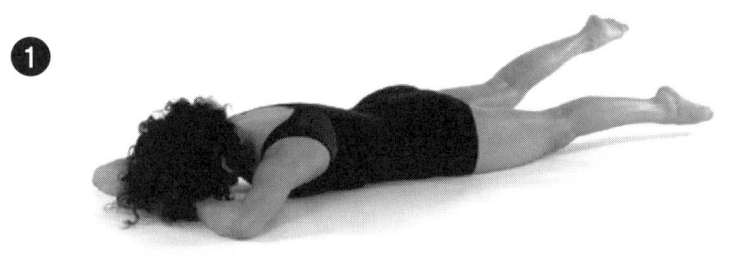

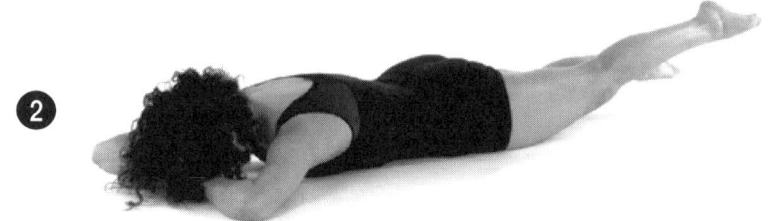

**시작 자세:** 수영하는 다리 동작을 준비하기 위하여 엎드려서 다리를 뻗어주고 바깥으로 틀어준 뒤 엉덩이 폭만큼 넓게 벌린다. 팔을 굽히고 손바닥을 포개서 매트에 붙인 뒤 이마를 손등에 올린다.

배꼽을 척추쪽으로 들어주고(가능하면 매트에서 떼어준다), 치골을 바닥쪽으로 눌러준다. 골반은 아래쪽으로 내리고 허리는 길게 편다. 골반을 아래로 집어넣은 이 위치에서 골반을 고정하기 위해 둔근을 조인다.

**1~2 호흡을 계속한다:** 다리를 번갈아 가며 매트에서 떼어 위로 들어 '물을 차는 수영의 발 동작'을 취한다. 무릎을 구부리지 않는다. 대신 허벅지를 위로 들고 발을 길게 뻗어준다고 생각한다.

### 변형 동작 variation
- 연계 동작: 발꿈치 조이기, 찰리 채플린 자세
- 변형 동작: 엉덩이 굴근이 굳어있는 사람은 다리를 매트 가까이 유지한다.
- 변형 동작: 뒤쪽으로 동작을 취하는 게 어려울 때는 베개나 볼, 상자 위에 엎드려 동작을 취한다(골반을 아래쪽으로 유지하고 요추를 길게 늘려줄 수 있는 것이면 어느 것이나 좋다).

### 목적과 대상 근육
- 대둔근, 햄스트링, 외회전근 강화
- 힘을 비축하고 다리와 엉덩이 뒷부분의 근육섬유를 증대시킬 수 있는 좋은 방법이다. 다리 동작을 취할 때 사두근을 너무 많이 이용하는 사람들에게 특히 좋다.

### 요령 및 주의사항
- 배꼽을 척추쪽을 향하여 위로 들고 골반을 아래쪽으로 내리며 허리를 길게 늘린 상태로 유지한다.
- 치골을 매트쪽으로 눌러준다.
- 대퇴골을 들어주고 다리의 나머지 부분을 그것을 따라간다고 생각한다. 무릎을 구부리지 않는다. 그러면 동작이 햄스트링에 너무 집중된다(종아리 근육에 압박이 가해질 수 있다).
- 주의대상: 엉덩이 굴근이 굳어있는 사람, 골반 전방경사증이나 척추전만증이 있는 사람.
- 금기대상: 척추협착증이 있거나 추간 관절에 문제가 있는 사람

### 이미지
- 다리를 무릎이 아니라 엉덩이에서부터 위로 들어주며 발끝을 바깥으로 길게 뻗어준다.

# 엎드린 자세의 둔근 시리즈: 수영 자세 prone glute series: swimming  초급/중급

**반복** 천천히 8회, 빠르게 32회

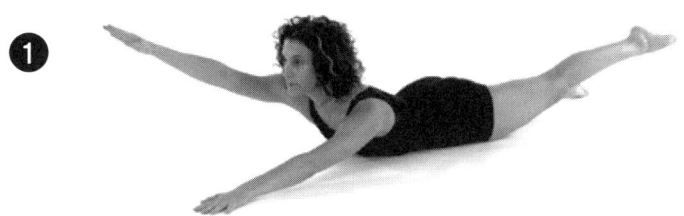

① 느린 스윙 준비 자세: 옆으로 반대가 되게 팔다리를 매트 쪽으로 내려놓고 자세의 안정을 확보한다

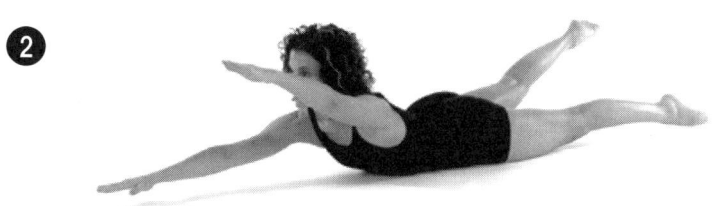

②

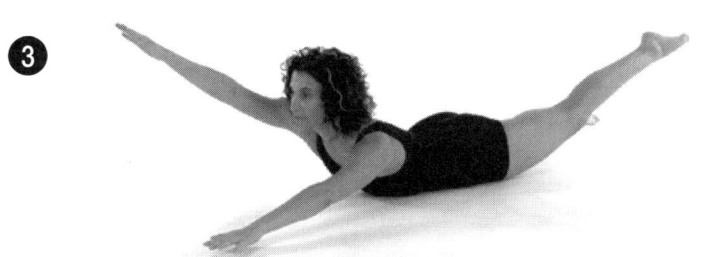

③ 빠른 수영 자세: 옆으로 반대가 되게 모든 팔다리를 매트 위로 들어준다

### 느린 수영 준비 자세
시작 자세: 엎드려서 다리를 뻗고 엉덩이 폭만큼 벌린다. 팔을 앞으로 뻗고, 어깨폭만큼 벌린 뒤 상체를 위로 들어 백조 자세를 취한다. 상체를 세울 때 팔을 자신쪽으로 끌어온다.

### 숨을 들이쉬며 다음을 준비한다

**1** 숨을 내쉰다: 왼쪽 엉덩이를 매트 쪽으로 누르며(대둔근을 이용), 왼쪽 다리를 위로 들고 동시에 오른쪽 팔을 위로 든다(반대 방향의 팔과 다리를 들어올린다. 이를 측면 반대 운동이라 부른다).

**숨을 들이쉰다:** 시작 자세로 돌아간다. 좌우를 바꿔 오른쪽 다리와 왼팔을 들어준다. 6회 더 반복한다.

### 수영 자세 – 빠른 수영

**2~3** 호흡을 계속한다. 느린 수영 자세에서 전환: 마지막으로 느린 수영 동작을 취할 때 왼쪽 다리와 오른팔을 위로 든 상태에서 동작을 멈춘다. 이어 최대의 속도로 수영 동작을 취한다. 팔다리를 모두 매트에서 떼어 위로 들고, 다리와 팔을 교대로 위아래로 움직여 준다. 머리와 척추, 팔, 다리를 요추와 경추에 압박을 가하지 않는 범위에서 가능한 높이 든다.

### 변형 동작 variation
- 연계 동작: 수영하는 다리 자세, 팔 뻗어주기, 백조 자세
- 변형 동작: 엉덩이 굴근이 굳어있는 사람은 다리를 매트 가까이 유지한다.

### 목적과 대상 근육
- 등과 엉덩이의 신전근, 어깨의 굴근과 안정화 근육 강화

### 요령 및 주의사항
- 배꼽을 척추쪽을 향하여 위로 들고 골반을 아래쪽으로 내리며 허리를 길게 늘린 상태로 유지한다.
- 치골을 매트쪽으로 누른다.
- 머리가 '부러진 꽃봉오리' 형태가 되지 않게 한다. 머리와 척추를 일직선으로 유지한다.
- 어깨를 귀로부터 멀리 유지하고 광배근으로 팔을 받친다.
- 주의대상: 엉덩이 굴근, 흉근, 광배근이 굳어있는 사람, 어깨가 구부정하거나 척추후만증이 있는 사람
- 금기대상: 척추협착증이 있거나 추간 관절에 문제가 있는 사람

### 이미지
- 수영을 하다가 상어들에게 쫓기고 있다.

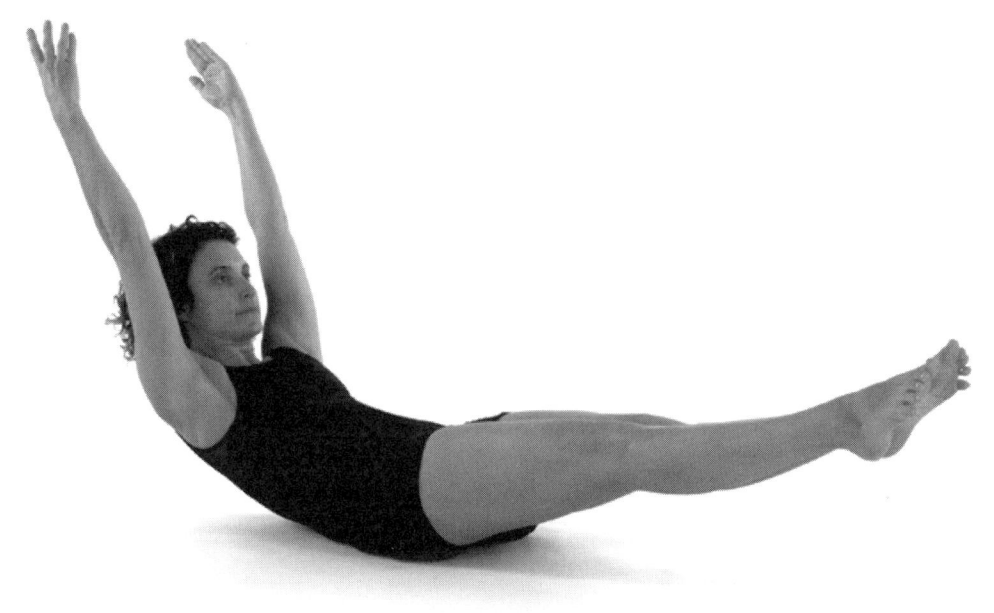

## 티저 자세 배우기  learning the teaser

균형점 자세는 궁극적으로 티저 자세와 연계되기 때문에 티저 자세를 시도하기에 앞서 균형점 자세를 완벽하게 취할 수 있어야 한다. 이 동작은 복부를 강화하여 허리를 도장찍듯 매트에 붙여줄 수 있도록 해주며, 척추의 유연성을 증대시켜 엉덩이 굴근만으로 몸을 일으키는 일이 없도록 해준다.

티저 자세를 적절하게 취하는데 있어 가장 어려운 부분은 복부나 엉덩이 굴근이 약하거나 햄스트링이나 허리가 굳어있는 경우이다. 이러한 경우엔 무릎을 구부린 수정 방법을 이용 한다(다리를 탁자에 올려놓은 자세나 다이아몬드 다리 자세).

티저 자세를 취할 때 허리를 도장찍듯 매트 위로 한 마디씩 내려놓거나 들어올리는 것이 불가능하다면 발을 벽에 붙이고 동작을 취한다(이러한 변형 방법은 다리를 탁자에 올려놓은 자세나 다이아몬드 다리 자세 때 가장 효과가 크다).

필라테스 기구를 이용할 수 있다면 스프링의 저항력을 이용한다. (리폼어를 이용한 역티저 자세, 스프링 보드/캐딜락을 이용하고 롤다운 바를 사용하는 티저 자세, 캐딜락을 이용하고 위에서부터 푸시-스루 바 스프링을 사용하는 티저 자세, 운다 체어를 이용하여 발을 벽에 붙이고 하는 롤다운 자세).

티저 자세에서 몸을 가장 높이 들어주었을 때는 하복부를 안쪽으로 당겨준 상태로 유지하고 몸무게는 착석뼈의 바로 뒤쪽으로 실어준다. 그러면 복부의 운동량이 최대로 높아지며 엉덩이 굴근을 원래의 위치로 유지할 수 있다.

주의: 이번에 소개하는 티저 자세를 취할 때 척추를 완벽하게 정밀 조정하여 허리를 도장찍듯 매트로 내려놓을 수 없는 사람들은 이전 단계로 돌아가도록 한다.

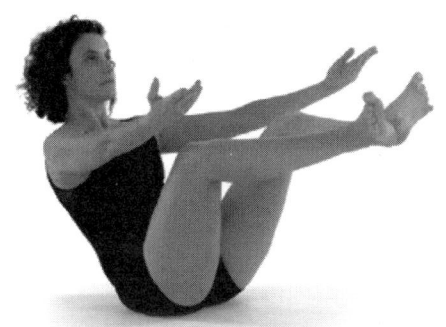

i. **수정 티저 자세.** 햄스트링이나 허리가 굳어있는 사람들은 무릎을 구부리면 도움이 된다. 나는 다이아몬드 다리라 불리는 변형 자세를 아주 좋아한다. 엉덩이를 바깥으로 틀어서 골반을 훨씬 더 정밀하게 조정할 수 있고, 그 결과 허리를 도장 찍듯 내려놓을 수 있기 때문이다. 아울러 이러한 자세는 다리를 평행으로 가져갔을 때보다 요근에 훨씬 더 쉽게 접근할 수 있다(다리를 탁자에 올려놓은 자세).

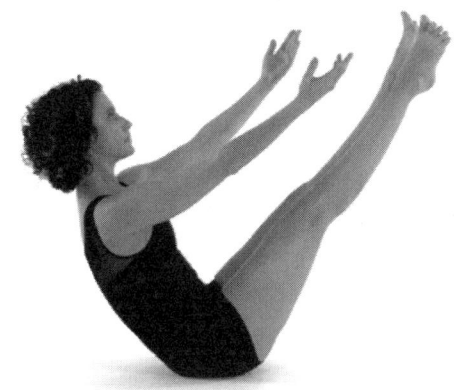

ii. **클래식 티저 자세.** 필라테스 1번 자세에서 다리를 사선으로 뻗어준다.

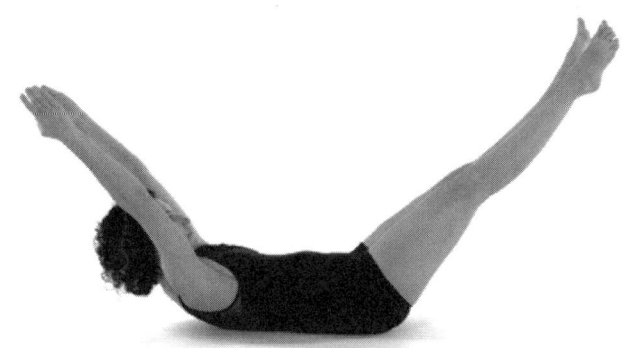

iii. **양팔 귀 옆으로 뻗어주기.** 이 자세는 하중감을 더욱 증대시킨다.

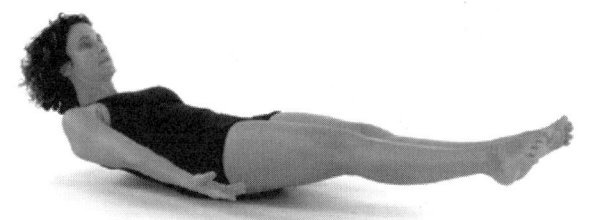

**iv. 데드행 티저 자세.** 누운 자세에서 시작하여 클래식 티저 자세로 넘어간다. 변형 방법: 다리로 반동주기: 안정성의 난이도가 훨씬 더 높아진다.

이 동작을 취할 때는 엉덩이 굴근 부분에서만 몸을 들어주기 쉽기 때문에 그 점을 주의해야 한다. 클래식 티저 자세보다 쉽다는 느낌이 든다면 척추를 정밀 조정하지 못하고 있으며 복부를 제대로 활용하지 못한 상태라고 볼 수 있다. 즉 그냥 요근과 대퇴직근 부분에서 허리를 똑바로 편채 꺾어준 상태이다(대체로 엉덩이 굴근의 사용이 그 원인이다).

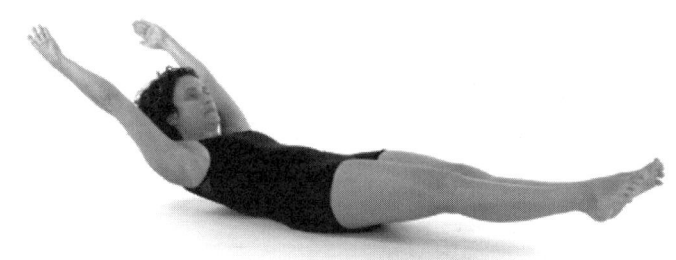

**v. 양팔 귀 옆으로 뻗은 데드핸드 자세.** 이는 하중감을 더욱 증대시킨다. 변형 방법: 다리로 반동주기: 안정성의 난이도가 훨씬 더 높아진다.

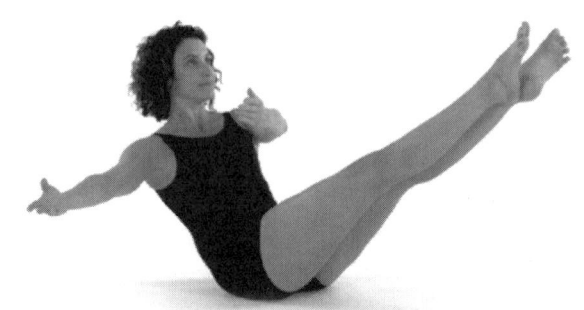

**vi. 8자 그리기.** 이는 다른 모든 자세를 익힌 다음에 시도해볼 수 있는 난이도가 매우 높은 변형 자세이다.

# 티저 I: 변형된 티저 자세 teaser I: modified teaser   중급   141

반복   3~5회

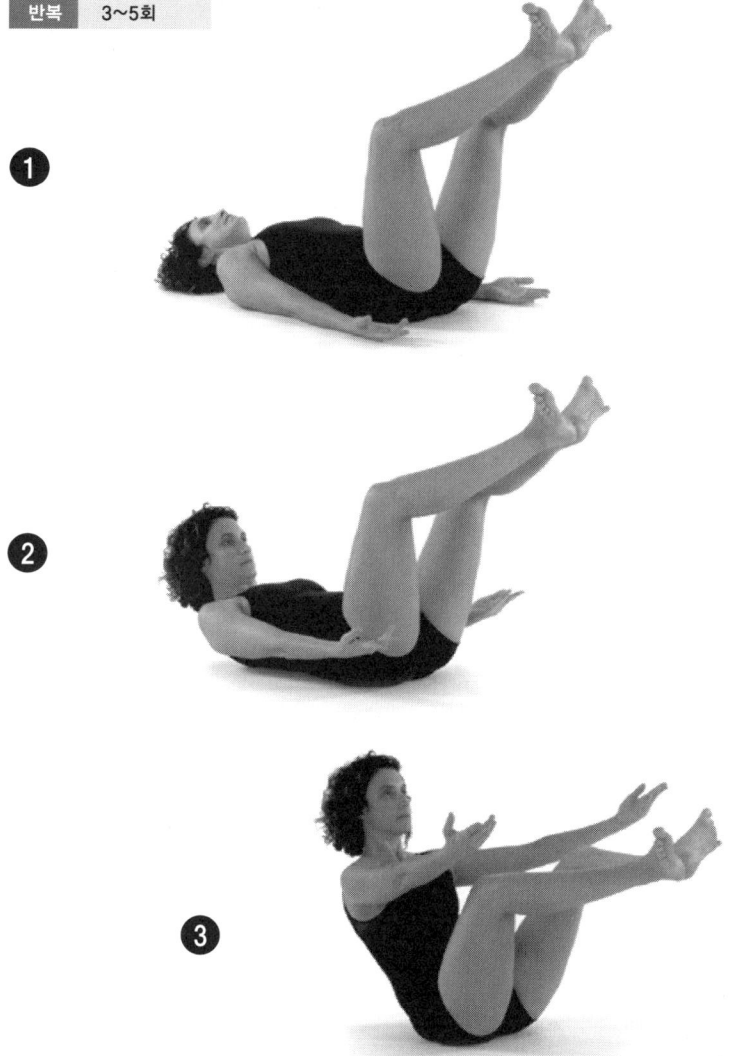

1. **시작 자세:** 누워서 다리를 구부려 주고 무릎을 벌려 다이아몬드 자세를 취한다. 발꿈치를 한데 모아 조여주고 팔은 몸 옆으로 내려놓는다. 손바닥은 하늘로 향하게 한다.

**숨을 들이쉬며 다음을 준비한다**

2. **숨을 내쉰다:** 팔을 앞쪽으로 뻗으면서 어깨뼈를 아래쪽으로 내린다. 턱의 아래쪽에 놓인 상상의 감귤을 조이며 몸을 일으킨다. 척추뼈를 한마디씩 차례로 움직이며, 몸을 완전히 일으켜 수정 티저 자세를 취했을 때 허리로 매트에 도장을 찍고 있는 듯한 자세가 되도록 해준다.

3. **숨을 들이쉰다:** 하복부를 안쪽으로 수축시켜주고 수정 티저 자세를 그대로 유지하면서 가슴을 위로 들어올린다(이 동작은 요추를 완전히 C-곡선 형태로 유지하면서 흉추를 뻗어야 하기 때문에 정말 힘들다).

**숨을 내쉰다:** 동작의 방향을 반대로 바꾸어 몸을 아래로 가져가며 시작 자세로 돌아간다. 척추를 한번에 한 마디씩 움직인다.

### 변형 동작 variation
- 연계 동작: 균형점 자세
- 변형 동작: 양발을 벽에 붙이고 동작을 취한다.
- 변형 동작: 다리를 탁자에 올려놓은 자세: 동작은 똑같이 가져가고 허벅지 안쪽을 밀착시켜 조인다.

### 목적과 대상 근육
- 몸의 주요 굴근, 즉 복근, 엉덩이 굴근, 목의 굴근 강화
- 척추의 정밀 조정 방법 습득

### 요령 및 주의사항
- 척추를 일으켜 세울 때 항상 턱으로 감귤 조이기 자세를 정확히 취한다. 이는 목의 굴근을 정확한 순서로 감아올릴 수 있도록 해준다.
- 이번 티저 자세에서는 엉덩이 굴절 단계로 들어갈 때 다리를 뻗지 않도록 한다.
- 팔을 앞으로 뻗고 복부를 척추쪽으로 당긴다.
- 발꿈치를 붙여 조이고 약간의 도움이 필요하다면 둔근을 이용한다.
- 주의대상: 허리가 굳은 사람, 복부가 약한 사람.
- 금기대상: 디스크 질환자, 척추의 골다공증 환자.

### 이미지
- 필라테스 여신을 찬양하며 몸을 일으킨다.

# 티저 II: 클래식 티저 자세 teaser II: classic teaser

고급

**반복** 3~5회

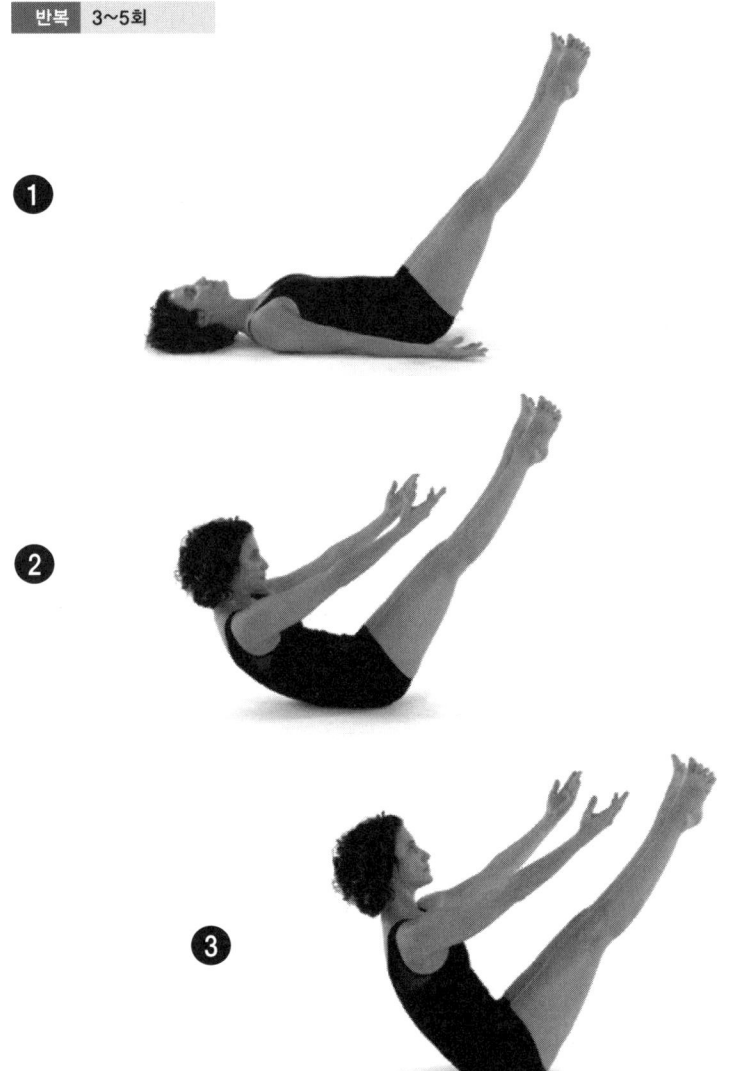

1 **시작 자세:** 누워서 다리를 똑바로 뻗고 필라테스 1번 자세를 취한다. 발꿈치를 붙여서 조이고 다리는 바닥에 대해 75도 각도로 뻗어준다. 팔은 몸 옆으로 내려놓고 손바닥이 하늘로 향하게 한다.

**숨을 들이쉬며 다음을 준비한다**

2 **숨을 내쉰다:** 팔을 앞쪽으로 뻗으면서 어깨뼈를 아래쪽으로 내린다. 턱의 아래쪽에 놓인 상상의 감귤을 조이며 몸을 일으킨다. 척추뼈를 한 마디씩 순서대로 움직이며 몸을 완전히 일으켜 클래식 티저 자세를 취했을 때 허리로 매트에 도장을 찍고 있는 듯한 자세가 되도록 한다.

3 **숨을 들이쉰다:** 동작의 방향을 반대로 바꾸어 몸을 아래쪽으로 가져가며 시작 자세로 돌아간다. 척추를 한 번에 한 마디씩 움직여주고, 발끝을 길게 뻗어준다.

### 변형 동작 variation
- 연계 동작: 균형점 자세, 티저 I 자세
- 변형 동작: 이 동작이 힘들다면 기구를 이용한다(스프링보드, 캐딜락, 리폼어).

### 목적과 대상 근육
- 몸의 주요 굴근, 즉 복근, 엉덩이 굴근, 목의 굴근 강화
- 사두근, 허벅지 안쪽, 둔근 단련
- 척추의 정밀 조정 방법 습득

### 요령 및 주의사항
- 척추를 일으켜 세울 때 항상 턱으로 감귤 조이기 자세를 정확히 취한다. 이는 목의 굴근을 정확한 순서로 감아올릴 수 있도록 해준다.
- 팔 내부의 대립력을 이용하여 팔을 앞으로 뻗고 복부를 척추쪽으로 당긴다.
- 허벅지 안쪽을 붙여서 조이고 약간의 도움이 필요하다면 둔근과 엉덩이의 외회전근(최대로 감싸줄 때)을 이용하여 다리를 감싸준다.
- 주의대상: 복부나 엉덩이 굴근이 약한 사람, 등과 햄스트링이 굳은 사람.
- 금기대상: 디스크 질환자, 척추의 골다공증 환자.

### 이미지
- 필라테스 여신이 손을 뻗어 다리를 들어주고 있다.

# 티저 III: 양팔 귀 옆으로 뻗어주기 teaser III: arms by ears

최고급 143

**반복** 3~5회

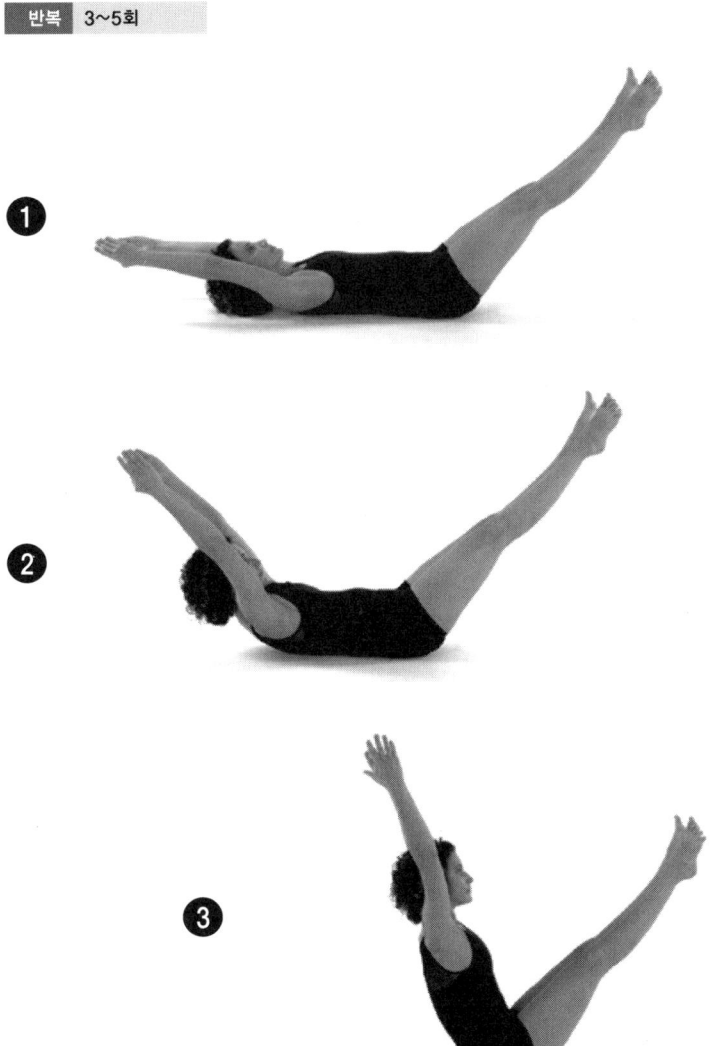

**1 시작 자세:** 누워서 다리를 똑바로 뻗고 필라테스 1번 자세를 취한다. 발꿈치를 붙여서 조이고 다리는 바닥에 대해 75도 각도로 뻗는다. 양팔은 머리 위로 뻗는다.

**숨을 들이쉬며 다음을 준비한다**

**2 숨을 내쉰다:** 턱의 아래쪽에 놓인 상상의 감귤을 조이며 몸을 일으키고, 이와 동시에 팔을 들어올린다. 척추뼈를 한 마디씩 순서대로 움직이며 몸을 완전히 일으켜 티저 자세를 취했을 때 허리로 매트에 도장을 찍고 있는 듯한 자세가 되도록 해준다.

**3 숨을 들이쉰다:** 가슴을 들어올리고 팔을 하늘로 뻗으며 다리를 가능한 높이 든 상태로 유지한다.

**숨을 내쉰다**

동작의 방향을 반대로 바꾸어 몸을 아래쪽으로 가져가며 시작 자세로 돌아간다. 척추를 한 번에 한 마디씩 움직여주고, 발끝을 길게 뻗는다. 동작을 취하는 동안 팔은 항상 귀 옆으로 유지한다.

### 변형 동작 variation
- 연계 동작: 균형점 자세, 티저 I, 티저 II 자세

### 목적과 대상 근육
- 몸의 주요 굴근, 즉 복근, 엉덩이 굴근, 목의 굴근 강화
- 사두근, 허벅지 안쪽, 둔근, 어깨와 목의 안정화 근육 단련
- 척추의 정밀 조정 방법 습득

### 요령 및 주의사항
- 척추를 일으켜 세울 때 항상 턱으로 감귤 조이기 자세를 정확히 취한다. 이는 목의 굴근을 정확한 순서로 감아올릴 수 있도록 해준다.
- 항상 팔을 귀의 옆으로 유지한다.
- 허벅지 안쪽을 붙여서 조이고 약간의 추가적 도움이 필요하다면 둔근과 엉덩이의 외회전근을 이용하여 다리를 감싼다.
- 주의대상: 복부나 엉덩이 굴근이 약한 사람, 등과 햄스트링이 굳은 사람.
- 금기대상: 디스크 질환자, 척추의 골다공증 환자.

### 이미지
- 팔이 귀옆으로 자석처럼 붙어있다.

# 티저 IV: 머리와 팔다리 들기  teaser IV: dead hang            최고급

**반복** 3~5회

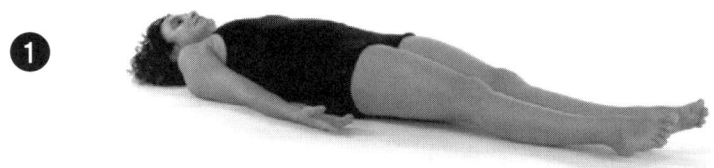
①

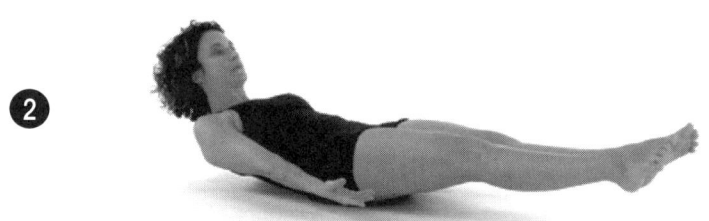
②
수퍼 100 자세

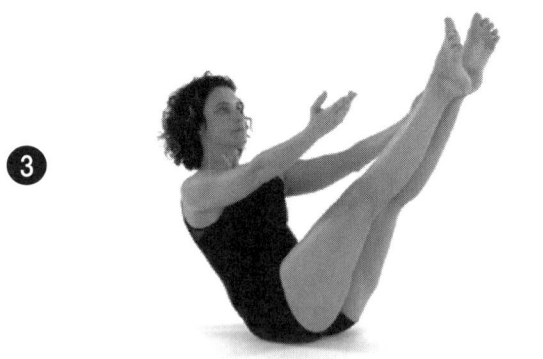
③

1 **시작 자세:** 누워서 다리를 똑바로 뻗고 필라테스 1번 자세를 취한다. 발꿈치를 붙여서 조인다. 팔은 몸 옆으로 내려놓고 손바닥이 하늘로 향하게 한다.

**숨을 들이쉬며 다음을 준비한다**

2 **숨을 내쉰다:** 배꼽을 척추 쪽으로 당기며 허리를 도장찍는 듯한 형태로 매트쪽으로 붙인다. 허벅지 안쪽을 붙여서 조이고, 둔근을 활용한다. 이렇게 하면서 다리를 매트 위로 30cm 가량 들고, 이와 동시에 어깨뼈를 아래쪽으로 내린다. 턱의 아래쪽에 놓인 상상의 감귤을 조이며 몸을 일으켜 필라테스 복부자세로 들어간다. 이러한 자세를 '수퍼 100 자세' 라 부른다.

**숨을 들이쉬며 수퍼 100 자세를 유지한다.**

3 **숨을 내쉰다:** 속 몸을 일으켜 티저 자세로 가면서 다리를 바닥에 대해 75도 각도로 들어주고, 팔을 앞과 위로 뻗는다.

**숨을 들이쉬며 가슴을 들어올린다**

### 목적과 대상 근육
- 몸의 주요 굴근, 즉 복근, 엉덩이 굴근, 목의 심부 굴근 강화
- 사두근, 허벅지 안쪽, 둔근 단련
- 복부 근육과 엉덩이 굴근을 물 흐르는 듯한 동작 속에 조화롭게 엮는 동작의 궁극적인 예

### 요령 및 주의사항
- 팔 내부의 대립력을 이용하여 팔을 앞으로 뻗고 복부를 척추쪽으로 당긴다.
- 척추를 일으켜 세울 때 항상 턱으로 감귤 조이기 자세를 정확히 취한다. 이는 목의 굴근을 정확한 순서로 감아올릴 수 있도록 해준다.
- 허벅지 안쪽을 붙여서 조이고 추가적 도움이 필요하다면 둔근과 엉덩이의 외회전근을 이용하여 다리를 감싼다.
- 주의대상: 복부나 엉덩이 굴근이 약한 사람, 등과 햄스트링이 굳은 사람.
- 금기대상: 디스크 질환자, 척추의 골다공증 환자.

### 이미지
- 가능한 완전히 인간 도장이 되도록 한다.

# 티저 IV: 머리와 팔다리 들기                                          최고급

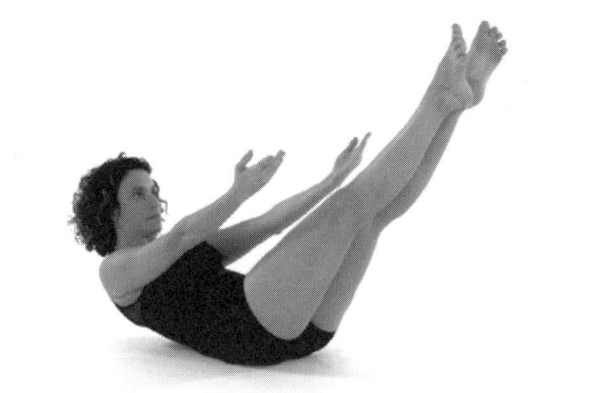

❹ **숨을 내쉰다:** 다리를 현재의 위치에 그대로 유지하며 발끝과 손가락을 앞으로 길게 뻗는다. 동시에 허리를 도장찍듯 매트에 밀착시킬 수 있을 때까지 상체를 아래로 감아내린다.

숨을 들이쉬며 동작을 멈춘다

❺ **숨을 내쉰다:** 수퍼 100 자세에 이를 때까지 몸을 낮추고 배꼽을 안쪽으로 깊이 수축시킨다. 둔근과 허벅지 안쪽을 조인다.

**숨을 들이쉬며 수퍼 100 자세를 유지한다**

❻ **숨을 내쉰다:** 머리와 팔다리 들기로 몸을 낮춘다. 머리와 팔다리를 10cm 가량 매트 위로 들어준다.

머리와 팔다리 들기에서 시작하여 동작을 반복한다.

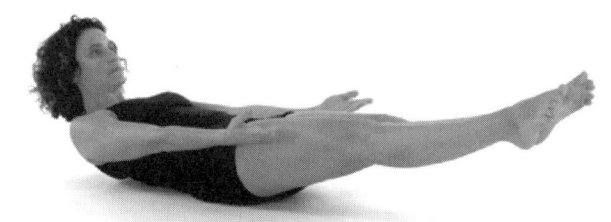

수퍼 100 자세

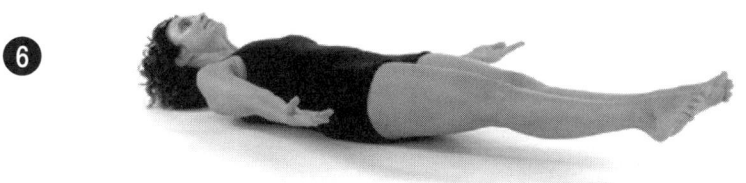

머리와 팔다리 들기

---

### 변형 동작 variation

- 연계 동작: 균형점 자세, 티저 I, 티저 II, 티저 III 자세
- 변형 동작: 다리로 반동주기: 단계 1-3 단계를 따라 티저 IV(데드행 티저 자세) 자세를 취한 뒤 티저 자세의 최고점에 도달하고 나면 다리를 위로 들어올리며 4차례 반동을 준다. 이때 특히 '위로' 드는 동작에 초점을 맞춘다. 들 때마다 배꼽을 안쪽으로 당겨준다. 4-6단계를 거쳐 다시 매트로 돌아온다.

## 티저 V: 양팔 귀 옆으로 뻗어준 머리와 팔다리 들기

**최고급**

**반복** 3~5회

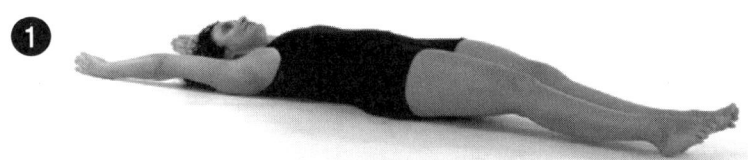

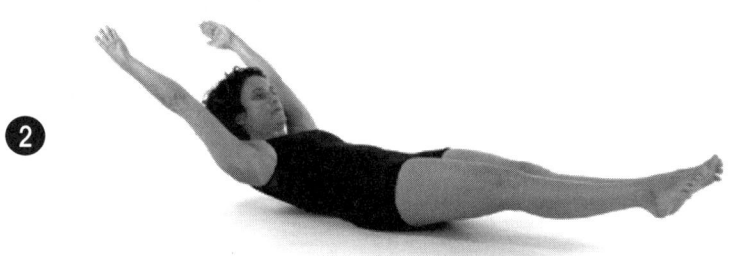

수퍼 두퍼 100 자세

1. **시작 자세:** 누워서 다리를 똑바로 뻗고 필라테스 1번 자세를 취한다. 발꿈치를 붙여서 조인다. 팔을 머리 위로 뻗어 매트 위로 내려놓고 손바닥이 하늘로 향하게 한다.

**숨을 들이쉬며 다음을 준비한다**

2. **숨을 내쉰다:** 허리를 도장 찍는 듯한 형태로 매트로 붙여주며 팔을 들어올린다. 허벅지 안쪽을 붙여서 조이고, 둔근을 활용한다. 이렇게 하면서 다리를 매트 위로 30cm 가량 들고, 이와 동시에 어깨뼈를 아래쪽으로 내린다. 턱의 아래쪽에 놓인 상상의 감귤을 조이며 몸을 일으켜 필라테스 복부자세로 들어간다. 이러한 자세를 수퍼 두퍼 100 자세라 부른다.

**숨을 들이쉬며 수퍼 두퍼 100 자세를 유지한다**

3. **숨을 내쉰다:** 계속 몸을 일으켜 티저 자세로 가면서 다리를 바닥에 대해 75도 각도로 들어주고, 팔을 귀 옆을 지나 위로 뻗어준다.

**숨을 들이쉬며 가슴을 들어올린다**

### 목적과 대상 근육
- 몸의 주요 굴근, 즉 복근, 엉덩이 굴근, 목의 굴근 강화
- 사두근, 허벅지 안쪽, 둔근, 어깨와 목의 안정화 근육 단련
- 척추의 정밀 조정 방법 습득

### 요령 및 주의사항
- 척추를 일으켜 세울 때 항상 턱으로 감귤 조이기 자세를 정확히 취한다. 이는 목의 굴근을 정확한 순서로 감아올릴 수 있게 한다.
- 항상 팔을 귀의 옆으로 유지한다.
- 허벅지 안쪽을 붙여서 조이고 약간의 추가적 도움이 필요하다면 둔근과 엉덩이의 외회전근을 이용하여 다리를 감싼다.
- 주의대상: 복부나 엉덩이 굴근이 약한 사람, 등과 햄스트링이 굳은 사람.
- 금기대상: 디스크 질환자, 척추의 골다공증 환자.

### 이미지
- 팔을 약간 비틀어주면 자세가 좀더 쉽게 유지된다.

# teaser V: dead hang with arms by ears

최고급

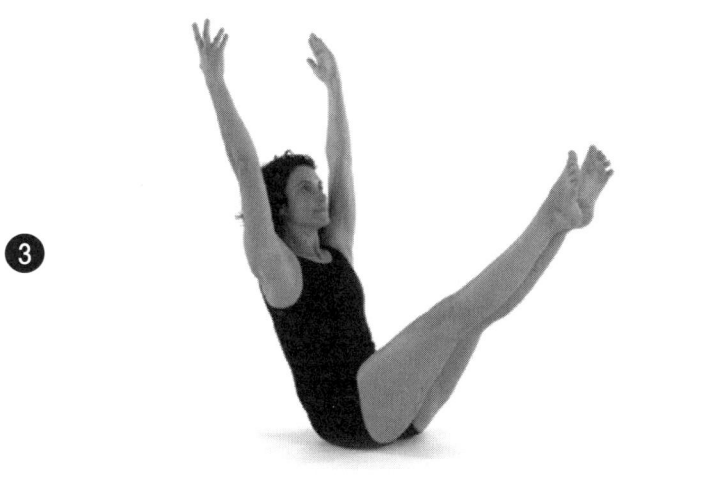

**3**

④ **숨을 내쉰다:** 허리를 낮춰 도장 찍듯 매트에 밀착시키면서 발끝과 손가락을 앞으로 길게 뻗는다. 팔은 귀의 옆으로 유지한다.

숨을 들이쉬며 동작을 멈춘다

⑤ **숨을 내쉰다:** 수퍼 두퍼 100 자세에 이를 때까지 몸을 낮추고 배꼽을 안쪽으로 깊이 수축시킨다. 둔근과 허벅지 안쪽을 조인다.

**숨을 들이쉬며 수퍼 두퍼 100 자세를 유지한다**

수퍼 두퍼 100 자세에서 시작하여 동작을 반복한다.

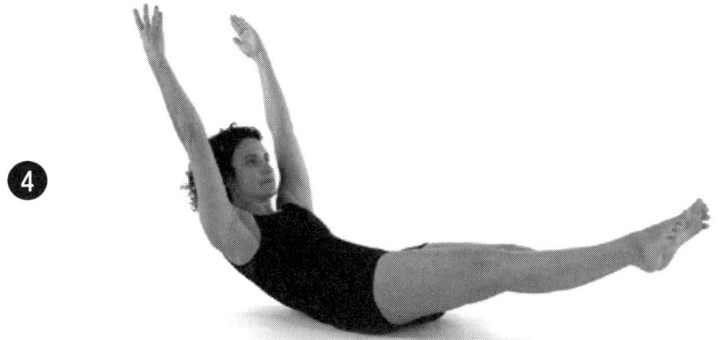

**4**

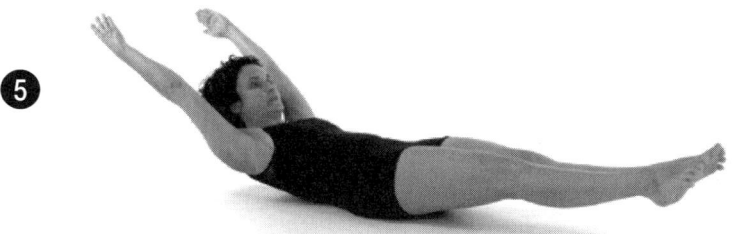

**5**

수퍼 두퍼 100 자세

---

**변형 동작** variation

- 연계 동작: 균형점 자세, 티저 I, 티저 II, 티저 III, 티저 IV 자세

# 티저 VI: 8자 그리기 teaser VI: figure 8

최고급

**반복** 각 방향으로 1회

①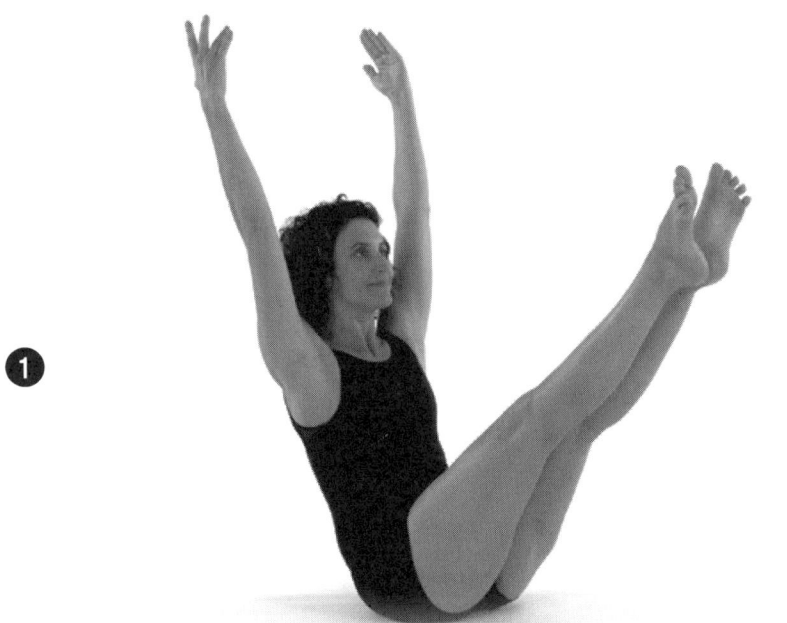

②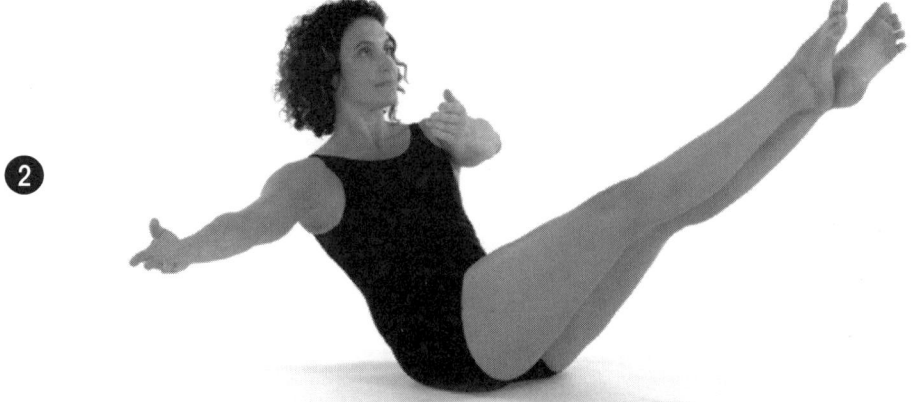

# 티저 VI: 8자 그리기

**최고급**

### 티저 VI

티저 V 자세의 1-3 단계 동작을 취한다. 티저 자세의 최고점에 도달했으면 양팔을 한쪽 방향으로 가져가며 원을 그리고, 다리로는 반대 방향으로 원을 그린다. 즉 방향을 반대로 가져간다. 티저 V 자세의 4-5 단계 동작을 취한 뒤 매트로 몸을 내려놓는다.

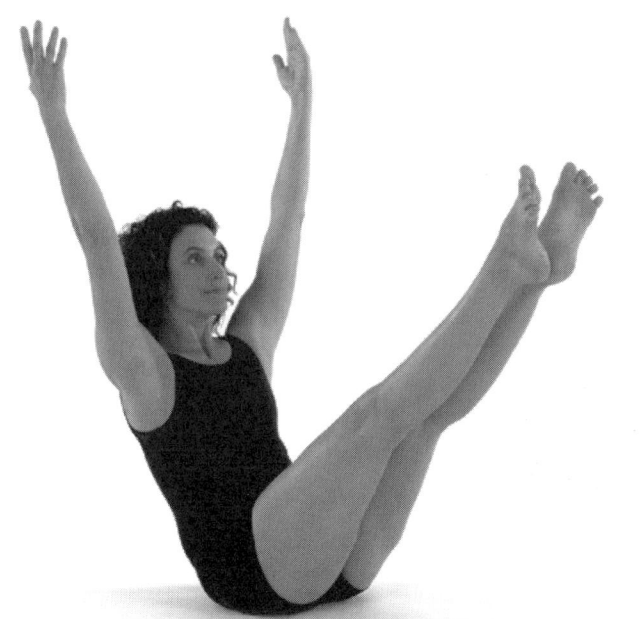

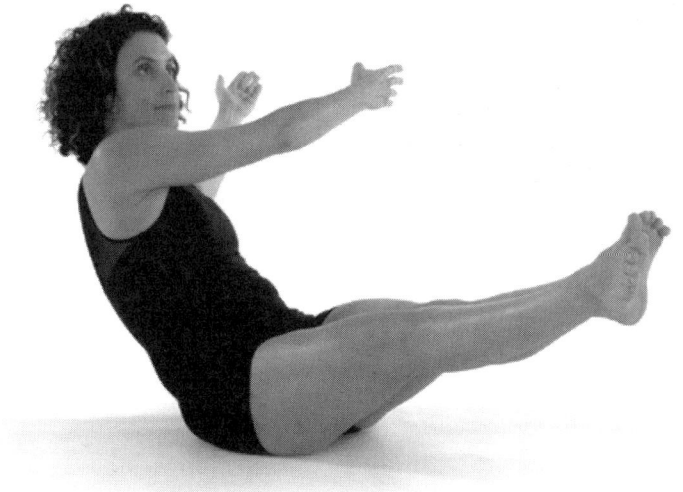

# 150 엉덩이로 원그리기 hip circles   고급

**반복** 방향을 교대하며 8회

**①**

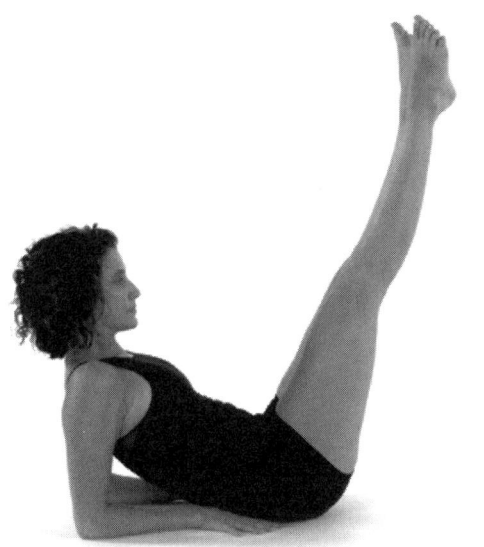

**②**

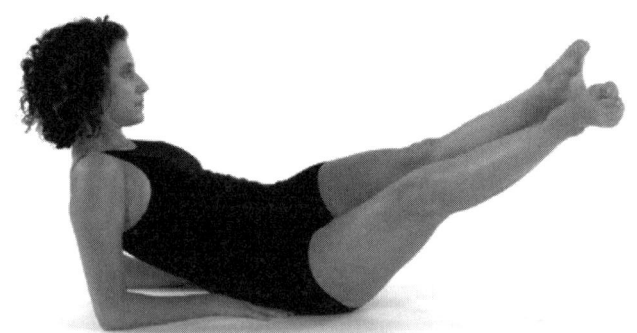

### 목적과 대상 근육
- 엉덩이 굴근과 하복부 강화
- 엉덩이와 허리의 동작 범위 증대 훈련
- 어깨의 안정화 근육 단련

### 요령 및 주의사항
- 다리로 원을 그릴 때 하복부를 깊이 수축시킨다. 허리를 뻗지 않도록 한다.
- 이 동작이 완전히 엉덩이 굴근에서만 이루어지는 것을 막으려면 무거운 느낌이 들 정도로 다리를 내려 골반을 아래쪽에서 삽으로 퍼올리고 있는 형태로 유지하는 것이 중요하다.
- 주의대상: 햄스트링이 굳은 사람.
- 주의사항: 등에 부상을 입은 사람, 디스크 질환자, 척추의 골다공증 환자는 척추 회전을 금한다.

### 이미지
- 원을 그릴 때 다리가 깃털처럼 가볍다.

# 엉덩이로 원그리기

**고급**

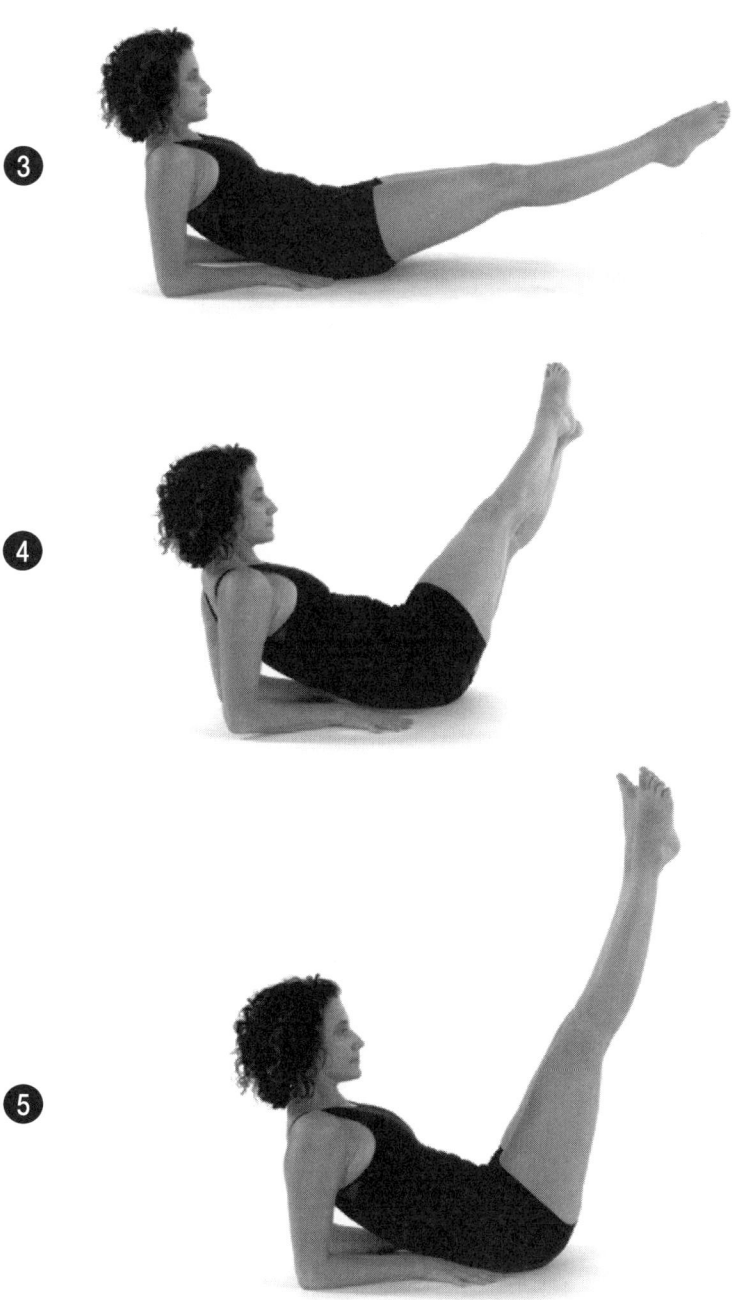

1 **시작 자세:** 팔꿈치와 팔뚝으로 몸을 지탱하며 누운 자세에서 다리를 똑바로 하늘로 뻗어 필라테스 1번 자세를 취한다.

**숨을 들이쉬며 다음을 준비한다**

2~3 **숨을 내쉰다:** 배꼽을 척추 쪽으로 당겨주고 두 다리를 오른쪽으로 움직여 크게 원을 그린다. 다리를 오른쪽으로 기울일 때 왼쪽 엉덩이를 매트에서 떼어준다. 다리로 매트의 아래쪽을 향하여 원을 그릴 때는 엉덩이가 직각이 되게 한다.

4~5 **숨을 들이쉰다:** 다리를 왼쪽으로 가져갈 때는 오른쪽 엉덩이를 매트에서 떼어준다. 다리로 원을 그리며 시작 자세로 돌아갈 때는 엉덩이가 직각이 되게 한다. 심복부를 수축시켜준 상태로 유지한다.

완전히 원을 그리며 시작 자세로 돌아간다. 방향을 바꾸어 반복한다.

### 변형 동작 variation

- 변형 동작: 다리로 아주 작게 원을 그리며 엉덩이를 직각으로 유지한다.
- 연계 동작: 한쪽 다리로 원그리기

# 3가지 힙 스트레칭: 엉덩이 굴근 3 way hip stretch: hip flexor

초급

**반복** 좌우로 각 1회, 각 자세를 대략 30초 그래도 유지

### 돌진 자세의 엉덩이 굴근 스트레칭

1. **호흡을 계속한다:** 앞쪽 무릎을 구부리고(90도 이상이 되지 않도록 한다) 두 번째 발가락 위로 정렬한 뒤, 상체를 앞으로 내민 자세로 시작한다. 골반을 아래로 내리고 둔근을 조인다. 배꼽을 척추 쪽으로 당긴다. 척추가 길게 사선으로 흐르게 하여 허리를 누르지 않게 한다.

이러한 자세로 30초 동안 호흡을 계속하거나 호흡을 할 때마다 하중감을 증대시킨다.

### 수직 자세의 엉덩이 굴근 스트레칭

2. **호흡을 계속한다:** 앞쪽 발을 몸쪽으로 가까이 가져와 위로 세운 무릎의 바로 위로 엉덩이를 위치시키고 오른쪽 무릎을 90도로 꺾는다. 엉덩이는 직각으로, 골반과 척추는 중립 상태에서 시작한다. 몸을 한 가운데 똑바로 세운다. 몸을 똑바로 든 상태를 유지하면서 복부와 둔근을 이용하여 골반을 후방 경사 상태로 가져가 스트레칭한다.

이러한 자세로 30초 동안 호흡을 계속하거나 호흡을 할 때마다 하중감을 증대시킨다.

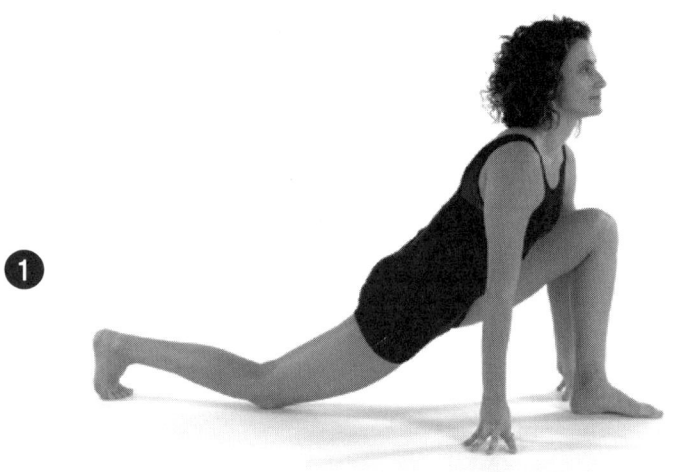

돌진 자세의 엉덩이 굴근 스트레칭

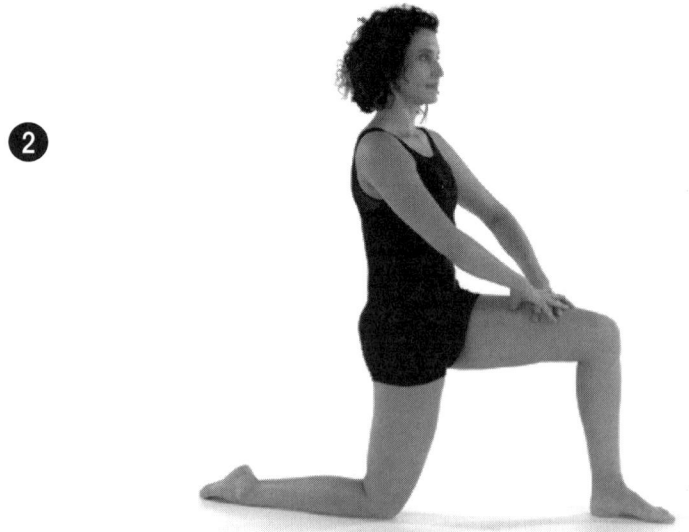

수직 자세의 엉덩이 굴근 스트레칭

### 목적과 대상 근육
- 엉덩이 굴근, 햄스트링, 외회전근, 장경인대 강화
- 동작의 분리 습득 준비
- 티저 자세를 훈련한 뒤에 실시하면 좋다.
- 하루 종일 앉아있는 사람들과 엉덩이의 동작 범위를 회복해야 할 필요가 있는 사람들에게 좋음.

# 3가지 힙 스트레칭: 요근/햄스트링  3way hip stretch: psoas/hamstring  초급

## 요근을 위한 경막 스트레칭

**3** 호흡을 계속한다: 수직 자세의 엉덩이 굴근 스트레칭 자세에서 시작한다. 숨을 들이쉬며 몸을 한가운데로 똑바로 들어올린다. 숨을 내쉬며 '폭포가 쏟아지듯 아래로 몸을 낮춘다.' 턱을 가슴으로 가져가고 흉추가 둥글게 굴절될 때까지 척추를 한 마디씩 아래로 낮춘다. 흉골을 뒤로 당겨 흉부의 굴절을 더욱 증대시킨다.

이 시점에 이르면 요근을 위한 경막 스트레칭 자세의 느낌이 분명하게 와야 한다. 그것은 요근에 붙어있는 요추 부위가 깊게 스트레칭되는 느낌이다. 이러한 느낌이 없다면 상체를 앞쪽 무릎 위로 가져가 엉덩이를 더욱 뻗어주도록 한다. 이렇게 해도 요추 부분의 스트레칭 감각을 느낄 수 없다면 요근을 길게 늘려준다.

이러한 자세로 30초 정도 호흡을 계속한다.

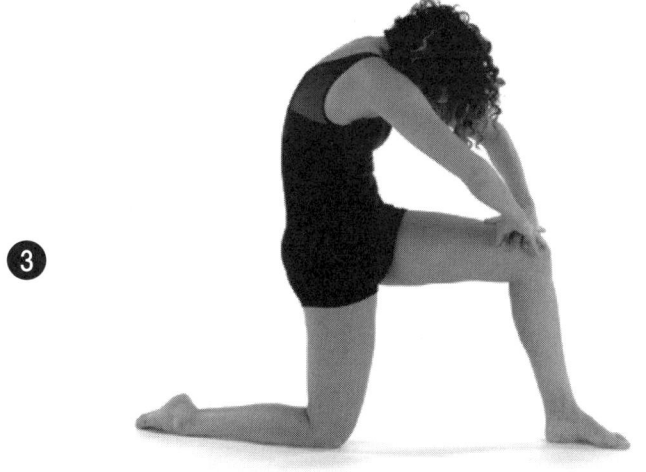

요근을 위한 경막 스트레칭

## 햄스트링 스트레칭

**4** 호흡을 계속한다: 앞쪽 다리를 똑바로 뻗어주고, 몸의 중심을 다시 뒤쪽 다리 위로 가져간다. 뒤쪽 무릎을 좀더 굽힌다. 척추를 길게 늘리고, 꼬리뼈를 뒤로 고정시켜 햄스트링의 스트레칭 정도를 높인다. 앞쪽 발을 구부려 비복근의 스트레칭 정도를 높인다.

이러한 자세로 30초 정도 호흡을 계속한다.

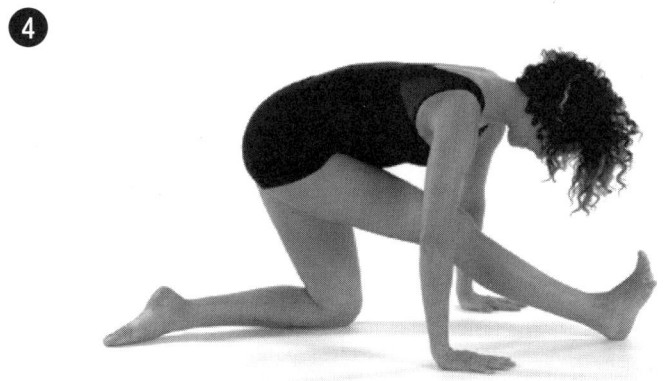

햄스트링 스트레칭

### 요령 및 주의사항
- 정렬 요령은 각 해당 부분을 참조.
- 주의사항: 무릎이 불편하다면 베개를 사용한다. 베개가 효과가 없으면 이들 스트레칭 동작을 건너뛴다.

### 이미지
- 어느 날은 엉덩이가 벌어질 것이다.

# 3가지 힙 스트레칭: 회전근/장경인대/대퇴직근 rotator/it band/rectus femoris — 초급

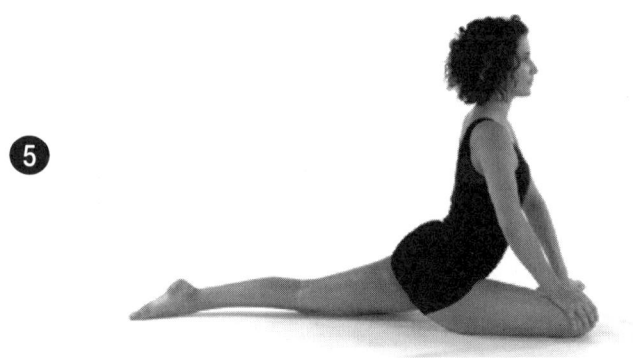

회전근/장경인대 스트레칭

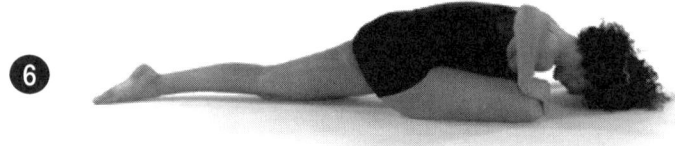

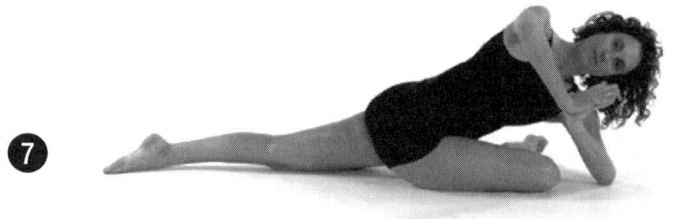

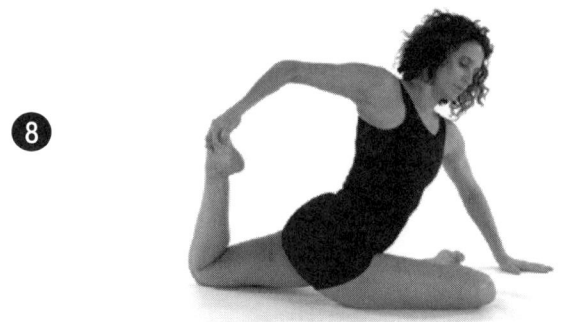

대퇴직근 스트레칭

### 회전근/장경인대 스트레칭

**5 호흡을 계속한다:** '비둘기 자세' (요가 자세이다)를 취한다. 상체를 앞으로 가져가 양팔로 받치고 앞쪽 허벅지를 바깥으로 틀어준다. 앞쪽 다리를 매트에 밀착시키고 무릎을 벌린다. 엉덩이가 굳어있다면 앞쪽 발을 좀더 몸의 중심 가까이 가져온다. 뒤쪽 다리를 매트 위에서 뒤로 똑바로 뻗는다. 가슴을 들고 양손을 매트쪽으로 누르며 팔을 똑바로 편다. 몸무게를 뻗어준 다리의 측면에 실어 스트레칭 정도를 증대시킨다.

**6 호흡을 계속한다:** 가슴을 앞으로 가져가 오른쪽 다리 위로 내려놓는다. 앞쪽 무릎을 손으로 벌리며 아래로 누른다. 이렇게 해주면 무릎을 보호할 수 있으며, 스트레칭 동작이 무릎 관절을 손상시키지 않고 이루어진다.

이러한 자세로 30초 가량 호흡을 계속한다.

**7 호흡을 계속한다:** 스트레칭 정도를 높이기 위해 앞쪽 무릎의 반대편 팔을 어깨 아래쪽으로 가져간 뒤 상체를 구부린 무릎 방향으로 틀어준다. 양팔로 기도하는 자세를 취하고 팔꿈치로 매트를 누른다. 가슴을 위로 들어올려 하늘쪽으로 틀어준다.

이러한 자세로 30초 가량 호흡을 계속한다.

### 대퇴직근 스트레칭

**8 호흡을 계속한다:** 사두근, 특히 대퇴직근의 스트레칭을 위하여 앉은 자세에서 뒤쪽 무릎을 구부리고, 반대편 팔로 발을 잡는다. 골반을 같은 방향의 아래쪽으로 내린다.

이러한 자세로 30초 가량 호흡을 계속한다.

# 사이드 밴드: 고급 인어 자세  side bend/advanced mermaid  고급

**반복** 10회, 좌우로 5회씩

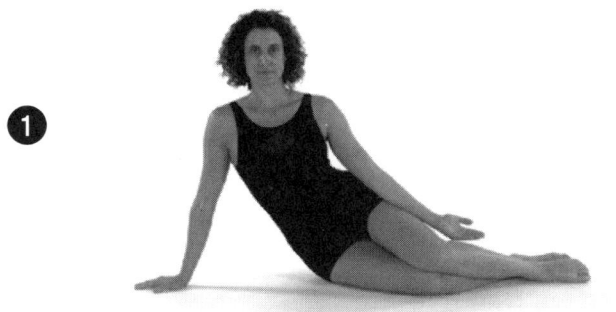

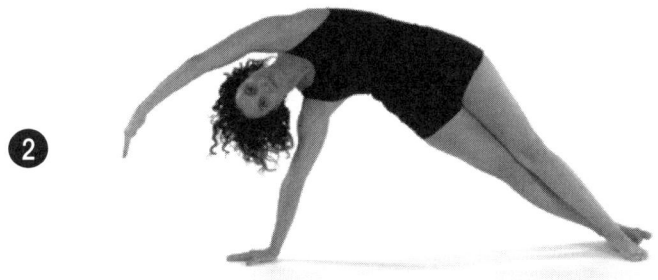

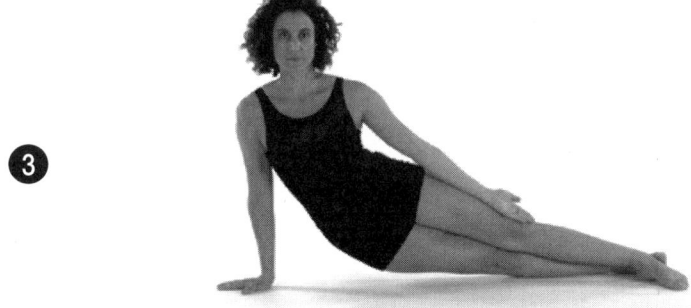

**1 시작 자세:** 인어 자세로 앉아 양 무릎이 모두 왼쪽으로 향하게 하고, 위쪽 발이 앞으로 놓이도록 서로 포갠다. 오른손으로 바닥을 짚고 손가락을 바깥으로 편다.

**숨을 들이쉬며 다음을 준비한다**

**2 숨을 내쉰다:** 몸을 위로 들어올려 사이드 밴드(옆으로 구부려주기) 자세를 취한다. 엉덩이를 위로 들고 다리를 똑바로 뻗으며, 위쪽 팔을 머리 위로 뻗어준다.

**3 숨을 들이쉰다:** 동작의 방향을 반대로 바꾸어 시작 자세로 돌아온다. 하지만 엉덩이를 바닥에 내려놓지 않도록 한다. 다리를 똑바로 뻗고 몸의 가운데를 든 상태로 유지한다. 어깨는 귀로부터 멀리 떨어뜨린다. 이렇게 하면 요방형근이 깊게 스트레칭된다.

4회 더 반복하고 좌우를 교대한다. 난이도를 높이고 매끄럽게 전환하기 위해 마지막 사이드 밴드 자세 때 널판지 자세를 취한다. 이어 반대편으로 사이드 밴드 자세를 취하며 좌우를 교대한다.

### 변형 동작 variation
- 연계 동작: 인어 자세, 널판지 자세

### 목적과 대상 근육
- 광배근, 어깨의 안정화 근육, 중둔근 강화
- 몸의 측면, 특히 요방형근과 복부 사근 스트레칭

### 요령 및 주의사항
- 몸을 일직선으로 유지한다. 몸을 일으켜 사이드 밴드 자세로 들어갈 때 등을 휘거나 갈빗대를 앞으로 내밀지 않는다. 대신 갈빗대를 안으로 집어넣고 배꼽을 척추쪽으로 당긴다.
- 손과 발의 간격을 적절히 조정하여 몸을 최대로 들어올리며 사이드 밴드 자세를 취한다. 양발이 너무 멀리 떨어져 있으면 몸을 최대로 들어올릴 수 없다. 양발이 손에 너무 가까이 놓여있으면 동작을 반복하는 과정에서 엉덩이를 낮출 때 다리를 똑바로 편 상태로 유지하기 어렵다.
- 한쪽의 중둔근이 약한 사람은 엉덩이를 위로 든 상태로 유지하기 어렵다.
- 손목에 가해지는 하중감을 줄이기 위하여 광배근과 견갑골을 이용하여 몸을 들어올린다.

### 이미지
- 당신은 강력한 광배근을 가진 인어이다.

## 레그 풀 프론트(전방 제어) leg pull front(control front) 　고급

**반복** 3회

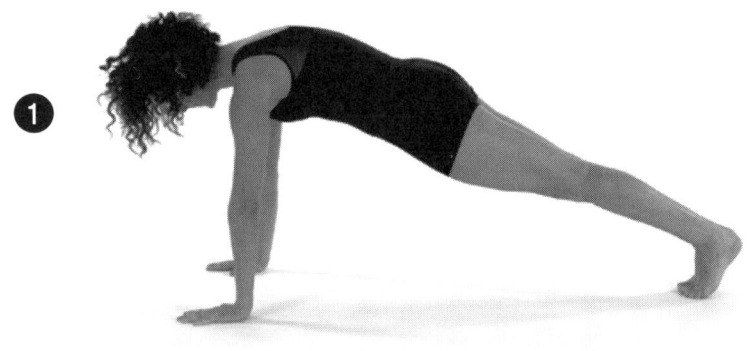

1. **시작 자세:** 널판지 자세로 시작한다. 양손을 어깨 밑으로 정렬한다. 팔쪽으로 누르고 어깨뼈를 약간 뻗으며 등의 상부를 약간 둥글게 구부림으로써 전거근을 활성화한다.

**숨을 들이쉬며 다음을 준비한다**

2. **숨을 내쉰다/들이쉰다:** 널판지 자세를 유지하면서 발끝에 몸무게를 싣고 몸을 앞으로 가져와 발바닥을 굴절시킨다. 이어 몸을 발꿈치 쪽으로 가져가며 뒤로 움직여 발등을 굴절시킨다.

발끝에 몸무게를 싣고 앞뒤로 3회 왔다갔다 한다.

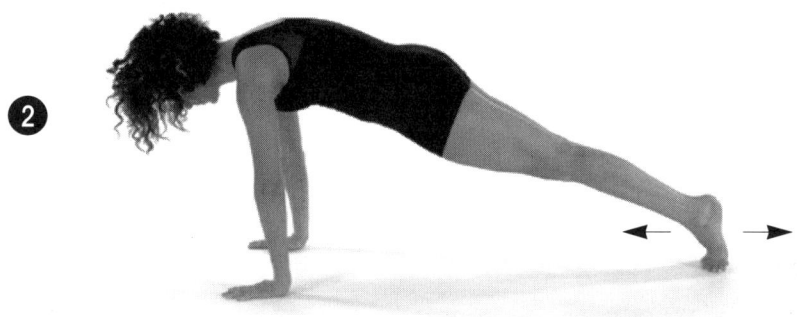

전후방으로 3회 왔다갔다 하기

### 목적과 대상 근육
- 복부, 둔근, 어깨의 안정화 근육, 사두근 강화
- 상체와 견갑대의 안정 훈련
- 리폼어를 이용한 전방 제어 동작 준비

### 요령 및 주의사항
- 위로 들어준 다리를 약간 바깥으로 틀어 둔근의 동작을 보조한다.
- 배꼽을 안으로 당기고 골반을 아래로 유지하여 상체의 안정화를 돕는다.
- 다리를 위로 들 때 엉덩이를 함께 들지 않는다. 다리를 들어 엉덩이를 뻗어줄 때 둔근을 이용하고 골반은 아래쪽으로 유지한다.
- 양발을 거울에 비춘 듯 대칭으로 가져간다. 즉 앞으로 움직일 때는 둘 다 피고, 뒤로 갈 때는 둘 다 구부린다.

### 이미지
- 동작을 발에서부터 시작하지 말고 몸의 중심을 앞뒤로 가져간다고 생각한다.

# 레그 풀 프론트(전방 제어) 고급

**3 숨을 내쉬며 바깥으로 피기:** 동작의 리듬을 유지하면서 왼쪽 다리를 몸 위로 들어준다. 동시에 몸을 앞으로 가져가며 들어준 발을 똑바로 편다. 들어준 다리를 약간 바깥으로 틀어 둔근으로 엉덩이의 신전을 돕는다.

**4 숨을 들이쉬며 안쪽으로 구부리기:** 앞뒤로 왔다갔다 하는 동작의 리듬을 유지하면서 아래쪽 다리를 뒤로 가져갈 때 위쪽 발을 발등쪽으로 구부린다. 즉 양쪽 발목을 모두 발등쪽으로 구부린다.

바깥으로 피기/안쪽으로 구부리기 동작을 2회 더 반복하고 좌우를 교대한다. 발을 매트에 내려놓고 발목을 모두 발등쪽으로 구부린다. 좌우로 3회씩 3번의 과정을 완료할 때까지 계속 좌우를 교대하며 동작을 반복한다.

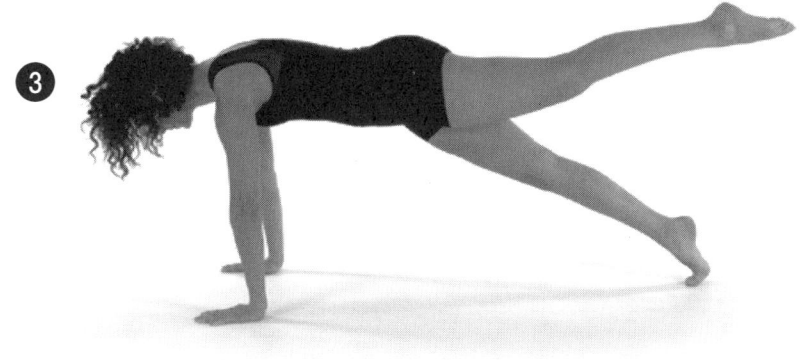

발끝 뻗어주기

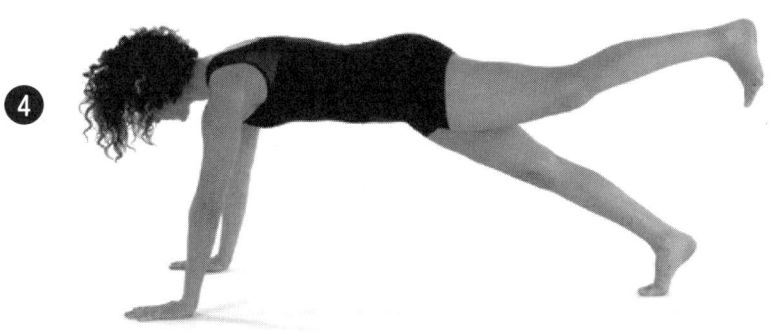

발끝 안쪽으로 당기기

---

**변형 동작** variation

- 연계 동작: 엎드려 팔굽혀펴기 자세, 널판지 자세

## 레그 풀 백(후방 제어) leg pull back(control back) 고급

**반복** 다리를 교대하며 6~10회

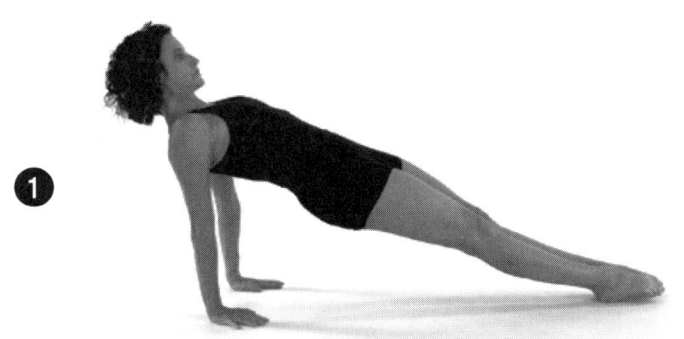

**1 시작 자세:** 앉아서 다리를 앞으로 똑바로 뻗고 엉덩이 옆에서 손바닥으로 매트를 누르며 손가락을 앞으로 편다. 엉덩이를 위로 밀어올리며 브리지/역널판지 자세를 취한다. 다리를 똑바로 뻗은 상태로 유지하고 발끝을 매트쪽으로 뻗는다.

**숨을 들이쉬며 다음을 준비한다**

**2 숨을 내쉰다:** 한쪽 다리를 하늘로 차올리며 가장 높은 지점에 도달했을 때 발을 구부린다.

**숨을 들이쉰다:** 발을 뻗으며 다시 아래로 내려놓고 몸을 길게 뻗은 상태로 유지한다.

다리를 바꾸고, 5-9회 더 반복한다.

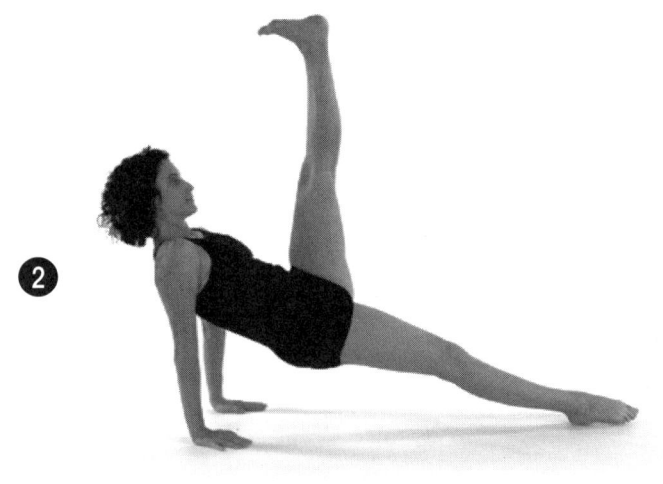

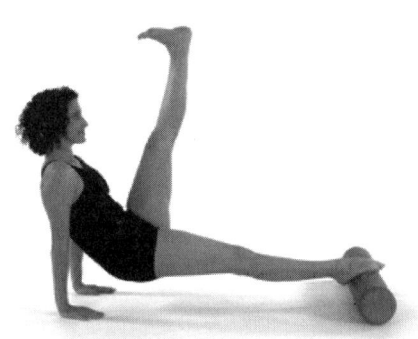

도구: 롤러

* **도구**
  ■ 롤러: 이 동작은 발을 롤러 위에 올려놓고 할 수 있다. 그러면 발목과 발꿈치가 훨씬 더 편안하다.

### 변형 동작 variation
■ 연계 동작: 한쪽 다리 브리지 자세

**목적과 대상 근육**
■ 광배근, 햄스트링, 둔근, 엉덩이 굴근, 사두근 강화
■ 흉근과 햄스트링 스트레칭
■ 리포머를 이용한 후방 제어 동작 준비 연습

**요령 및 주의사항**
■ 양팔을 똑바로 힘껏 뻗되 팔꿈치를 지나치게 뻗어주지 않는다.

■ 다리를 똑바로 힘껏 뻗는다.
■ 골반을 가능한 높이 들어준 상태로 유지한다.
■ 주의대상: 광배근이 약한 사람, 햄스트링이나 엉덩이 굴근, 발목이 굳어있는 사람.

**이미지**
■ 발끝을 땅속까지 뻗어준다.

# 무릎 꿇고 하는 사이드킥  kneeling side kicks  고급

**반복** 좌우로 10회

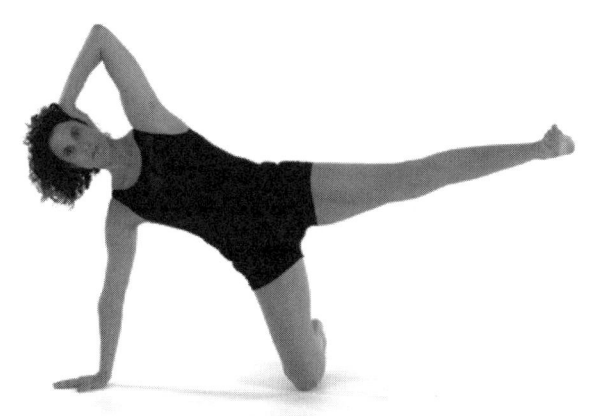

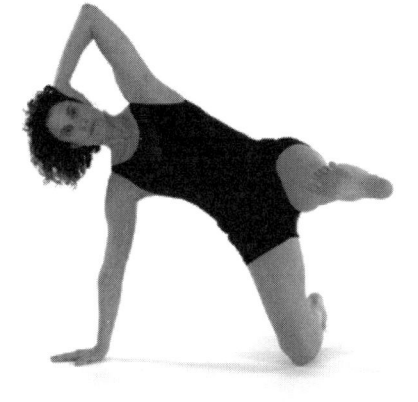

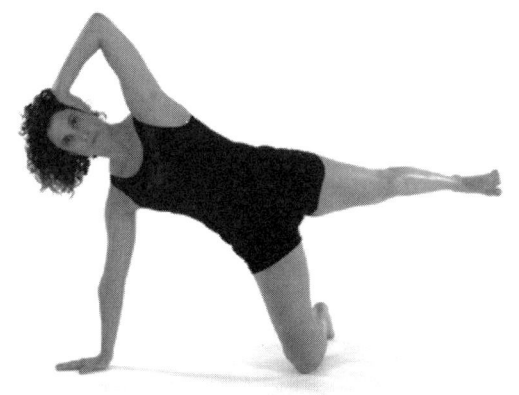

1 **시작 자세:** 무릎 꿇은 자세에서 시작하여 오른팔을 매트에 내려 놓을 수 있을 때까지 몸을 기울인다. 동시에 왼쪽 다리를 엉덩이 높이로 들고 발꿈치를 멀리 뻗는다.

2 **숨을 들이쉰다:** 위쪽 다리를 앞쪽으로 차고, 한번 반동을 준다. 발을 구부려준 상태로 유지한다. 골반 바닥을 활용할 수 있도록 착석뼈를 서로 밀착시킨다고 생각한다.

3 **숨을 내쉰다:** 뒤로 차주며 한번 반동을 주고 발을 똑바로 편다. 뒤로 차줄 때 둔근을 조이고 배꼽을 안쪽으로 당겨 골반을 비교적 아래쪽으로 유지한다고 생각함으로써 척추를 뻗는 일이 없도록 한다.

### 변형 동작 variation
- 연계 동작: 사이드킥

### 목적과 대상 근육
- 무릎 꿇고 하는 최고급 측면 동작의 상체 안정화 방법 습득
- 중둔근과 대둔근 강화
- 어깨의 안정화와 대둔근 훈련

### 요령 및 주의사항
- 어깨와 엉덩이를 옆으로 세운 형태로 유지하고 흔들지 않는다.
- 다리를 뒤로 찰 때 척추를 뻗지 않도록 하고, 대신 둔근과 복부를 이용하여 골반을 안정시킨다.
- 다리로 반동을 주는 동작이 상체의 안정을 해치지 않도록 한다. 반동은 안정을 어렵게 만들기 때문에 그에 대비해야 한다.
- 무릎 꿇은 쪽 다리의 둔근을 이용하여 엉덩이를 직각으로 유지하고 대퇴골을 전방으로 유지한다.
- 이 동작에서 가장 어려운 부분은 다리를 앞으로 찰 때 엉덩이를 직각으로 유지하는 것이다. 둔근을 조이고 엉덩이를 앞으로 밀어 보정 동작으로 이용함으로써 무릎꿇은 쪽의 엉덩이를 뻗어준 상태로 유지한다.
- 다리를 앞뒤로 차줄 때 움직이는 다리를 엉덩이 높이로 유지한다.
- 다리를 뒤로 뻗을 때 바깥으로 틀어준 상태로 유지한다. 이때는 다리가 평행으로 돌아가기 쉽다.

### 이미지
- 누군가 뒤쪽에서 무릎 꿇은 쪽의 엉덩이를 앞으로 눌러주고 있다.

# 별 자세 star

최고급

**반복** 좌우로 4회씩

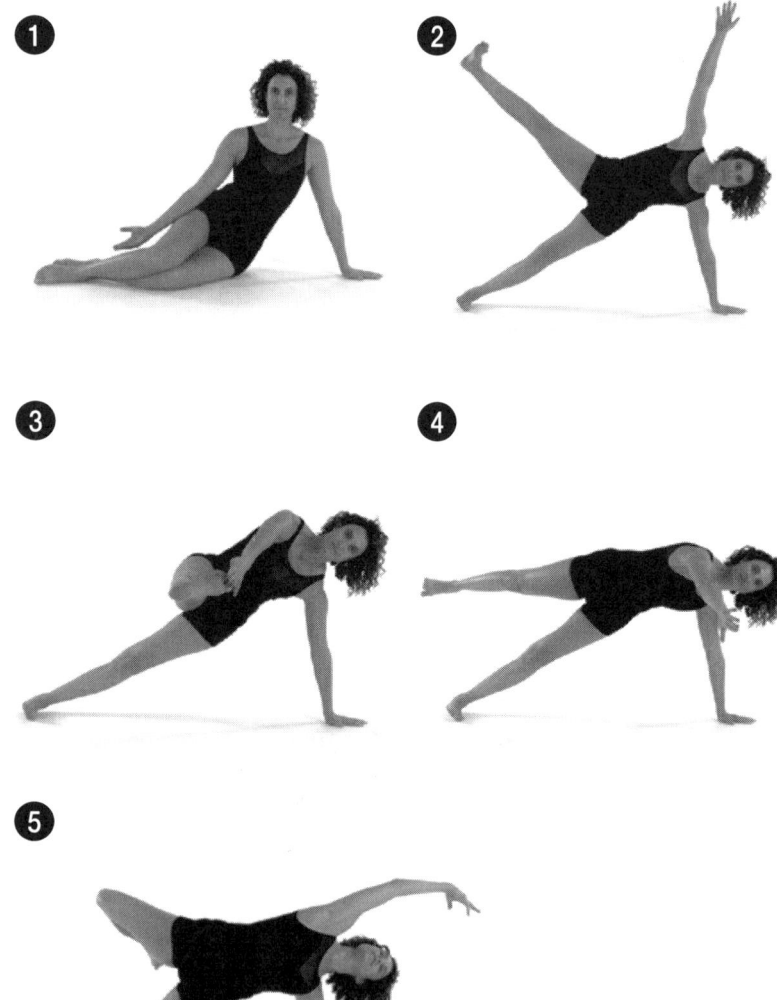

**1~2 시작 자세:** 인어 자세로 앉아서 양쪽 무릎이 모두 왼쪽으로 향하도록 해준다. 양 다리를 구부려 포개고 오른발이 앞으로 놓이게 한다. 왼쪽 허벅지를 바깥으로 틀고 오른쪽 허벅지는 안쪽으로 튼다. 엉덩이를 측면 널판지 자세보다 약간 더 높게 들고, 오른팔을 위로 똑바로 뻗는다. 이어 오른쪽 다리를 하늘로 들어올려 몸 전체를 별모양으로 만든다.

**숨을 들이쉬며 다음을 준비한다**

**3 숨을 내쉰다:** 오른팔을 앞으로 가져가고 오른쪽 다리를 앞으로 차며 한 번 반동을 준다. 측면 널판지 자세를 높게 유지하고 상체를 고정시킨 상태로 유지한다.

**4 숨을 들이쉰다:** 오른쪽 다리를 뒤로 차며 한 번 반동을 준다. 오른팔을 앞으로 뻗은 상태로 유지하여 균형을 맞춘다.

**5 호흡을 계속한다:** 3회 더 차주고, 이어 비행 자세로 마무리를 한다(무릎을 뒤로 구부려주고 엉덩이를 바깥으로 틀며 척추를 뒤로 구부리고 팔은 머리 위로 가져간다).

### 목적과 대상 근육
- 광배근, 어깨의 안정화 근육, 중둔근 강화
- 코어(몸중심부)의 안정성 강화, 복부, 둔근, 햄스트링 훈련
- 리폼어를 이용한 스타 자세의 준비 연습

### 요령 및 주의사항
- 몸을 평면으로 유지. 즉 몸을 측면 널판지 자세로 들어올릴 때 등을 휘거나 갈빗대를 앞으로 내밀지 말고 대신 갈빗대를 안으로 넣거나 배꼽을 척추 쪽으로 당긴다.
- 광배근과 견갑골을 위로 들어올려 손목에 가해지는 하중감을 줄인다.
- 한쪽 측면의 중둔근이 약한 경우에는 엉덩이를 든 상태로 유지하기가 어렵다(왼쪽 중둔근이 약한 엘리의 2번 사진을 보면 아래쪽 엉덩이가 밑으로 늘어져 있다).

### 이미지
- 올가미로 묶어서 엉덩이를 들어주고 있다.

# 별 자세

**최고급**

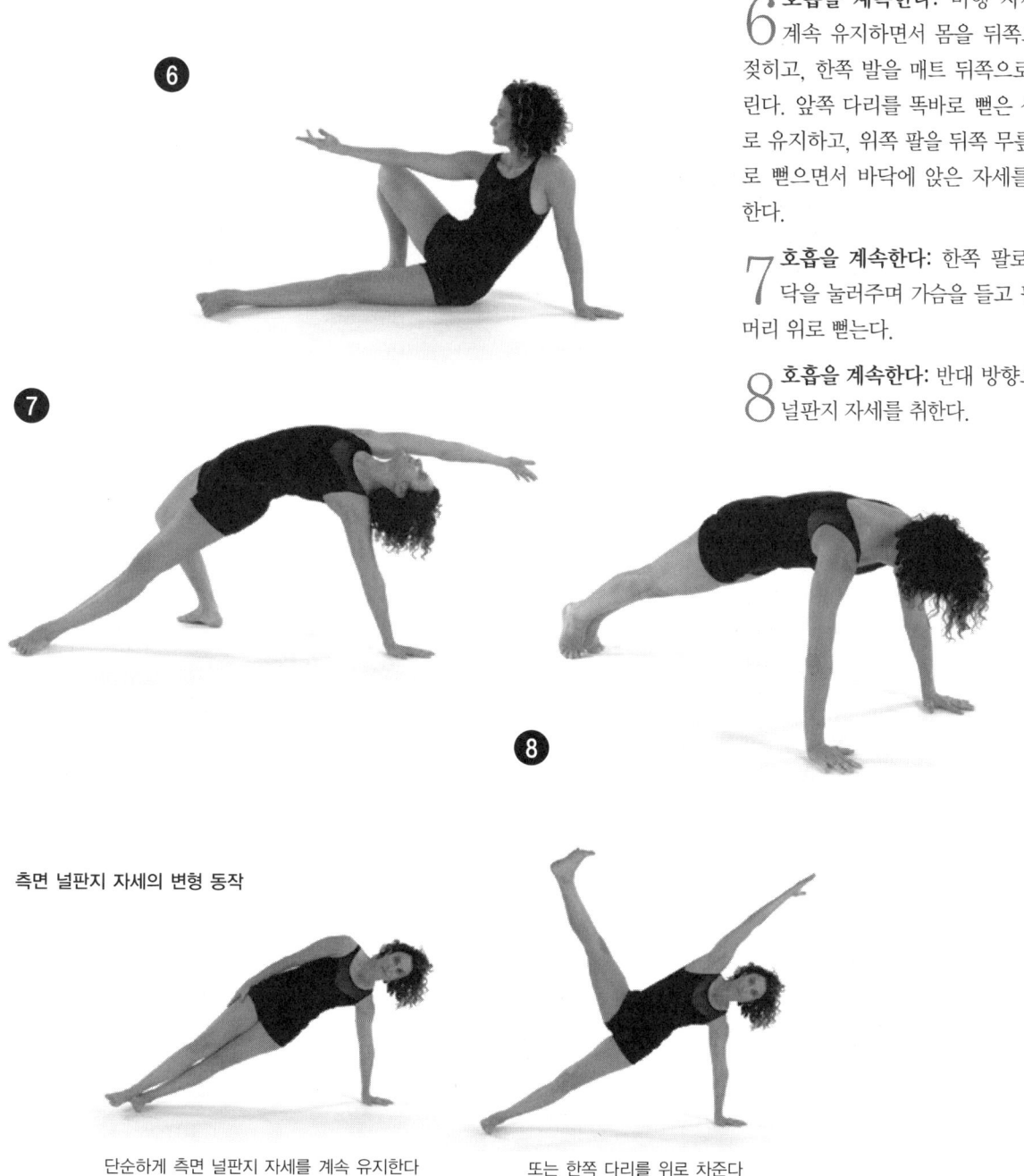

**6 호흡을 계속한다:** 비행 자세를 계속 유지하면서 몸을 뒤쪽으로 젖히고, 한쪽 발을 매트 뒤쪽으로 내린다. 앞쪽 다리를 똑바로 뻗은 상태로 유지하고, 위쪽 팔을 뒤쪽 무릎 위로 뻗으면서 바닥에 앉은 자세를 취한다.

**7 호흡을 계속한다:** 한쪽 팔로 바닥을 눌러주며 가슴을 들고 팔을 머리 위로 뻗는다.

**8 호흡을 계속한다:** 반대 방향으로 널판지 자세를 취한다.

측면 널판지 자세의 변형 동작

단순하게 측면 널판지 자세를 계속 유지한다     또는 한쪽 다리를 위로 차준다

### 변형 동작 variation

- 연계 동작: 사이드 밴드/고급 인어자세, 무릎 꿇고 하는 사이드킥, 트위스트/바늘꿰기 자세
- 변형 동작: 측면 널판지 자세: 10초 동안 단순하게 측면 널판지 자세를 유지한다(몸이 발꿈치에서 어깨까지 일직선이 되게 하고 팔을 똑바로 뻗어 몸을 받쳐준다). 이는 난이도가 높은 별자세를 취하기에 앞서 체력을 강화할 수 있는 좋은 방법이다.
- 변형 동작: 측면 널판지 자세에서 위로 발을 차준다. 3회 반복하여 차주고 방향을 바꾼다.

## 부메랑 자세 boomerang

**최고급**

**반복** 4~8회

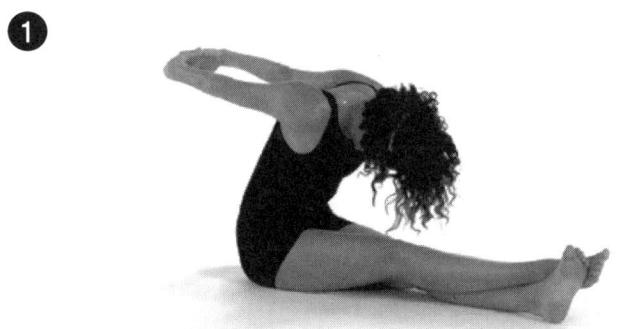

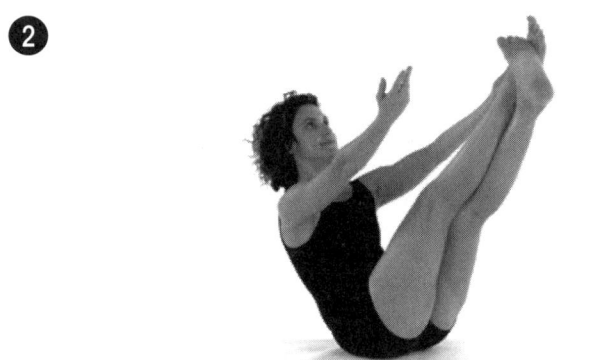

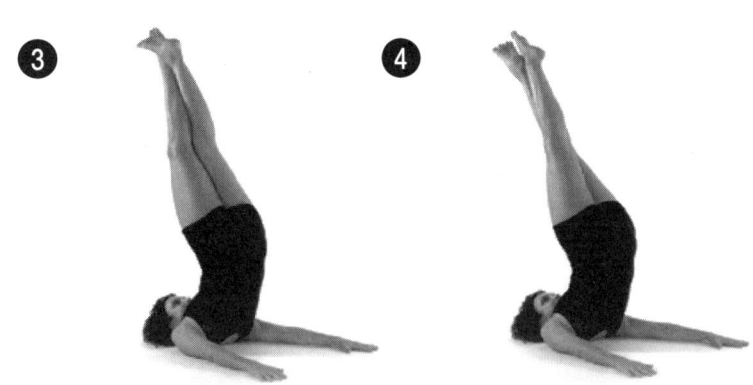

1. **시작 자세:** 이 동작의 시작 자세는 뒤로 노젓기 자세와 비슷하다. 앉아서 다리를 앞으로 똑바로 뻗고 오른쪽 다리를 왼쪽 다리 위로 엇갈리게 포갠다. 척추를 앞으로 둥글게 구부리고 팔을 뒤로 가져가며, 팔꿈치를 구부리고, 손가락은 등 뒤에서 깍지를 낀다. 손바닥은 안으로 향하게 한다. 양팔을 뒤와 위로 향하게 하면서 사선으로 뻗고 가슴을 벌린다. 견갑거상근으로 견갑골을 당겨주고 있다고 생각한다.

**숨을 들이쉬며 다음을 준비한다**

2. **숨을 내쉰다:** '급하게 움직이지 말고 새처럼 나는 동작으로' 손을 풀어 팔을 옆으로 펼치고 이어 앞으로 가져온다. 몸을 뒤로 굴리면서 티저 자세를 취하고 다리를 위로 들어올린다. 이와 동시에 팔을 위와 앞을 향하여 사선으로 뻗는다.

3. **숨을 들이쉰다:** 척추를 뒤로 굴려 바닥으로 낮추고 어깨를 거꾸로 세운다(잭나이프 자세). 다리를 똑바로 위로 들어올리고 팔을 매트 위로 나란히 뻗어 몸을 지탱한다.

4. **숨을 내쉰다:** 어깨를 토대로 거꾸로 선 자세에서 발이 가장 높은 지점에 도달했을 때 다리를 바꾼다.

### 목적과 대상 근육
- 복부, 엉덩이 굴근, 견갑골 견인근 강화
- 척추, 흉근, 햄스트링 스트레칭
- 동작의 조화와 복원 훈련

### 요령 및 주의사항
- 주의대상: 햄스트링, 흉근이 굳어 있는 사람, 복부와 엉덩이 굴근이 약한 사람.
- 이 동작은 여러 가지 이유에서 매우 어렵다. 동작이 지나쳐서 기본 개념과 원리를 잊지 않도록 한다.
- 금기대상: 목에 부상을 입은 사람, 디스크 질환자, 척추의 골다공증 환자.

### 이미지
- 부메랑이 되어 날아간다.

# 부메랑 자세

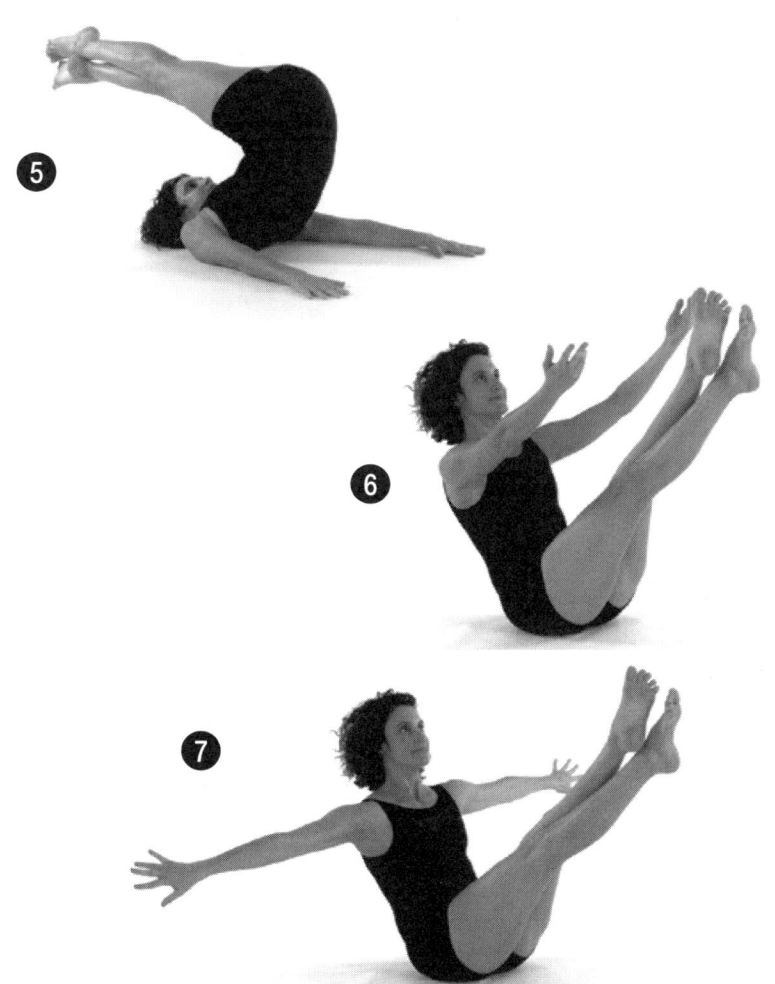

5 **숨을 들이쉰다:** 절반 정도 몸을 접어주고 다리를 낮추어 머리 위에서 바닥에 대해 평행이 되도록 한다.

6 **숨을 내쉰다:** 몸을 다시 위로 감아올려 티저 자세를 취한 뒤 팔을 위와 앞을 향해 사선으로 뻗는다.

7 **숨을 들이쉰다:** 티저 자세를 유지하면서 양손으로 '물을 가르는 듯한 동작'을 취하며 발을 옆으로 벌리고 이어 뒤로 가져간다. 등 뒤에서 손가락으로 깍지를 끼고 팔꿈치를 옆으로 구부린다. 손바닥은 안쪽으로 향하게 한다.

8 **숨을 내쉰다:** 계속 티저 자세를 유지하며 양팔을 뒤로 똑바로 편다.

9 **숨을 들이쉰다:** 다리를 바닥으로 낮추고 시작 자세로 돌아가 다시 시작한다.

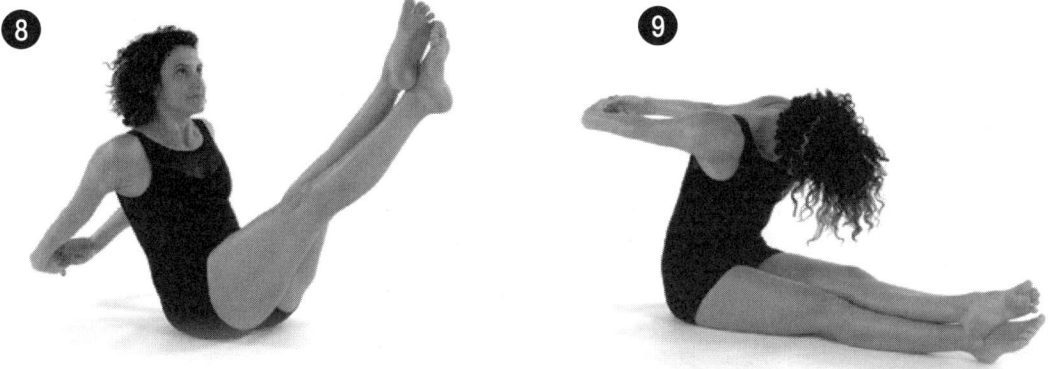

**변형 동작** variation

- 연계 동작: 티저, 뒤로 노젓기, 앉아서 다리 위로 뻗기

## 164  물개 자세 seal  중급

**반복** 10회

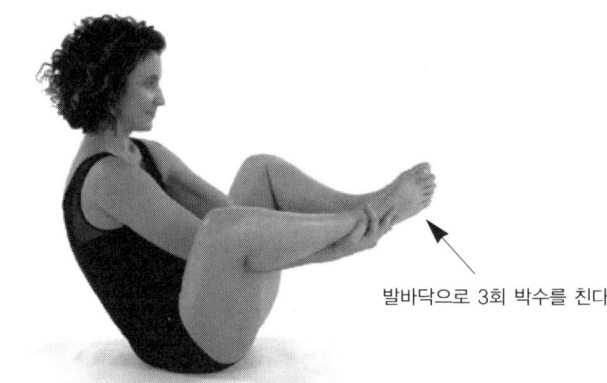

발바닥으로 3회 박수를 친다

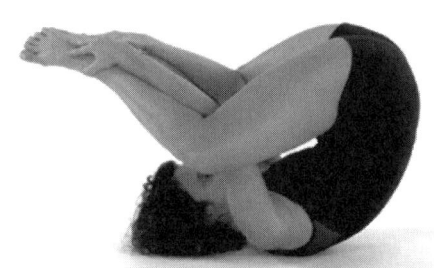

발바닥으로 3회 박수를 친다

1 **시작 자세:** 앉아서 균형점 자세를 취하고 꼬리뼈의 바로 뒤쪽으로 균형을 잡는다. 무릎은 구부리고 발은 매트에서 떼고 발바닥은 붙인다. 양손을 다리 안쪽으로 집어넣어 발목 바깥쪽을 감싼다. 이렇게 하면 손으로 쉽고 유연하게 발목을 잡을 수 있다. 팔꿈치를 넓게 벌려 허벅지 안쪽을 누른다. 허벅지 안쪽은 뒤로 누른다. 발바닥으로 3회 '박수'를 친다.

숨을 들이쉬며 다음을 준비한다

2 **숨을 내쉰다:** 배꼽을 척추 쪽으로 당기며 뒤로 구르기 시작한다. 척추를 정밀 조정하며 동작을 취하고 팔꿈치는 허벅지쪽으로, 허벅지는 팔꿈치쪽으로 누른다. 완전히 뒤로 굴러 엉덩이를 공중으로 들며 가슴 선반 자세로 어깨뼈 위에서 균형을 잡는다. 발로 3회 박수를 친다.

**숨을 들이쉰다:** 몸을 일으키며 모든 요추를 도장 찍듯 매트에 밀착시켜 균형점 자세를 취한다. 심복부를 이용해 자세를 안정시킨다. 발로 3회 박수를 친다.

동작을 반복한다.

### 변형 동작 variation
- 변형 동작: 처음 물개 자세를 배울 때는 머리 위에서 한번만 발로 박수를 쳐주고, 이어 두 번, 그리고 마지막으로 세 번의 박수를 시도한다.
- 연계 동작: 균형점 자세, 볼처럼 구르기 자세

### 목적과 대상 근육
- 척추 근육 마사지와 척추 전체를 이용한 정밀조정 동작 보조하기
- 복부 단련
- 동작의 균형과 조화 습득
- 동작의 탄력을 이용한 척추 스트레칭

### 요령 및 주의사항
- 균형점 자세로 돌아갈 때 동작을 잘 제어한다. 배꼽을 안으로 당기고, 심복부를 몸이 앞으로 너무 많이 굴러가지 않도록 해주는 '브레이크'로 생각한다.
- 구르는 동작이 모두 그렇듯이 내부 반발력을 이용하여 구를 때의 형태를 일정하게 유지한다. 몸을 일으켜 세울 때 다리가 자신의 방향으로 내려앉게 되면 지나친 보정동작 없이는 몸을 다시 일으키기 어렵다.
- 주의대상: 가슴 선반 자세가 정확하지 못해 목 부위로 구르고 있다면 이는 가슴 선반이 굳어있다는 것이다(아니면 몸이 지나치게 평평하게 펴져 있다는 뜻이다). 이런 경우엔 거꾸로 된 자세로 들어갔을 때 흉골로 중심을 잡게 되고 다리를 하늘로 뻗어 반대 방향으로 몸을 당기며 스트레칭하게 된다. 이러한 동작은 시간이 지나면서 향상된다. 향상을 위해선 도구나 장비를 이용하여 흉추를 스트레칭할 필요가 있다(롤러: 흉부 교정기 자세; 리폼어: 등 구부리고 뒤로 노젓기; 캐딜락: 거근 눌러주기/상복부 운동, 등 둥글게 하여 앞으로 밀기, 스프링보드: 롤다운, 특히 진주 단추 롤다운)
- 주의대상: 허리가 굳어있는 사람은 뒤와 앞으로 구를 때 "쿵" 하는 소리가 날 수 있다. 이는 허리를 매트로 정밀 조정하여 도장 찍듯 내려놓지 못하고 있다는 징표이다. 천천히 구르고, 복부 수축 동작을 이용하여 척추를 매트쪽으로 눌러주도록 한다. 이는 시간이 지나면서 향상된다.
- 금기대상: 디스크 질환자, 척추의 골다공증 환자.

### 이미지
- 당신은 서커스의 물개이며 앞으로 구를 때 "아아아"라고 말하고 있다.

# 균형 제어 자세 control balance    최고급

**반복** 다리를 교대하며 6회

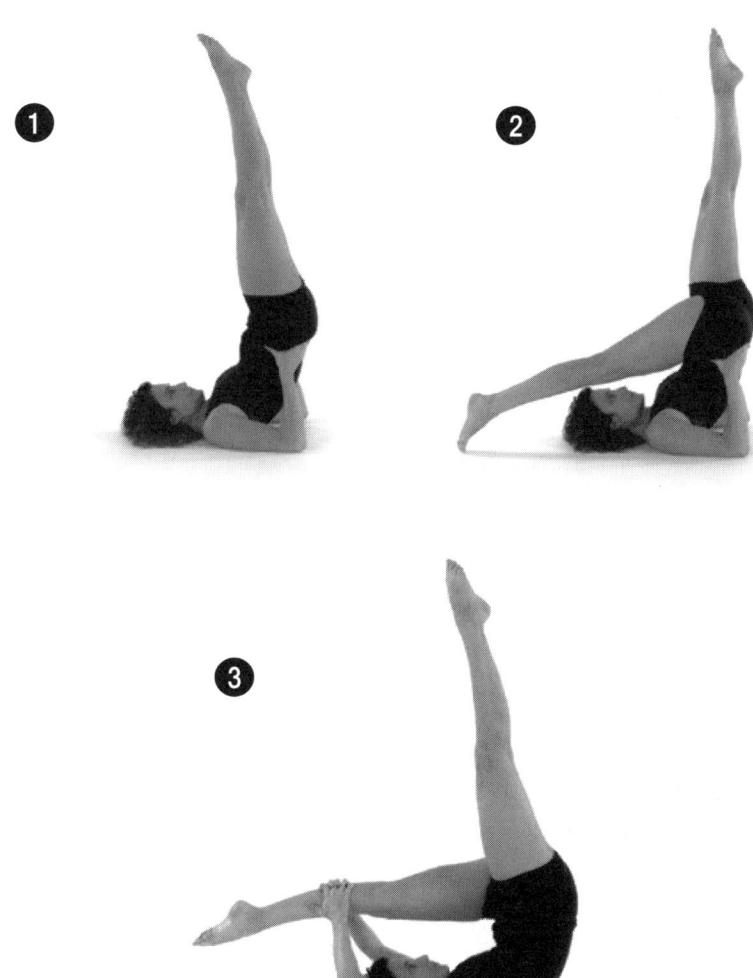

## 균형 제어 준비 자세

1. **시작 자세:** 어깨를 바닥에 대고 물구나무를 서서 가슴 선반 자세를 취하고 견갑골의 사이에서 균형을 잡는다. 양손으로 엉덩이를 잡고 팔꿈치로 매트를 누른다.

숨을 들이쉬며 다음을 준비한다

2. **숨을 내쉰다:** 다리를 벌려 오른발을 매트로 내리고, 왼발은 하늘로 똑바로 뻗어준다. 한번 반동을 주며 다시 벌린다.

**숨을 들이쉰다:** 어깨를 바탕으로 한 물구나무 자세로 다시 돌아가 두 다리를 하늘로 뻗는다.

**숨을 내쉰다:** 다리를 교대한다.

## 균형 제어

3. **호흡을 계속한다:** 균형 제어 준비 자세에서 다리를 벌려 한쪽 다리는 매트쪽으로 내리고, 다른 쪽 다리는 하늘로 뻗는다. 아래쪽 다리의 종아리를 손으로 잡고 팔꿈치를 넓게 벌린다. 두 다리 모두 한 번 반동을 주며 아래쪽 다리를 아래로 당기면서 위쪽 다리를 위로 더 뻗는다.

다리를 바꾸어가며 5회 더 반복한다.

### 변형 동작 variation
- 연계 동작: 가위 자세, 높은 가위 자세, 잭나이프 자세

### 목적과 대상 근육
- 복부 강화
- 척추 신근 스트레칭
- 동작의 균형과 조화 습득
- 공중부양 동작의 이해
- 리포머를 이용한 균형 제어 분해 자세 준비하기

### 요령 및 주의사항
- 항상 목 부위로 구르지 않도록 한다. 대신 가슴 선반 자세로 견갑골 사이에서 균형을 잡는다.
- 아래쪽 다리를 손으로 잡을 때 든 다리를 위로 뻗은 상태로 유지한다. 이러한 대립적 자세는 균형 유지에 도움이 된다.
- 금기대상: 목에 부상을 입은 사람, 디스크 질환자, 척추의 골다공증 환자.
- 주의대상: 흉추, 햄스트링이 굳어 있는 사람.

### 이미지
- 가슴 선반 위에서 완벽히 균형을 잡고 있다.

# 필라테스 팔굽혀 펴기 I  pilates push ups I                중급

**반복**  10회를 전체과정으로 1~3회 반복

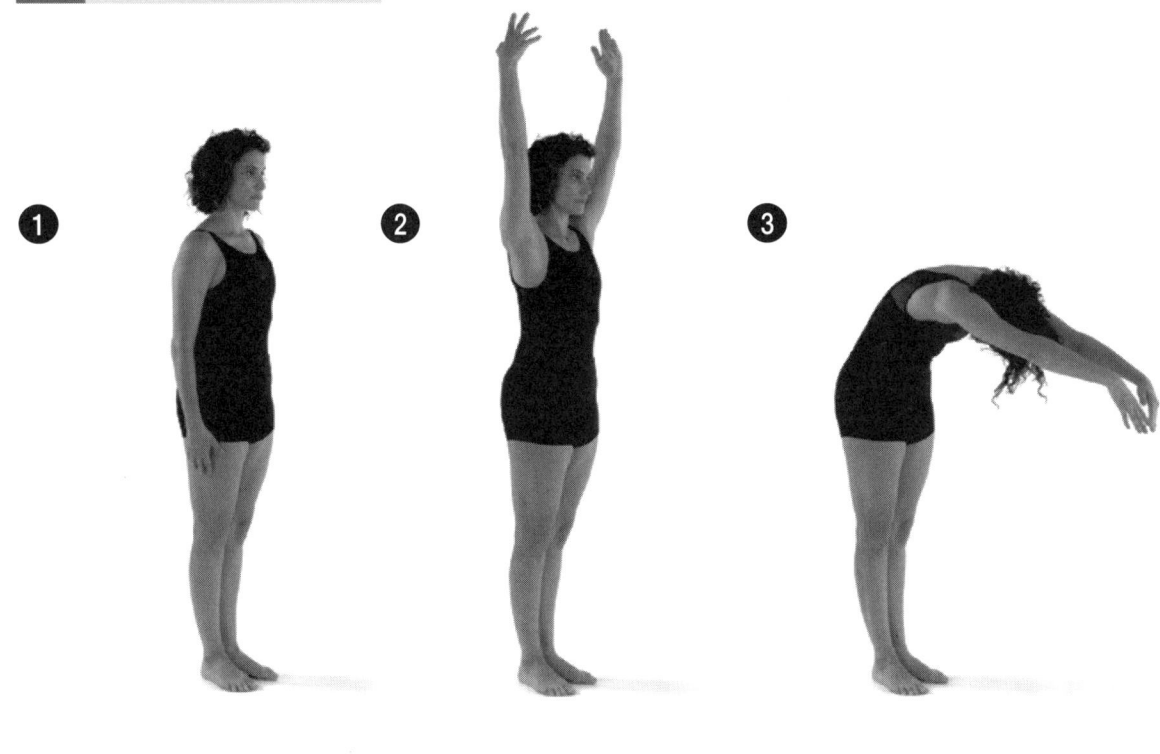

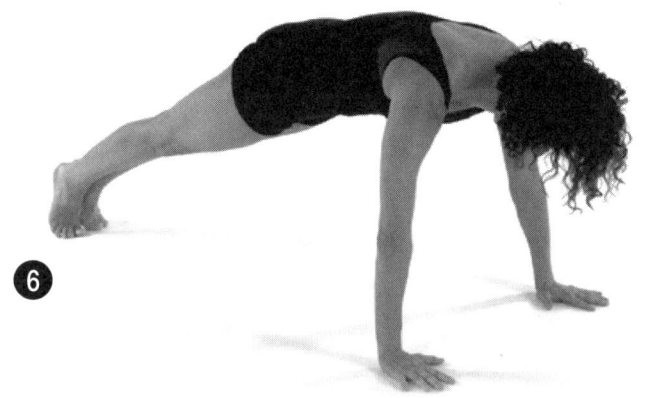

### 목적과 대상 근육
- 복부, 사두근, 엉덩이 굴근, 둔근, 어깨의 안정화 근육, 발목배굴근의 균일한 훈련
- 흉근과 삼두근 집중 강화
- 햄스트링과 등 스트레칭

### 요령 및 주의사항
- 배꼽을 안쪽으로 당겨준 상태로 유지하고 둔근을 이용하여 허리를 길게 편다. 허리가 아래로 쳐지면 안 된다.
- 머리와 몸을 일직선으로 유지한다. 자세가 아래로 쳐지면 안 된다.
- 견갑골을 움직이지 말고 고정된 상태로 유지한다.
- 팔굽혀 펴기 동작을 완료할 때 팔꿈치를 지나치게 펴지 않는다. 대신 천천히 팔을 마지막 영역까지 피면서 양팔의 이두근을 동시에 수축시킨다.
- 손목에 가해지는 하중을 줄이기 위해 광배근과 전거근, 견갑대의 주변 근육 순으로 위로 들어준다.
- 금기대상: 디스크 질환자, 척추의 골다공증 환자.

### 이미지
- 당신은 나무로 된 널판지이며 누군가 허리에 올라서 있다. 이에 대비하도록 한다.

# 필라테스 팔굽혀 펴기 I  중급

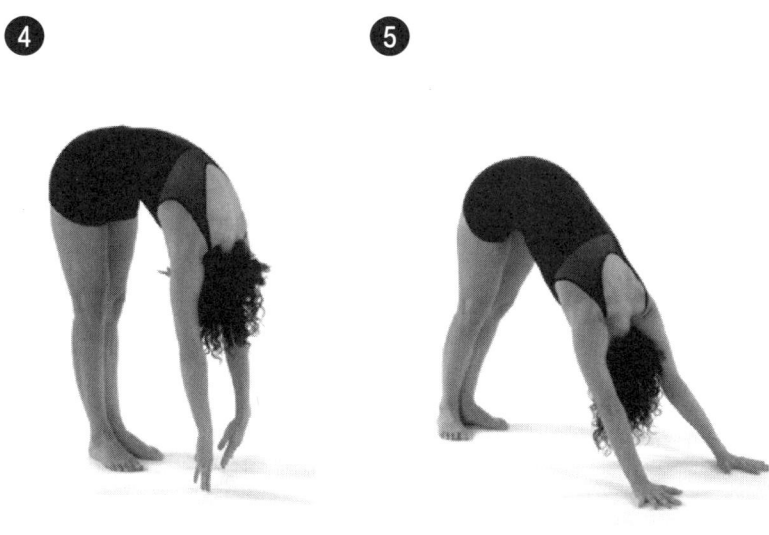

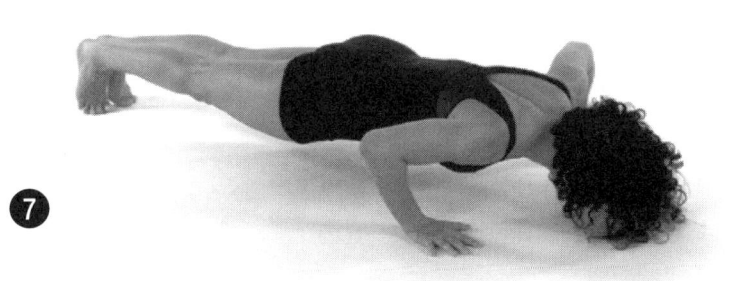

1. **시작 자세:** 필라테스 1번 자세로 선다.

2. **숨을 들이쉰다:** 팔을 옆으로 벌려 원을 그리며 머리 위로 가져간다.

3~5. **숨을 내쉰다:** 팔을 아래로 낮추며 다이빙 자세를 취하고, 척추를 한 마디씩 아래로 감는다. 머리와 목에서 시작하여 몸이 절반쯤 숙여질 때까지 계속하고, 양손으로 바닥을 짚는다. 척추를 아래로 감으며 내릴 때 골반은 발과 무릎 위로 유지하고 아울러 다리 사이의 꼬리뼈와 함께 아래쪽으로 유지한다.

6. **숨을 들이쉰다/내쉰다:** 널판지 자세가 될 때까지 양손을 앞으로 가져간다.

7. **숨을 들이쉰다:** 팔을 구부려 팔꿈치가 옆으로 나가도록 한다. 몸 전체를 고정시키고 가능한 최대한 아래로 낮춘다. 몸을 구부리지 않는다.

**숨을 내쉰다**

팔을 뻗어서 몸을 위로 들어올리며 널판지 자세로 돌아간다. 팔꿈치를 지나치게 뻗지 않도록 주의한다.

팔굽혀 펴기를 9회 더 반복하고, 동작 단계를 거꾸로 밟아 몸을 일으켜 세운다.

### 변형 동작 variation

- 변형 동작: 무릎을 꿇은 자세에서 엉덩이를 바깥으로 틀어주고 양발을 뒤로 모은 뒤 팔굽혀 펴기를 한다.
- 변형 동작: 팔굽혀 펴기를 준비하지 않고 있는 듯이 단순하게 10초 동안 널판지 자세에서 멈춘다.
- 고급 변형 동작: 두 다리를 곧게 펴고 발꿈치를 한데 모아 최대로 들어주는 발레의 를르베 자세에서 시작한다.
- 고급 변형 동작: 삼두근 팔굽혀 펴기: 팔꿈치를 뒤로 구부려 몸 가까이 유지한다. 가슴을 벌리며 어깨를 함께 벌린 상태로 유지한다. 회전근개의 보호에 주의한다. 상체를 구부리는 단계에서 어깨 관절(상완골의 윗부분)을 팔꿈치 아래로 낮추지 않는다. 필요하다면 팔꿈치를 구부리는 정도를 줄여 어깨를 적절한 정렬 상태로 유지한다. 나는 어깨의 정렬 상태가 잘못되어 부상을 입는 경우를 아주 많이 보았다.

# 필라테스 팔굽혀 펴기 II: 아라베스크  pilates push ups II: arabesque — 최고급

**반복** 5회의 팔굽혀 펴기를 하는 것을 전체 과정으로 좌우로 1번 반복

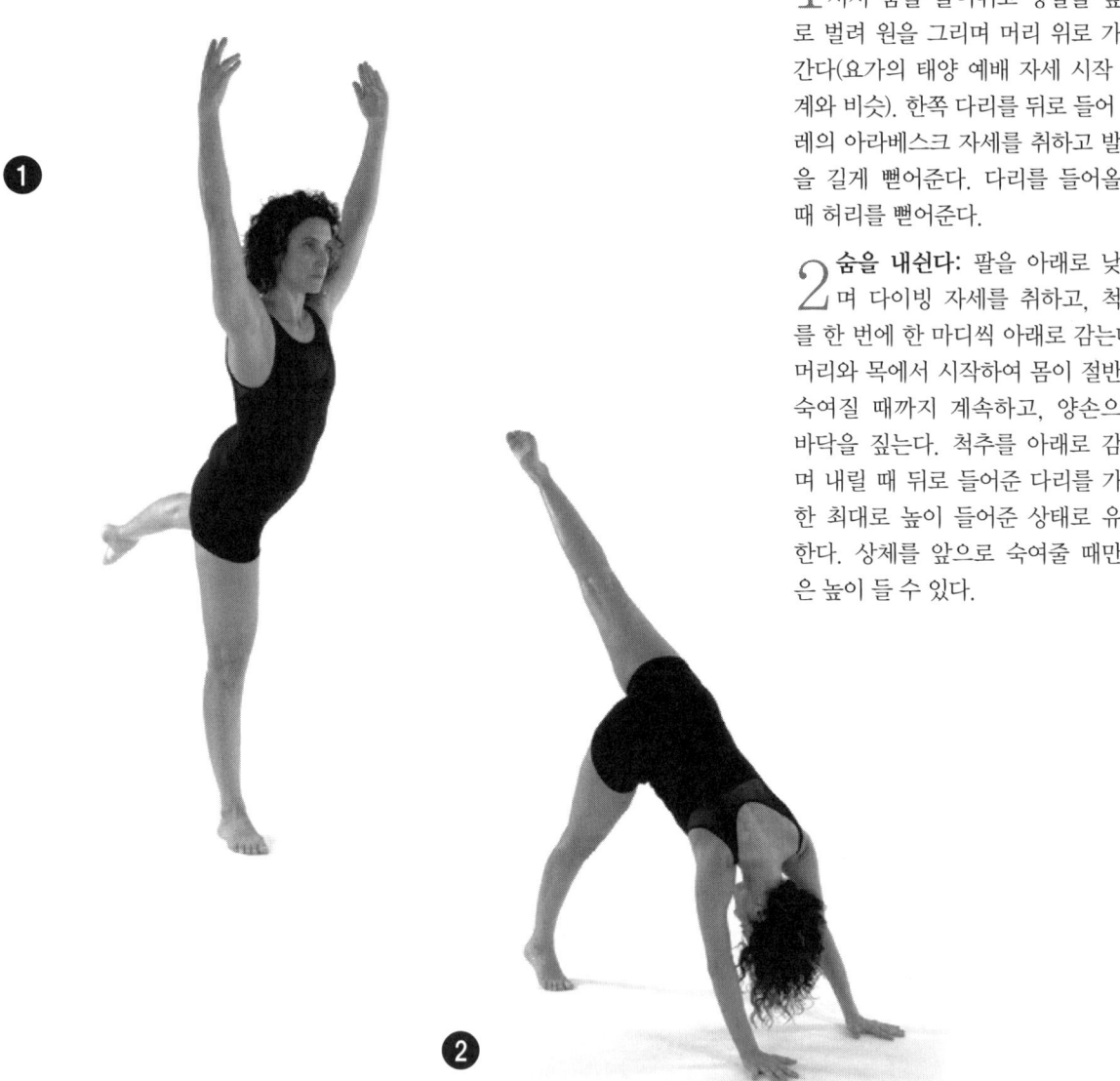

1 **시작 자세:** 필라테스 1번 자세로 서서 숨을 들이쉬고 양팔을 옆으로 벌려 원을 그리며 머리 위로 가져간다(요가의 태양 예배 자세 시작 단계와 비슷). 한쪽 다리를 뒤로 들어 발레의 아라베스크 자세를 취하고 발끝을 길게 뻗어준다. 다리를 들어올릴 때 허리를 뻗어준다.

2 **숨을 내쉰다:** 팔을 아래로 낮추며 다이빙 자세를 취하고, 척추를 한 번에 한 마디씩 아래로 감는다. 머리와 목에서 시작하여 몸이 절반쯤 숙여질 때까지 계속하고, 양손으로 바닥을 짚는다. 척추를 아래로 감으며 내릴 때 뒤로 들어준 다리를 가능한 최대로 높이 들어준 상태로 유지한다. 상체를 앞으로 숙여줄 때만큼은 높이 들 수 있다.

## 목적과 대상 근육
- 복부, 사두근, 엉덩이 굴근, 둔근, 어깨의 안정화 근육, 발목배굴근의 균일 훈련
- 흉근, 삼두근, 둔근, 햄스트링, 엉덩이 굴근 집중 강화
- 햄스트링과 등 스트레칭

## 요령 및 주의사항
- 배꼽을 안으로 당긴 상태로 유지하고, 둔근 이용하여 허리를 길게 편다. 허리가 아래로 처지면 안 된다.
- 머리와 몸을 일직선으로 유지한다. 자세가 아래로 처지면 안 된다.
- 견갑골을 움직이지 않게 고정된 상태로 유지한다.
- 팔굽혀 펴기 동작을 완료할 때 팔꿈치를 지나치게 피지 않는다. 대신 천천히 팔을 끝까지 피면서 양팔의 이두근을 동시에 수축시킨다.
- 손목에 가해지는 하중을 줄이기 위해 광배근과 전거근, 견갑대의 주변 근육 순으로 위로 든다.
- 금기대상: 디스크 질환자, 척추의 골다공증 환자.

## 이미지
"당신은 자신의 스타일로 춤추는 최고의 발레리나."

# 필라테스 팔굽혀 펴기 II: 아라베스크

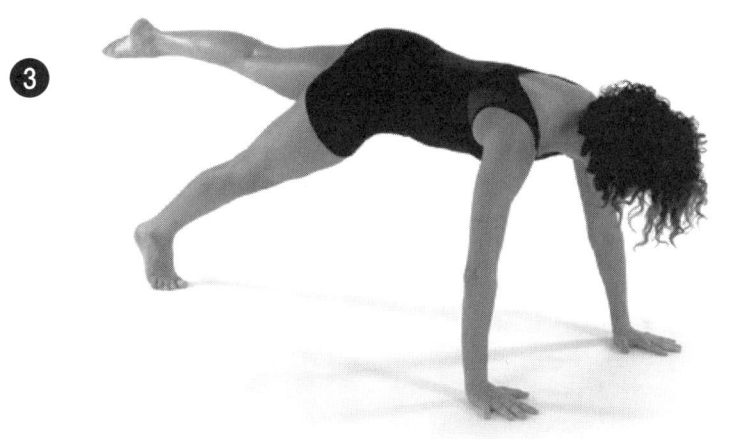

**3 숨을 들이쉰다/내쉰다:** 손을 앞으로 가져가 널판지 자세를 취하고, 들어준 다리를 계속 아라베스크 자세 때의 상태로 유지한다(허리를 꺾지 않는 한도 내에서 가능한 높이 유지).

**4 숨을 들이쉰다:** 팔을 구부려 팔꿈치가 옆으로 나가도록 해준다. 몸 전체를 고정시키고 가능한 최대한 아래로 낮춘다. 몸을 구부리지 않도록 하고, 들어준 다리는 계속 든 상태로 유지한다.

**숨을 내쉰다**

팔을 뻗어서 몸을 위로 들어올리며 널판지 자세로 돌아간다. 팔꿈치를 지나치게 뻗는 법이 없도록 주의한다.

팔굽혀 펴기를 4회 더 반복하고, 동작 단계를 거꾸로 밟아 몸을 일으켜 세운다.

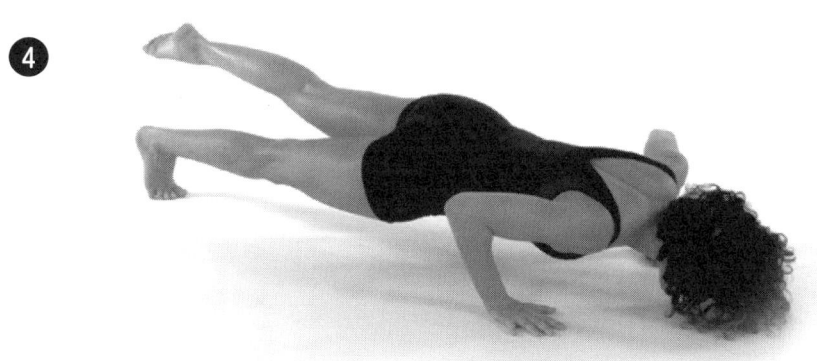

### 변형 동작 variation

- 연계 동작: 필라테스 팔굽혀 펴기 I 자세
- 변형 동작: 팔굽혀 펴기를 준비하지 않고 있는 듯이 단순하게 10초 동안 널판지 자세에서 멈춘다.

# 나무 오르기 자세 climb a tree

중급

**반복** 3회

피고 구부리고를 3회 반복

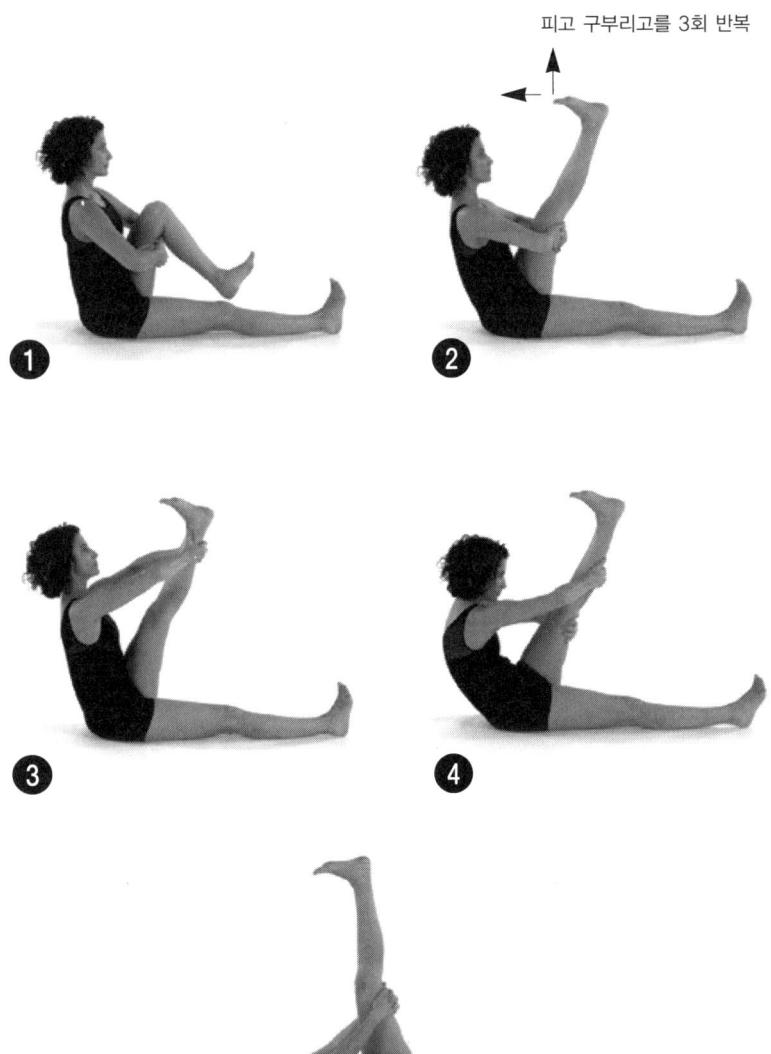

### 햄스트링 스트레칭 준비 자세

1. **시작 자세:** 앉아서 한쪽 다리를 똑바로 앞으로 뻗고, 다른 쪽 다리는 구부린다. 구부린 다리를 바닥에서 들어 팔로 잡는다. 좋은 자세를 위해 손목 위쪽 부분을 손으로 잡아준다.

### 숨을 들이쉬며 똑바로 앉아서 다음을 준비한다

2. **숨을 내쉰다:** 들어준 다리를 똑바로 뻗고 발꿈치를 하늘로 뻗는다.

### 숨을 들이쉰다

들어준 다리를 구부린다.

구부리고 똑바로 펴고를 2회 더 반복하고 이어 다리를 똑바로 뻗은 상태를 유지한다.

### 호흡을 계속한다

들어준 발을 뻗고 발꿈치를 위로 뻗는다. 발끝을 펴고 구부리는 동작을 3회 실시한다. 이어 해당 발로 원을 그리고, 다음엔 반대로 원을 그린다. 다시 무릎을 구부리고 다리에서 힘을 뺀다.

---

- **목적과 대상 근육**
  - 햄스트링 스트레칭
  - 자세 관련 근육, 특히 등의 신근과 요근 강화
  - 복근과 이두근 단련
  - 리폼어를 이용한 나무 오르기 자세 준비하기

- **요령 및 주의사항**
  - 햄스트링 스트레칭 때 척추를 들어준 상태로 유지한다. 허리를 구부리지 않는다(필요하다면 척추를 뒤로 기울여 허리를 구부리지 말고 요추를 들어준 상태로 유지한다).

- 나무 오르기 자세를 취할 때는 어깨를 귀로부터 멀리 아래쪽으로 유지하고 등을 벌리며 가슴을 든다.
- **주의대상:** 햄스트링이 굳어있는 사람, 물론 바로 그 때문에 이 동작을 실시해야 한다.
- **금기대상:** 디스크 질환자, 척추의 골다공증 환자, 천골과 장골의 관절이 불안정한 사람(앉아서 구부려주는 자세 때 상태가 더 악화될 수 있다).

- **이미지**
  - 당신은 지금 나무, 이 경우엔 자신의 다리를 타고 오르는 중이다.

# 나무 오르기 자세

중급

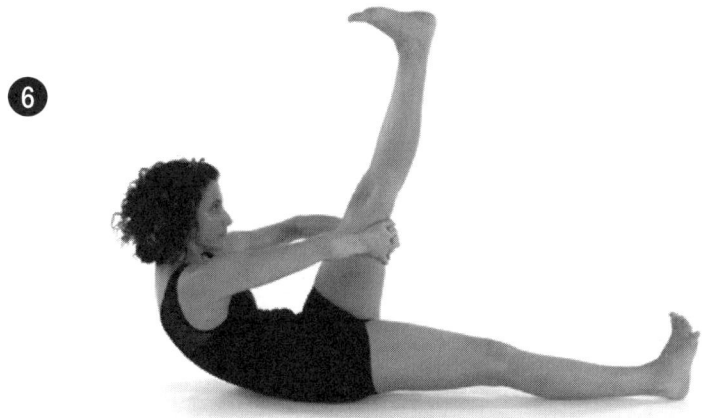

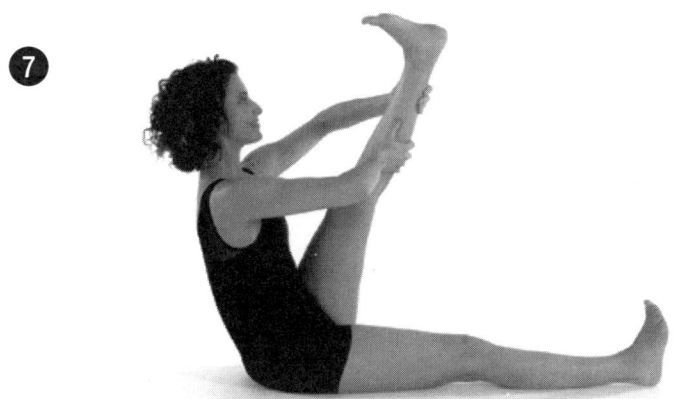

### 나무 오르기

**3 숨을 내쉰다/들이쉰다:** 지금까지의 준비 자세에서 계속 진행을 하여 들어준 다리를 뻗고, 발꿈치를 하늘로 뻗는다. 이어 나무 오르기 자세를 취하고 다리를 따라 손을 종아리까지 올린다. 척추를 길게 펴서 들어준 상태로 유지한다. 이두근을 이용하여 다리를 자신 가까이 유지하고, 팔꿈치를 옆으로 넓게 벌린다.

**4 숨을 내쉰다:** 나무에서 내려와 "나무 몸체"(허벅지)를 잡고 손가락으로 깍지를 낀다. 발꿈치는 여전히 하늘로 뻗는다. 누운 자세가 나올 때까지 척추를 뒤로 굴려주며 한 번에 척추뼈 한 마디씩 아래로 낮춘다. 이두근을 이용하여 다리를 강하게 잡아 허벅지를 멀리 바깥으로 눌러줌으로써 대립되는 대칭적 힘으로 "나무 몸체"를 지탱한다.

**5 숨을 들이쉰다:** 척추를 감아올릴 준비를 한다.

**6 숨을 내쉰다:** 턱밑의 감귤 조이기 동작을 취하면서 몸을 위로 감아올린다. 허벅지를 바깥쪽으로 눌러 힘의 균형을 맞추고, 다리를 하늘로 똑바로 뻗은 상태로 유지한다.

**7 숨을 들이쉰다:** 다시 '나무 오르기 자세'를 취하면서 척추를 한 마디씩 위로 쌓아올린다. 다리를 자신 쪽으로 당겨 햄스트링 스트레칭을 더욱 깊게 가져간다

이러한 단계를 3~7회 더 반복하고 좌우로 교대한다.

---

### 변형 동작 variation

■ 연계 동작: 햄스트링 스트레칭, 롤다운 자세

## 172  앞으로 노젓기 자세 front rowing  고급

**반복** 3회

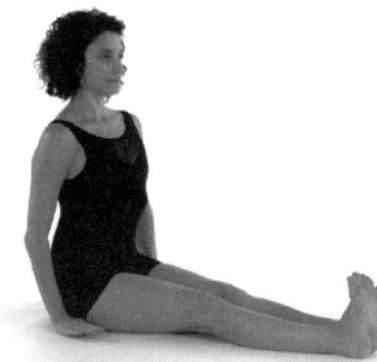
❶

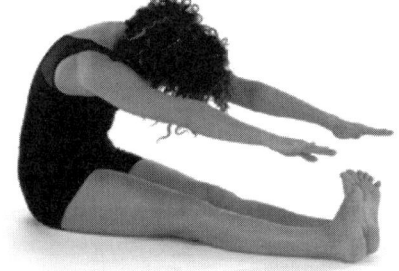
❷

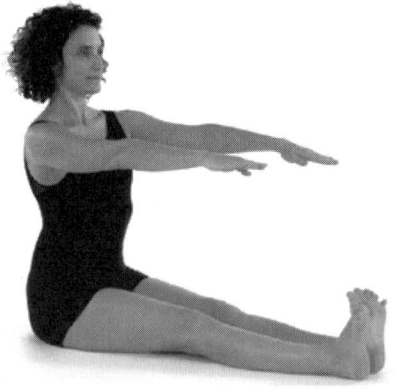
❸

1. **시작 자세:** 똑바로 앉아서 다리를 평행으로 앞으로 뻗고, 발목과 무릎, 허벅지 안쪽을 붙인다. 손을 옆으로 내려 손목을 뻗어주고 손바닥을 매트에 내려놓는다(마사 그라함의 손 자세). 발끝을 구부린다. 숨을 들이쉬며 척추를 길게 뻗고 착석뼈를 서로 당겨 둔근의 아래쪽 부위를 동작에 끌어들인다.

2. **숨을 내쉰다:** 발꿈치를 앞으로 길게 뻗고 복부를 척추쪽으로 당기며 앞으로 몸을 숙여 척추를 둥글게 구부린다. 코를 무릎쪽으로 가져간다. 매트를 따라 손을 밀며 앞으로 가져가고, 팔을 길게 펴서 발끝쪽으로 뻗는다.

3. **숨을 들이쉰다:** 꼬리뼈에서 머리까지 척추를 차례대로 쌓아올리며 양손이 어깨와 나란히 놓일 때까지 팔을 위로 들어올린다. 이때 손바닥은 여전히 바닥을 향하게 한다. 어깨를 넓게 벌리고 흉근을 유연하게 유지한다. 상완골을 등쪽으로 붙인다.

### 목적과 대상 근육
- 견갑골 견인근, 삼각근, 회전근개 강화
- 척추 신근, 광배근, 햄스트링 스트레칭
- 동작의 조화와 근육 기억 연습
- 리포머를 이용한 앞으로 노젓기 준비

### 요령 및 주의사항
- 항상 상부승모근을 가능한 유연한 상태로 유지하고, 등을 귀로 들어주지 말고 넓게 펴서 견갑거상근을 고정된 상태로 유지한다. 팔을 '들어올리기 위해 내린다'고 생각한다.
- 발끝을 구부렸다가 펴서 발끝을 뻗을 때는 발꿈치에서 내뿜는 에너지를 느끼도록 한다.
- 앞으로 숙일 때 자세가 무너지지 않도록 한다. 비치볼 위로 몸을 숙이듯이 척추를 길게 뻗는다.
- 동작을 취하는 동안 팔꿈치를 똑바로 편다(하지만 지나치게 뻗진 않도록 한다).
- 이 동작을 취할 때는 스스로의 내부적 저항력을 이용한다. 즉 허공을 마치 꿀같이 끈적한 것인양 생각하며 눌러준다.
- 주의대상: 햄스트링이나 척추 신근, 광배근이 굳어있는 사람. 요근이 약한 사람.
- 금기대상: 디스크 질환자, 척추의 골다공증 환자, 천골과 장골의 관절이 불안정한 사람(앉아서 구부려주는 자세 때 상태가 더 악화될 수 있다).

### 이미지
- 끈적한 꿀을 앞으로 미는 중이다.

# 앞으로 노젓기 자세

고급

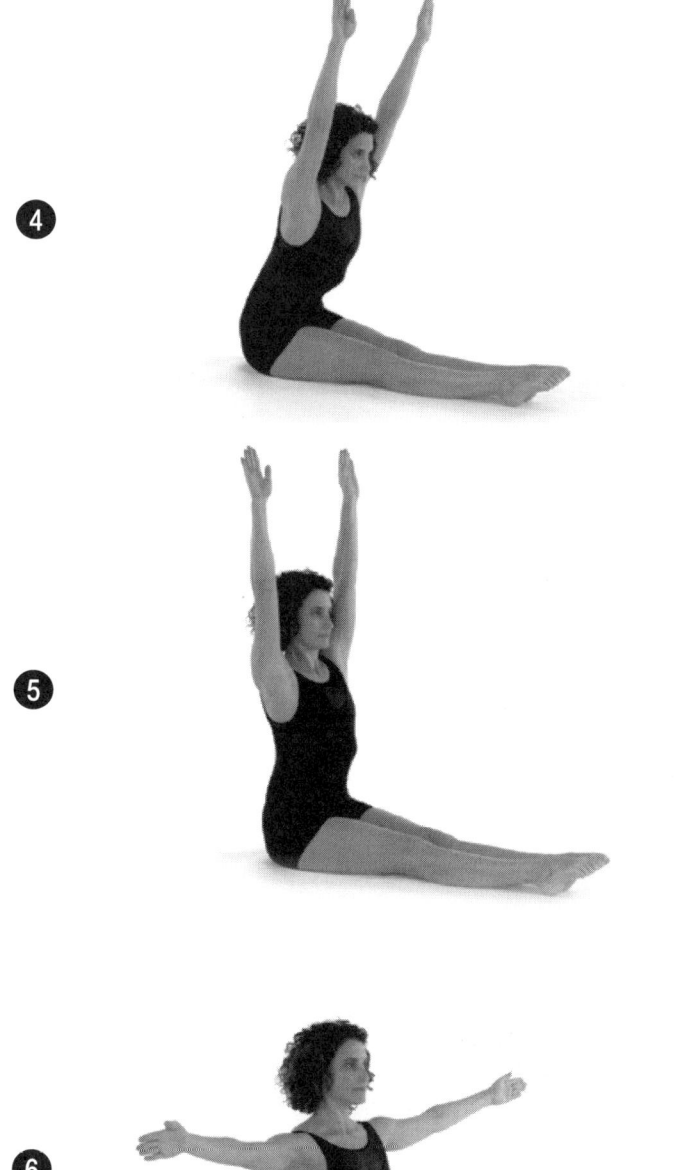

**4 숨을 내쉰다:** 발끝을 앞으로 뻗으며 척추의 맨 아래 부분에서 몸을 앞으로 숙인다. 상체를 사선으로 앞으로 뻗을 때 양팔을 위로 들어 올려 꼬리뼈에서 손가락 끝까지 길게 일직선을 이루게 한다(경배 자세). 견갑거상근을 고정시킨 상태로 유지한다. 허리는 중립으로 유지하고 골반은 약간 앞으로 숙이며 척추 전체를 뻗는다.

**5 숨을 들이쉰다:** 상체를 팔과 동시에 똑바로 세우고 손가락을 천정으로 뻗는다. 손바닥은 앞을 마주하도록 한다. 에너지를 머리 위로 쏘아올린다. 어깨를 넓게 펼치며 등쪽으로 낮춘다.

**6 숨을 내쉰다:** 광배근으로 동작의 신호를 보내며(무엇인가를 아래쪽으로 누르려는 듯이) 새끼손가락으로 동작을 유도하여 팔을 옆으로 넓게 벌린다. 이때 양손이 주변 시야에 들어오도록 한다. 팔을 시작 자세로 가져오면서 척추를 점차 똑바로 세운다.

### 변형 동작 variation

- 변형 동작: 햄스트링이 심하게 굳어있다면 쿠션이나 베개 위에 앉아서 하거나 무릎을 구부리고 동작을 취한다.
- 연계 동작: 척추 전방 스트레칭, 리폼어를 이용한 앞으로 노젓기 자세, 스프링보드나 캐딜락, 리폼어를 이용한 팔 스프링 자세.

# 뒤로 노젓기 자세: 둥근 등 자세  back rowing: round back

고급

반복 3회

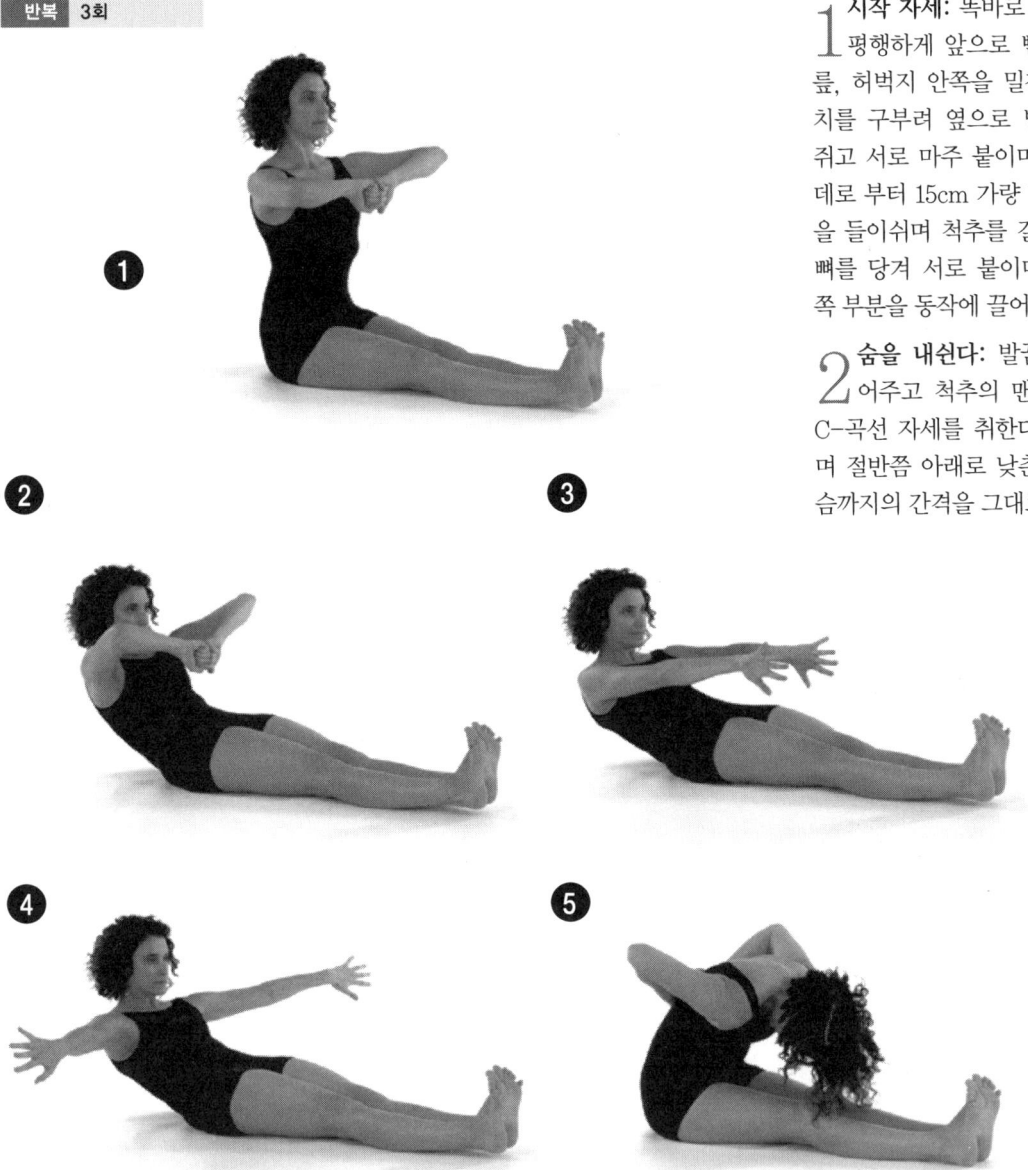

1 **시작 자세:** 똑바로 앉아서 다리를 평행하게 앞으로 뻗고 발목과 무릎, 허벅지 안쪽을 밀착시킨다. 팔꿈치를 구부려 옆으로 벌린다. 주먹을 쥐고 서로 마주 붙이며, 가슴 한가운데로 부터 15cm 가량 떨어뜨린다. 숨을 들이쉬며 척추를 길게 편다. 착석뼈를 당겨 서로 붙이며 둔근의 아래쪽 부분을 동작에 끌어들인다.

2 **숨을 내쉰다:** 발꿈치를 길게 뻗어주고 척추의 맨아래 부분에서 C-곡선 자세를 취한다. 몸을 감아주며 절반쯤 아래로 낮춘다. 주먹과 가슴까지의 간격을 그대로 유지한다.

### 목적과 대상 근육
- 복부, 엉덩이 굴근, 견갑골 견인근 강화
- 척추, 흉근, 햄스트링 스트레칭
- 동작의 조화와 근육 기억 연습
- 리포머를 이용한 뒤로 노젓기- 둥근 등 자세 준비

### 요령 및 주의사항
- 뒤쪽으로 몸을 구부렸을 때 몸의 길이를 일정하게 유지한다. 척추를 누르거나 내려놓지 않는다.
- 이 동작을 취할 때는 스스로 내부 저항력을 이용한다. 즉 허공을 마치 꿀같이 끈적한 것인양 생각하며 눌러준다.
- 항상 상부승모근을 가능한 유연한 상태로 유지하고, 등을 귀쪽으로 들지 말고 넓게 펴서 견갑거상근을 고정된 상태로 유지한다.
- 주의대상: 햄스트링이나 흉근이 굳어있는 사람.
- 금기대상: 디스크 질환자, 척추의 골다공증 환자, 천골과 장골의 관절이 불안정한 사람(앉아서 구부리는 자세 때 상태가 더 악화될 수 있다).

### 이미지
- 당신은 먹이를 찾는 새이며 저녁거리를 발견하고 아래로 덮치고 있다.

# 뒤로 노젓기 자세: 둥근 등 자세

고급

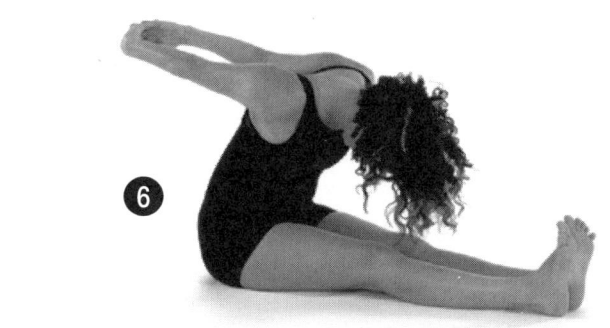

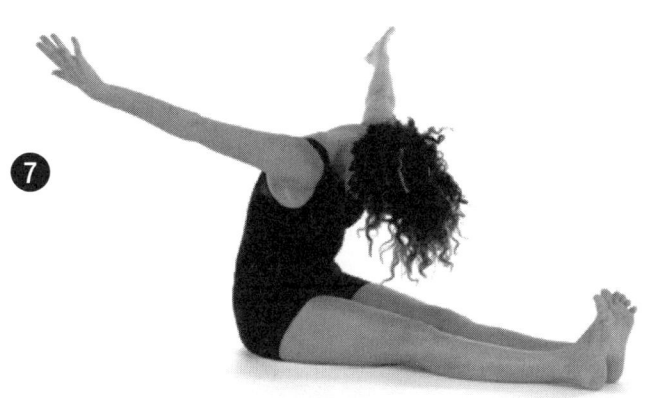

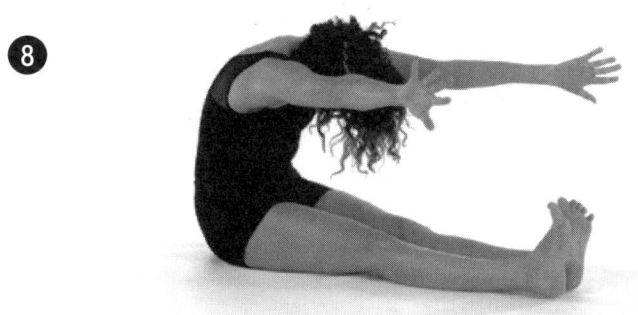

**3 숨을 들이쉰다:** 팔을 앞으로 뻗고 손가락도 앞으로 편다.

**4 숨을 내쉰다:** 손으로 '물을 좌우로 가르는' 동작을 취하며 팔을 앞으로 뻗고 이어 옆으로 벌리며, 그 다음엔 뒤로 가져간다. 이때 척추를 앞으로 둥글게 구부린다. 가슴은 벌린 상태로 유지하여 팔을 뒤로 가져갈 때 어깨가 앞으로 구부정하게 되지 않도록 해준다.

**5 숨을 들이쉰다:** 팔꿈치를 구부리고 등 뒤에서 손가락으로 깍지를 낀다. 손바닥은 안쪽을 향하게 한다.

**6 숨을 내쉰다/들이쉰다:** 양팔을 뒤로 똑바로 뻗어 사선으로 위로 들어올린다. 가슴을 열고 견갑거상근(scapular muscles)으로 어깨뼈를 모두 당긴다고 생각한다.

**7 숨을 내쉰다:** '갑자기 움직이지 않게 조심하면서 손을 풀어놓는다.

**8 숨을 들이쉰다/내쉰다:** 양팔을 옆으로 뻗은 뒤 앞으로 가져와 '새처럼 날으는 동작'을 취하고 흉추를 둥글게 구부린다. 등의 윗부분을 하늘로 들고 흉골도 위로 든다. 이와 동시에 복부 근육을 반대 방향의 힘을 이용하여 균형을 취한다.

**숨을 들이쉰다**
척추를 한 마디씩 위로 쌓아올리며 시작 자세로 돌아간다.

---

**변형 동작** variation
- 연계 동작: C-곡선 롤다운 준비 자세, 롤다운 자세

## 뱀 자세 snake

고급

**반복** 2회

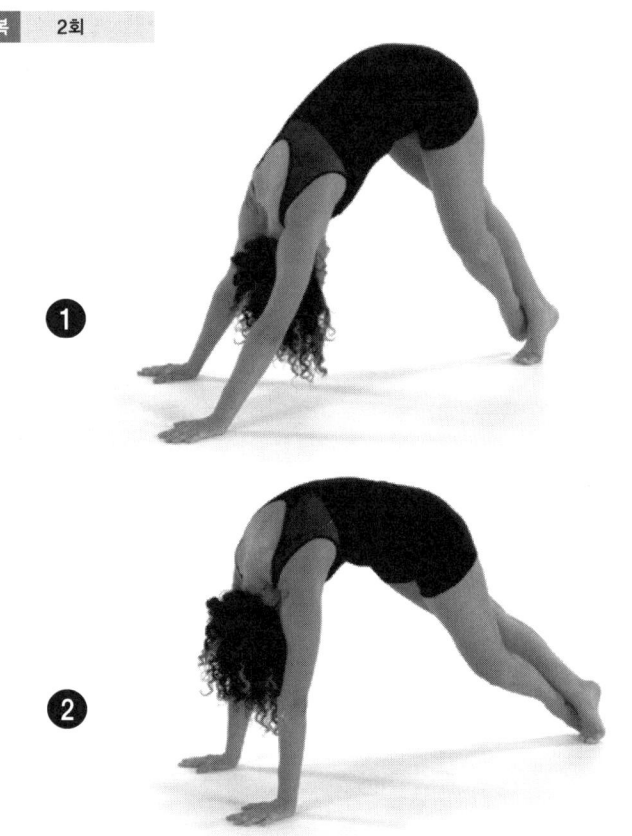

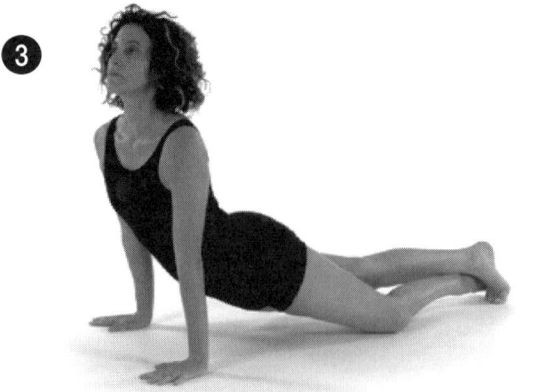

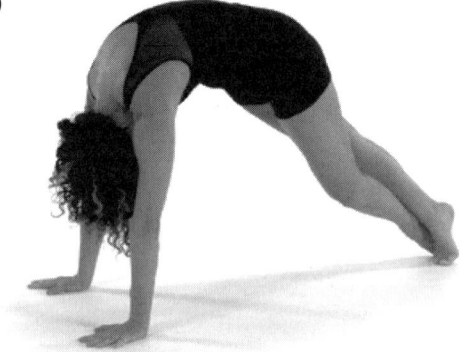

**1** 시작 자세: 양손을 어깨넓이보다 약간 더 넓게 벌려 매트를 짚고 널 판지 자세로 들어갈 수 있게끔 양발 로부터 충분히 멀리 위치를 잡아준 다. 엉덩이를 구부려 하늘로 들어올 린다. 오른쪽 다리로 서고, 왼발을 오 른발 위로 엇갈리게 포갠다.

**숨을 들이쉬며 다음을 준비한다**

**2~3** 숨을 내쉰다: 배꼽을 척추쪽으로 당겨주고 골반을 아래로 내려 뱀 자세를 취한 다. 처음에는 널판지 자세로 들어가 고 이어 구불거리는 동작을 취하며 등을 편다. 머리를 가장 마지막에 든다.

**숨을 들이쉰다**

뱀 자세를 멈추고 있는다.

**4** 숨을 내쉰다: 동작의 순서를 거 꾸로 밟아가며 꼬리뼈를 다리 사 이로 당긴다. 척추를 '뱀처럼' 둥글게 만들며 다시 시작 자세로 돌아간다.

2회 반복한 뒤 트위스트 자세로 넘어 간다.

### 목적과 대상 근육
- 척추 강화, 특히 굴절과 신전 때의 척추 정밀 조정 훈련
- 광배근 강화
- 리폼어를 이용한 뱀 자세 준비

### 요령 및 주의사항
- 가능한 뱀처럼 움직이며 뱀 자세를 취한다. 즉 척추를 한 번에 한 마디씩 움직이며 구불거리는 형태로 동작을 취한다.
- 복부와 둔근, 허벅지 안쪽을 이용하여 몸 전체를 위로 들어준 상태로 유지한다. 그렇게 하지 않으면 너무 많은 몸무게가 팔에 실리게 되기 때문에 이 동작의 이점을 살릴 수 없다.
- 팔로 매트를 눌러 몸을 멀리 든다. 이 동작은 광배근의 강력한 체력을 필요로 한다.
- 주의대상: 광배근이 약한 사람.
- 금기대상: 디스크 질환자, 척추의 골다공증 환자.

### 이미지
- 다리 사이에 방울뱀이 놓여있다.

# 트위스트 twist

고급

**반복** 3회

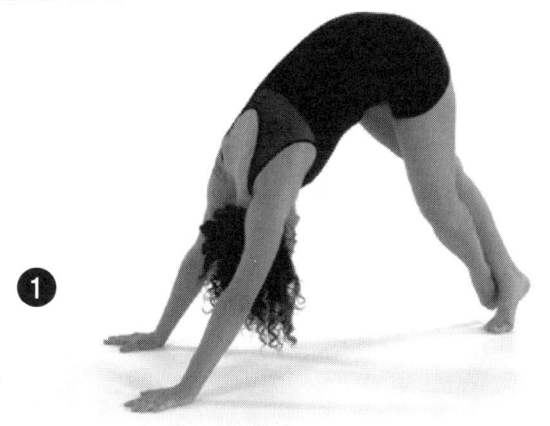

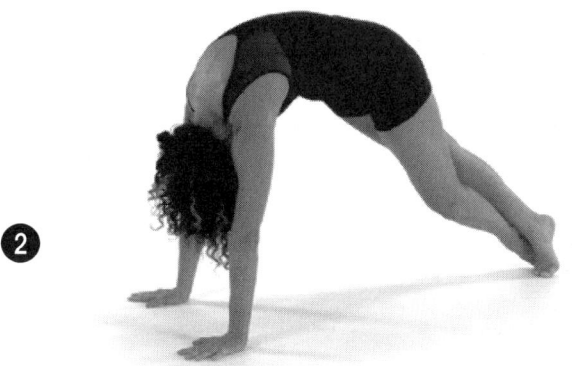

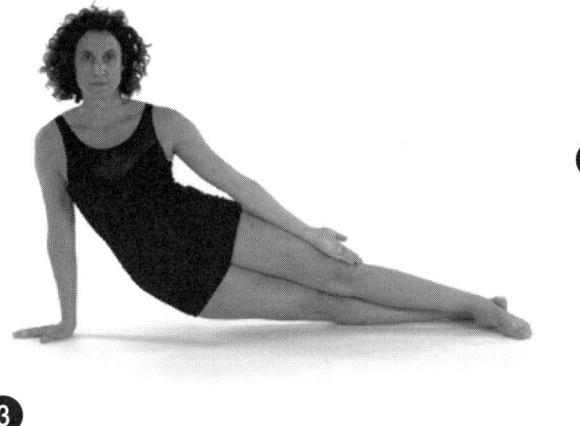

1. **시작 자세:** 양손을 어깨넓이보다 약간 더 넓게 벌려 매트를 짚어주고 널판지 자세로 들어갈 수 있게끔 양발로부터 충분히 멀리 위치를 잡는다. 엉덩이를 구부려 하늘로 들어올린다. 오른쪽 다리로만 서고, 왼발을 오른발 위로 엇갈리게 포개준다.

**숨을 들이쉬며 다음을 준비한다**

2. **숨을 내쉰다:** 배꼽을 척추쪽으로 당겨주고, 골반을 아래쪽으로 내려 뱀 자세로 들어간다. 이어 널판지 자세로 진행하되 절반까지만 진행한다.

3. **숨을 들이쉰다:** 엉덩이를 바닥으로 내려놓는다. 이때 척추를 차례대로 하나씩 내려놓고, 왼손을 바닥에서 떼어 사이드 밴드/고급 인어 자세를 취한다. 몸의 방향을 앞으로 바꾸는 데 초점을 맞춘다.

목은 길게, 등은 넓게 펴주고 몸 전체의 활력을 그대로 유지한다. 손목쪽으로 몸을 낮추지 말고 매트로부터 멀리 밀어준다.

4. **숨을 내쉰다:** 동작의 순서를 거꾸로 밟아가며 꼬리뼈를 다리 사이로 당긴다. 척추를 '뱀처럼' 둥글게 만들며 다시 시작 자세로 돌아간다.

### 변형 동작 variation

- 연계 동작: 팔굽혀 펴기, 사이드 밴드/고급 인어 자세, 뱀 자세

# 바늘 꿰기 자세 thread the needle

**고급**

**반복** 좌우로 각각 3회

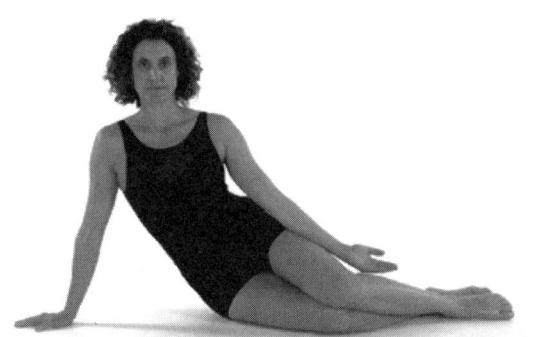

1. **시작 자세:** 양무릎이 모두 왼쪽으로 향하게 하고 인어 자세로 앉는다. 무릎을 포개고 위쪽 발을 앞으로 내놓는다. 바깥쪽 손으로 바닥을 짚고 손가락을 바깥으로 편다.

**숨을 들이쉬며 다음을 준비한다**

2. **숨을 내쉰다:** 몸을 일으켜 사이드 밴드 자세로 들어가고, 다리를 뻗을 때 엉덩이를 위로 든다. 이와 동시에 위쪽 팔을 머리 위로 든다.

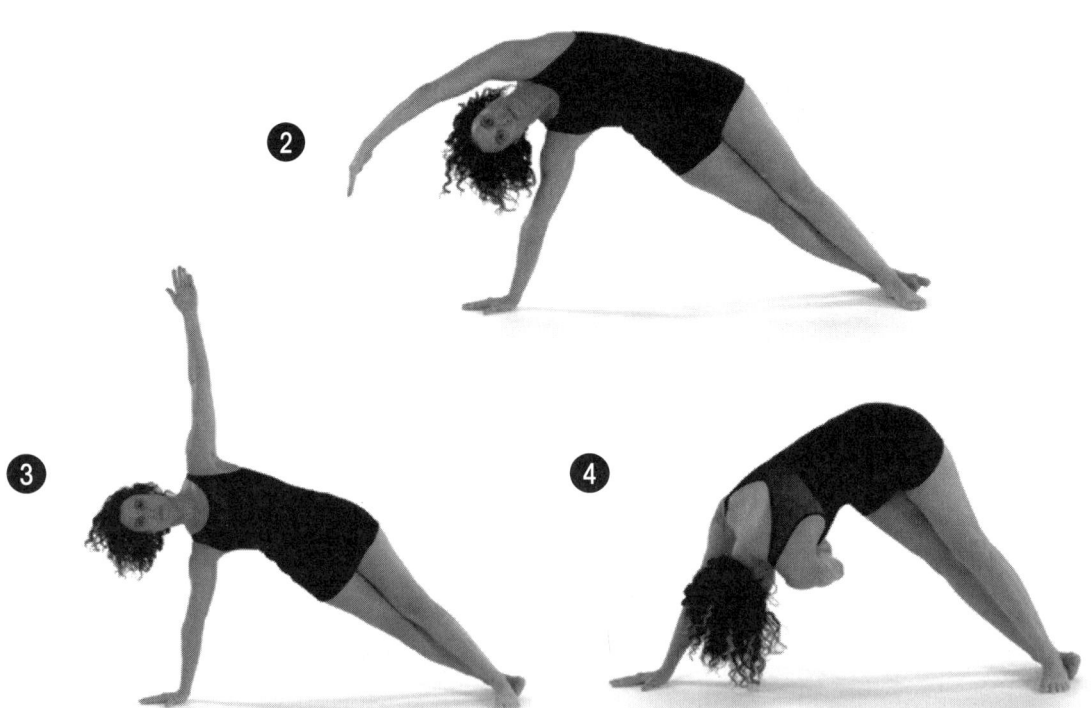

### 목적과 대상 근육
- 광배근, 어깨의 안정화 근육, 중둔근, 복부 강화
- 몸의 측면, 특히 요방형근과 복부 사근 스트레칭
- 리폼어를 이용한 바늘꿰기/트위스트 자세 준비

### 요령 및 주의사항
- 몸을 평면으로 유지한다. 몸을 일으켜 사이드 밴드 자세로 들어갈 때 등을 휘게 하거나 갈빗대를 앞으로 내밀지 않는다. 대신 갈빗대를 안으로 집어넣고 배꼽을 척추 쪽으로 당긴다.
- 손과 발의 간격을 적절히 조정하여 몸을 최대한 들어올리며 사이드 밴드 자세를 취한다. 양발이 너무 멀리 떨어져 있으면 몸을 최대로 들어올릴 수 없다. 양발이 손에 너무 가까이 놓여있으면 동작을 반복하는 과정에서 엉덩이를 낮출 때 다리를 똑바로 편 상태로 유지하기 어렵다.
- 복부 수축과 척추의 트위스트 동작을 복부를 이용하여 시작한다.
- 손목에 가해지는 하중감을 줄이기 위하여 광배근과 견갑골을 이용하여 몸을 들어올린다.
- 주의대상: 광배근이 약한 사람, 어깨근육이 불안정한 사람.
- 금기대상: 디스크 질환자, 척추의 골다공증 환자.

### 이미지
- 몸으로 구멍(바늘귀)을 만들고 있으며 팔로 그 구멍을 '통과하여' 지나간다.

# 바늘 꿰기 자세

고급

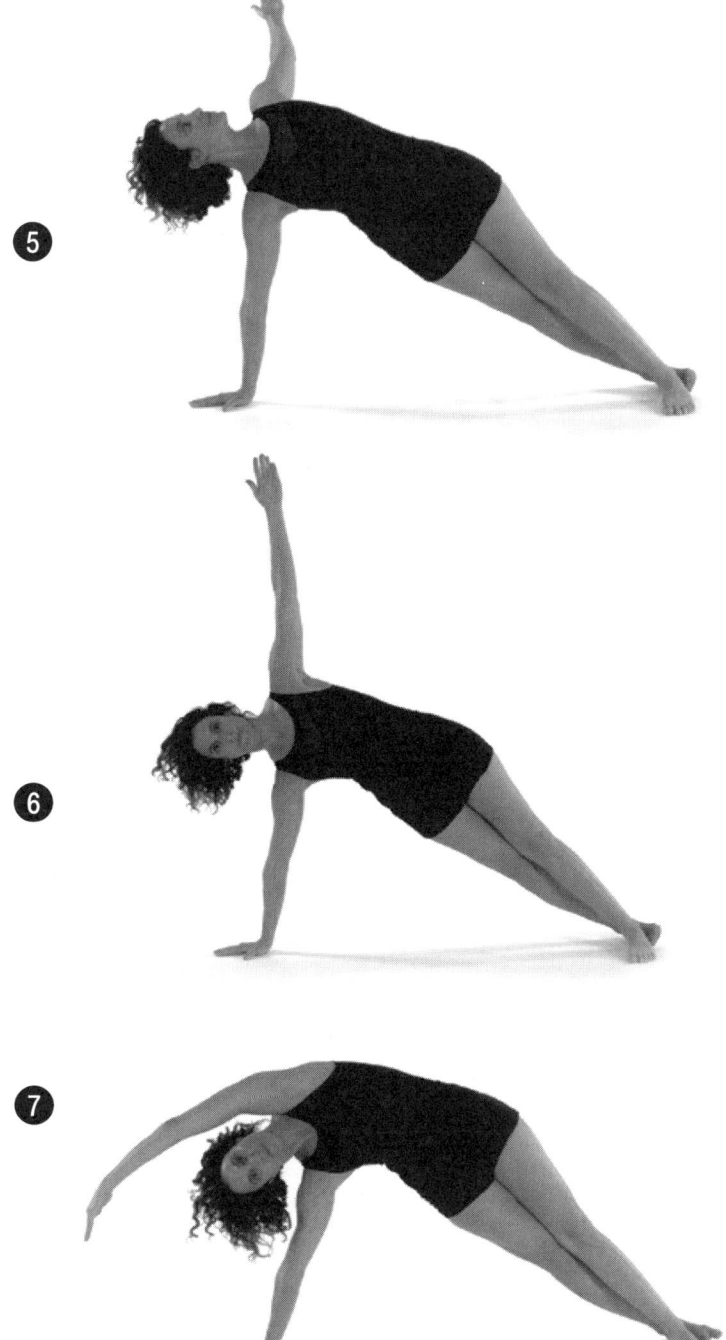

3 **숨을 들이쉰다:** 'T' 자세(측면 널판지 자세)로 들어가 몸 전체를 일직선으로 만들어주며 위쪽 팔을 하늘로 똑바로 뻗는다.

4 **숨을 내쉰다:** 위쪽 팔을 허리 아래쪽 공간으로 뻗어서 바늘꿰기 자세를 취하고, 척추를 가능한 최대한 둥글게 만든다. 엉덩이를 약간 들어 팔이 완전히 허리 아래쪽 공간을 가로지를 수 있게 한다.

5 **숨을 들이쉰다:** 다시 'T' 자세(측면 널판지 자세)로 돌아와 몸 전체를 일직선 형태로 만들며 위쪽 팔을 하늘로 똑바로 뻗는다.

**숨을 내쉰다:** 엉덩이를 정면에 대해 직각으로 유지하며 가슴을 하늘쪽으로 열어준다. 위쪽 팔을 위로 뻗어주며 뒤로 가져간다. 위쪽 어깨뼈가 아래쪽 어깨뼈를 향하여 움직이고 있다고 상상한다.

6 **숨을 들이쉰다:** 다시 'T' 자세(측면 널판지 자세)로 돌아와 몸 전체를 일직선 형태로 만들어주며 위쪽 팔을 하늘로 똑바로 뻗는다.

7 **숨을 내쉰다:** 다시 사이드 밴드 자세로 돌아가고, 엉덩이를 하늘쪽으로 든다. 오른팔을 머리 위로 가져가서 뻗어준다.

**숨을 들이쉰다**
시작 자세로 돌아간다.

2회 더 반복하고 좌우를 교대한다.

### 변형 동작 variation
- 연계 동작: 사이드 밴드/고급 인어 자세

## 세계 일주 자세 around the world　　　　　최고급

**반복** 방향을 바꾸며 6회

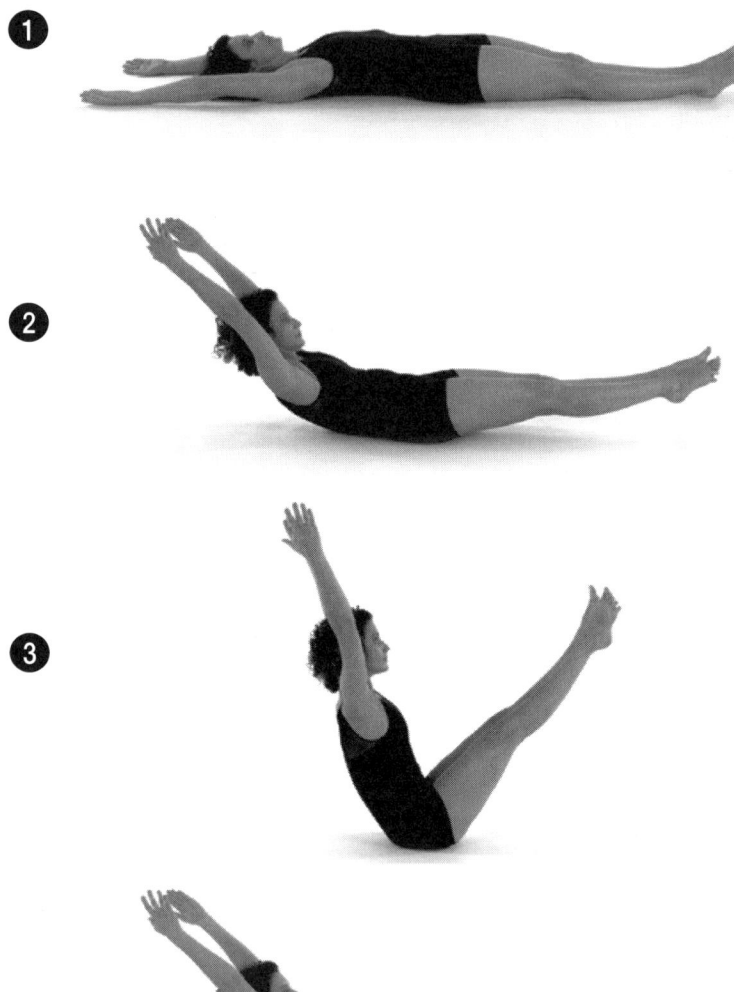

**1 시작 자세:** 누워서 다리를 뻗고 필라테스 1번 자세를 취한다. 발꿈치를 밀착시켜 주고, 팔은 머리 위로 뻗는다.

**숨을 들이쉬며 다음을 준비한다**

**2 숨을 내쉰다/들이쉰다:** 배꼽을 척추쪽으로 당기고, 둔근을 조인다. 팔다리를 위로 들어올려 머리와 팔다리 들기를 취하고 팔다리를 매트로부터 10cm 가량 들어준다.

**3 숨을 내쉰다:** 배꼽을 더욱 깊게 척추쪽으로 당기며 몸을 일으켜 티저 자세를 취한다. 팔은 귀 옆으로 유지한다.

**4 숨을 들이쉰다:** 척추를 정밀 조정하여 뒤로 낮추며 머리와 팔다리 들기로 돌아가고 팔다리를 바닥으로부터 10cm 가량 들어준다.

**\* 도구**
- 첫번째 반복 과정은 매직 서클이나 작은 볼을 발목 사이에 끼우고 실시하며, 이어 이를 다리 중간과 양손 사이에 끼우고 실시한다. 이는 안쪽 허벅지의 단련 효과를 높이며(다리 사이에 끼울 경우), 대체로 하중감을 높여준다.

**목적과 대상 근육**
- 몸통의 움직임을 몸의 중심에서 시작하는 방법을 습득
- 몸의 전면(복부, 엉덩이 굴근), 측면(복부 사근, 요방형근, 중둔근), 후면(척추 신근, 둔근, 햄스트링) 강화
- 이 동작은 매우 재미있다!

**요령 및 주의사항**
- 이번 동작에선 한 자세에서 다음 자세로 넘어가는 방법을 파악하기가 어렵다. 자세의 변경을 시도할 때 몸의 중심부를 이용하고, 탄성을 지나치게 이용하여 제어력을 잃지 않도록 한다.
- 이는 최고급 난이도의 동작이기 때문에 필라테스의 기본 원리를 모두 이해하고 활용해야 한다. 지나치거나 잘못된 동작, 또는 무리한 동작이 없어야 한다.
- 금기대상: 디스크 질환자, 척추의 골다공증 환자.

**이미지**
- 당신은 태어날 때부터 구를 수밖에 없는 둥근 물방울이다.

# 세계 일주 자세

**최고급**

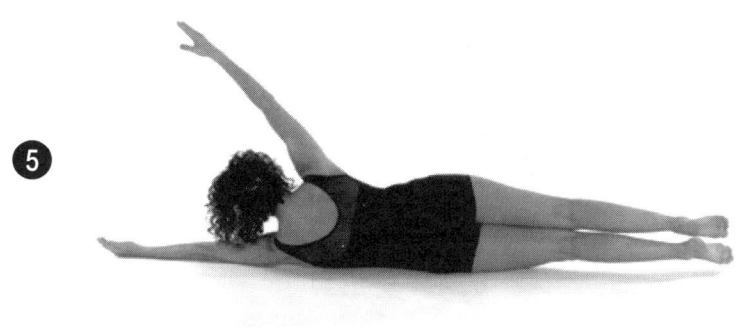

**5 숨을 내쉰다:** 한쪽으로 몸을 굴리고 팔다리는 모두 매트 위로 든 상태로 유지한다.

**6 숨을 들이쉰다:** 배꼽쪽으로 몸을 굴려 엎드리고, 팔다리를 매트 위로 가능한 높게 든다. 어깨를 귀로부터 멀리 아래로 유지하고, 배꼽을 척추쪽으로 당겨 매트에서 들어주며 가능한 허리에 가해지는 압박감을 줄인다.

**7 숨을 내쉰다:** 계속 같은 방향으로 굴러서 다시 옆으로 향한 자세를 취한다.

**8 숨을 들이쉰다:** 누운 자세로 돌아와 팔다리를 바닥으로부터 10cm 정도 든다.

방향을 반대로 잡아 몸을 일으키며 티저 자세로 들어가고 동작을 다시 시작한다.

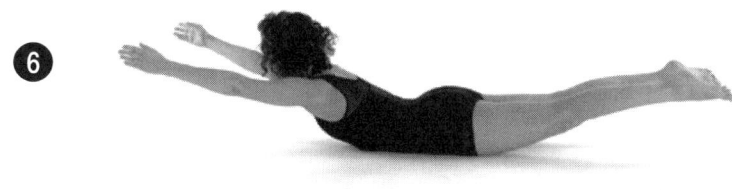

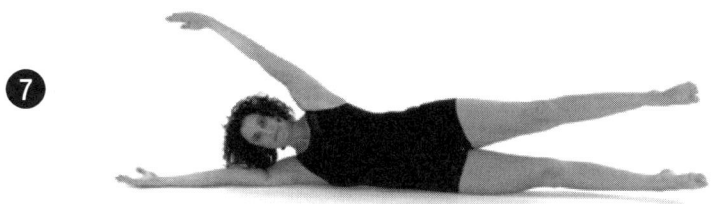

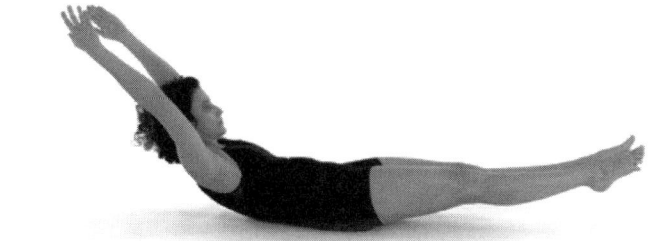

머리와 팔다리 들기

### 변형 동작 variation

- 변형 동작: 설명대로 동작을 취하되 티저 자세를 빼고 한다. 대신 동작을 연속으로 가져가지 말고 각 단계에서 멈추었다 간다. 즉 누운 자세에서 시작하여 옆으로 구른 뒤 멈추고, 굴러서 엎드린 자세로 간 뒤 멈추며, 다시 옆으로 구른 뒤 멈추는 식으로 진행한다.
- 연계 동작: 최고급 100회 흔들기 자세, 티저 자세, 수영 자세, 높은 백조 자세, 백조 다이빙 자세

## 동작 찾아보기

| 한글 | 영문 | 쪽 |
|---|---|---|
| 감귤 조이기 | (Upper Abdominal Curl) | 53 |
| 고양이 자세 | (Cat) | 104 |
| 골반 안정화 동작 | (Pelvic Stabilization: "Predicting The Load") | 47 |
| 균형 제어 자세 | (Control Balance) | 165 |
| 균형점 자세 | (Balance Point) | 58 |
| 꼬리뼈 들기 | (Coccyx Curls) | 45 |
| 나무 오르기 자세 | (Climb a Tree) | 170 |
| 높은 가위 자세 | (High Scissors) | 110 |
| 높은 자전거 자세 | (High Bicycle) | 111 |
| 대합조개 자세 | (Clam) | 128 |
| 대형 가위 자세 | (Big Scissors) | 132 |
| 도장찍으며 전환하기 | (Imprinting Transition) | 57 |
| 뒤로 노젓기 자세 | (Back Rowing: Round Back) | 174 |
| 레그 풀 백(후방 제어) | (Control Back) | 158 |
| 레그 풀 프론트(전방 제어) | (Control Front) | 156 |
| 롤다운 | (Roll Down) | 61 |
| 롤업 | (Roll Up) | 64 |
| 롤오버 | (Roll Over) | 66 |
| 목 당겨주기 | (Neck Pull) | 108 |
| 무릎 꿇고 하는 사이드킥 | (Kneeling Side Kicks) | 159 |
| 물개 자세 | (Seal) | 164 |
| 바늘 꿰기 자세 | (Thread the Needle) | 178 |
| 발꿈치 미끄러뜨리기 | (Heel Slides) | 46 |
| 발꿈치 조이기 | (Heel Squeezes) | 134 |
| 발레 동작 데벨로뻬 자세 | (De?veloppe?) | 130 |
| 발레 동작 롱드쟝브 자세 | (Rond de Jambe) | 133 |
| 발레 동작 카브리올 자세 | (Cabriolet) | 126 |
| 백조 다이빙 자세 | (Swan Dive) | 99 |
| 백조 다이빙 준비 자세 | (Swan Dive Prep) | 98 |
| 100회 흔들기 | (Hundred) | 54 |
| 뱀 자세 | (Snake) | 176 |
| 별 자세 | (Star) | 160 |
| 볼처럼 구르기 | (Rolling like a Balll) | 72 |
| 부메랑 자세 | (Boomerang) | 162 |

# 동작 찾아보기

| | | | |
|---|---|---|---|
| 브리지 (Bridge) | 83 | 양다리 스트레칭 (Double Leg Stretch) | 77 |
| 사냥하는 고양이 자세 (Hunting Cat) | 106 | 양다리 일직선 스트레칭 (Double Straight Leg Stretch) | 78 |
| 사이드 밴드: 고급 인어 자세 (Side Bend/Advanced Mermaid) | 155 | 양다리 차올리기 (Double Leg Kick) | 102 |
| 사이드 자전거 자세 (Bicycle) | 122 | 어깨 브리지 (Shoulder Bridge) | 112 |
| 사이드킥 시리즈 (Side Kick Series) | 118~133 | 어깨 올렸다 내려놓기 (Shoulder Slaps) | 43 |
| 상복부 운동 (Upper Abdominal Curl) | 52 | 어깨 으쓱하기 (Shoulder Shrugs) | 42 |
| 3가지 힙 스트레칭 (3 Way Hip Stretch) | 152~154 | 업/다운하기 (Up/Down in Turn out) | 129 |
| 세계 일주 자세 (Around the World) | 180 | 엉덩이 걷어차기 (Butt Cruncher) | 124 |
| 섹시 고양이 자세 (Sexy Cat) | 105 | 엉덩이로 원그리기 (Hip Circles) | 150 |
| 섹시 척추 스트레칭 (Sexy Spine Stretch) | 82 | 엎드린 자세의 둔근 시리즈 (Prone Glute Series) | 134~137 |
| 수영 자세 (Swimming) | 137 | 인어 자세 (Mermaid) | 92 |
| 수영하는 다리 자세 (Swimming Legs) | 136 | 일어나는 백조 자세: 어린 백조-스핑크스-고고한 백조 (Rising Swan: Cygnet-Sphinx-High Swan) | 96 |
| 심복부 파악하기 (Deep Abdominal Cue) | 51 | 잭나이프 자세 (Jackknifc) | 116 |
| 아래쪽 다리 들기 (Lower Leg Lifts) | 125 | 전방/후방 사이드킥 (Front/Back) | 121 |
| 아래쪽 다리로 박자 맞추기 (Lower Leg Beats) | 127 | 찰리 채플린 자세 (Charlie Chaplin) | 135 |
| 앉아서 다리 위로 뻗기 (Open Leg Rocker) | 86 | 척추 전방 스트레칭 (Spine Stretch Forward) | 85 |
| 앞으로 노젓기 자세 (Front Rowing) | 172 | 척추 트위스트 (Spine Twist) | 114 |

## 동작 찾아보기

척추중립 자세에서 호흡하기 — 41
(Breathing with Neutral Spine)

코르크 마개뽑기 자세 — 88
(Corkscrew)

크리스 크로스 — 76
(Criss Cross)

타이니 스텝 — 48
(Tiny Steps: Variations)

톱질 자세 — 91
(The Saw)

톱질 준비 자세: 마사 그라함 단축 자세 — 90
(The Saw Prep: Martha Graham Contraction)

트위스트 — 177
(Twist)

티저 I: 변형된 티저 자세 — 141
(Teaser I: Modified Teaser)

티저 II: 클래식 티저 자세 — 142
(Teaser II: Classic Teaser)

티저 III: 양팔 귀 옆으로 뻗어주기 — 143
(Teaser III: Arms by Ears)

티저 IV: 머리와 팔다리 들기 — 144
(Teaser IV: Dead Hang)

티저 V: 양팔 귀 옆으로 뻗어 머리와 팔다리 들기 — 146
(Teaser V: Dead Hang with Arms by Ears)

티저 VI: 8자 그리기 — 148
(Figure 8)

팔 뻗어주기 — 44
(Arm Reaches)

팔을 뻗어준 잭나이프 자세 — 117
(Jacknife with Arm Reach)

8자 그리기 — 131
(Figure 8)

평행 업/다운 — 120
(Up/Down in Parallel)

필라테스 팔굽혀 펴기 I — 166
(Pilates Push Ups I)

필라테스 팔굽혀 펴기 II: 아라베스크 — 168
(Pilates Push Ups II: Arabesque)

한쪽 다리 브리지 — 84
(Single Leg Bridge)

한쪽 다리 스트레칭 — 75
(Single Leg Stretch)

한쪽 다리 일직선 스트레칭 — 79
(Single Straight Leg Stretch)

한쪽 다리 차올리기 — 101
(Single Leg Kick)

한쪽 다리로 원그리기 I, II, III — 68
(Single Leg Circles I, II, III)

휴식 자세 — 100
(Rest Position)

흉곽 제어 — 81
(Ribcage Control)

힙업 — 56
(Hip Up)

# 기초 시리즈: 교습생의 첫 시간 동작

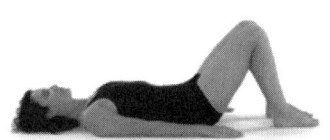
척추중립 자세에서 호흡하기

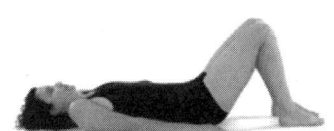
어깨 으쓱하기

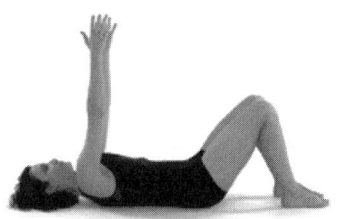
어깨 올렸다 내려놓기

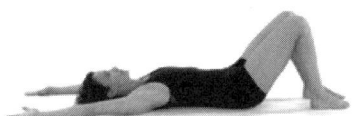
팔 뻗어주기

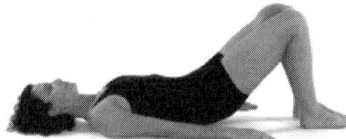
꼬리뼈 들기

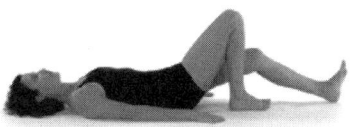
발꿈치 미끄러뜨리기

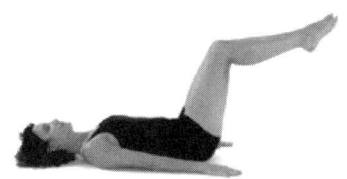
골반 안정화 동작

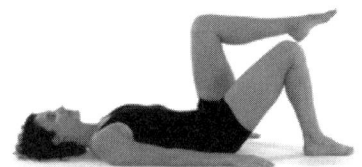
타이니 스텝

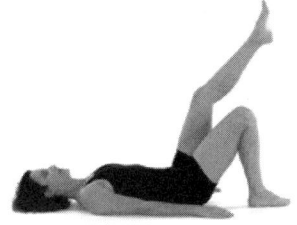
한쪽 다리로 원그리기 I

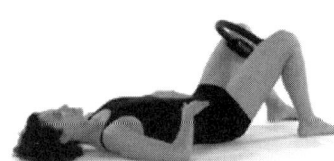
심복부 파악하기

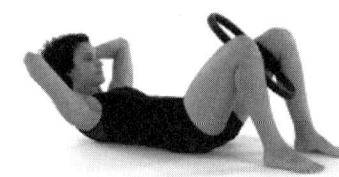
상복부 운동

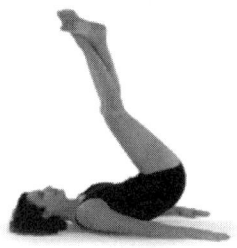
힙업

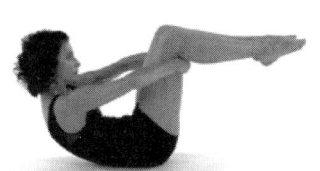
도장찍으며 전환하기

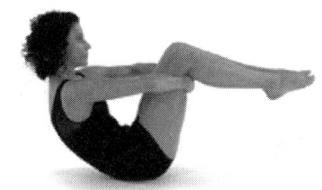
균형점자세

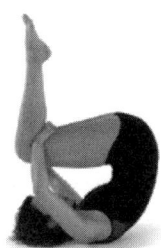
볼처럼 구르기 I

# 초급 시리즈

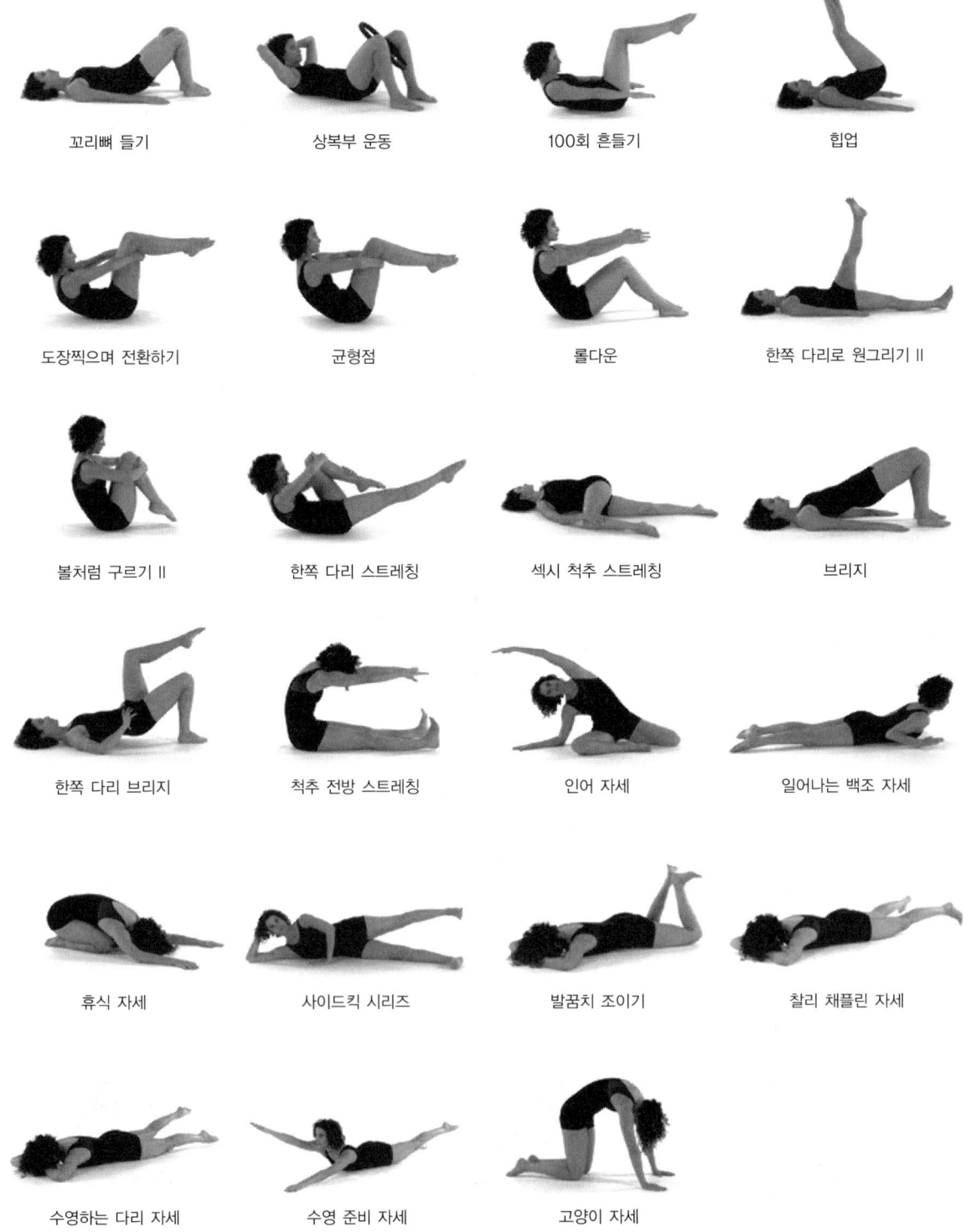

# 중급 시리즈

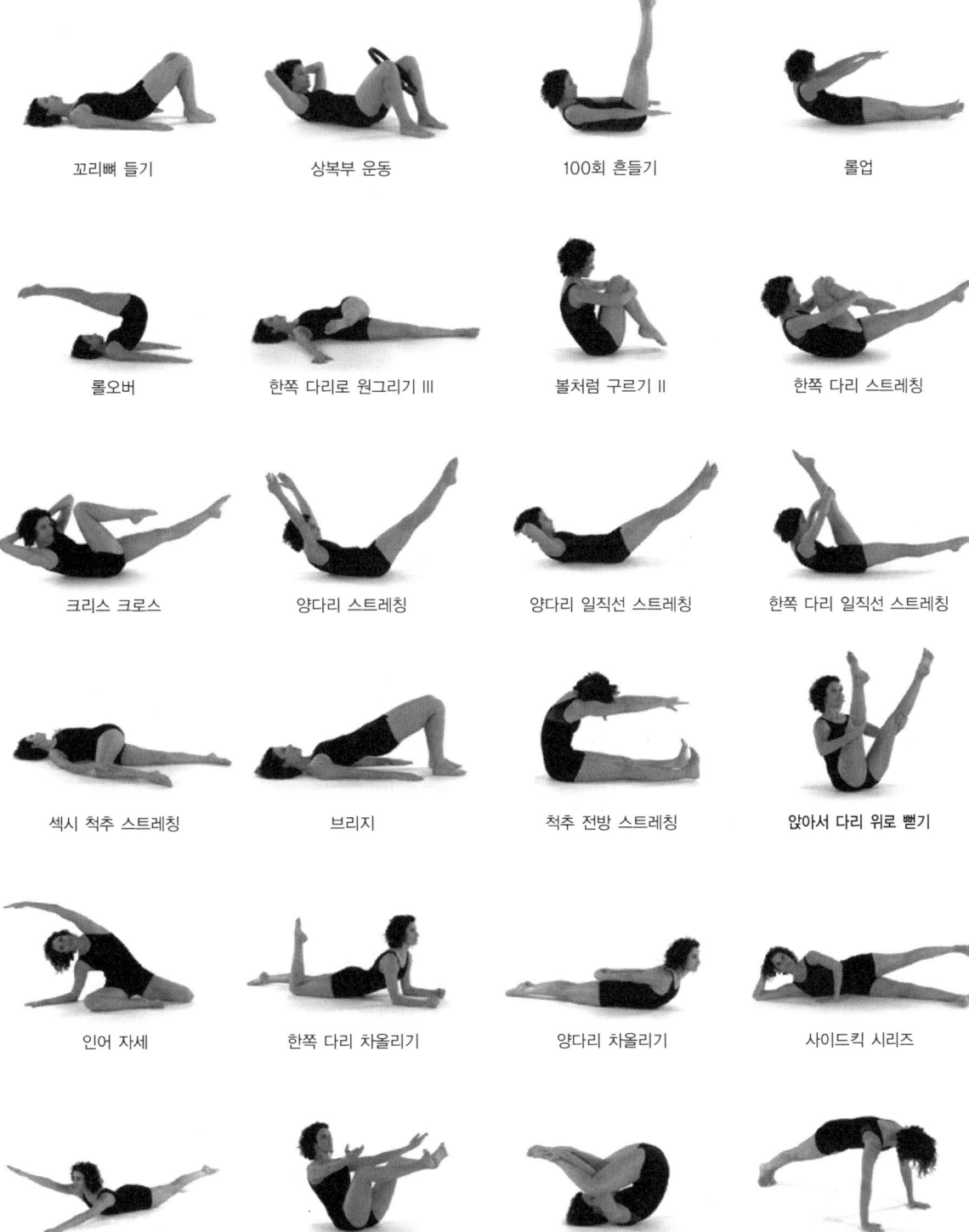

| 꼬리뼈 들기 | 상복부 운동 | 100회 흔들기 | 롤업 |
| 롤오버 | 한쪽 다리로 원그리기 III | 볼처럼 구르기 II | 한쪽 다리 스트레칭 |
| 크리스 크로스 | 양다리 스트레칭 | 양다리 일직선 스트레칭 | 한쪽 다리 일직선 스트레칭 |
| 섹시 척추 스트레칭 | 브리지 | 척추 전방 스트레칭 | 앉아서 다리 위로 뻗기 |
| 인어 자세 | 한쪽 다리 차올리기 | 양다리 차올리기 | 사이드킥 시리즈 |
| 엎드린 자세의 둔근 시리즈 | 티저 I: 변형된 티저 자세 | 물개 자세 | 필라테스 팔굽혀 펴기 I |

# 고급 시리즈

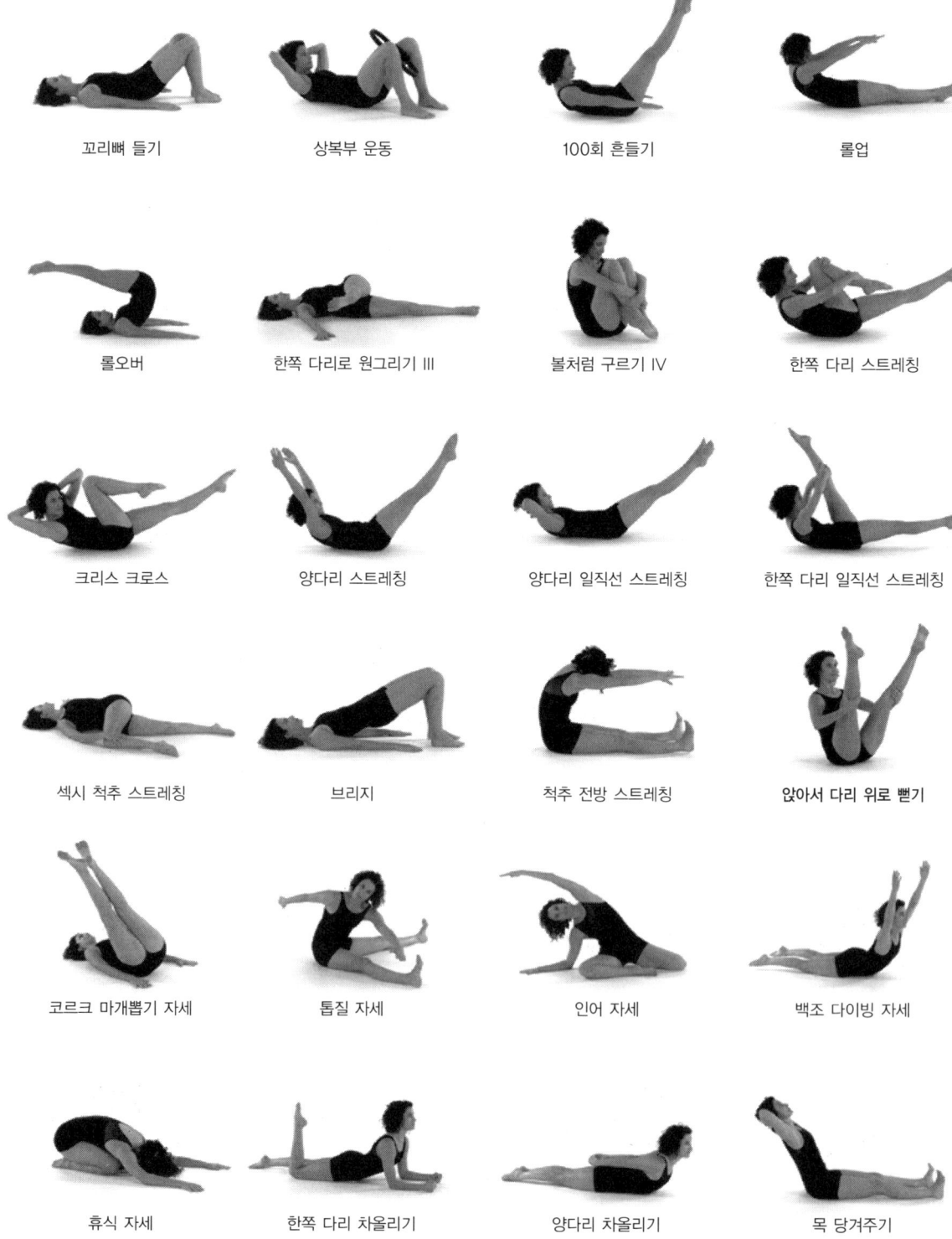

| 꼬리뼈 들기 | 상복부 운동 | 100회 흔들기 | 롤업 |
| 롤오버 | 한쪽 다리로 원그리기 III | 볼처럼 구르기 IV | 한쪽 다리 스트레칭 |
| 크리스 크로스 | 양다리 스트레칭 | 양다리 일직선 스트레칭 | 한쪽 다리 일직선 스트레칭 |
| 섹시 척추 스트레칭 | 브리지 | 척추 전방 스트레칭 | **앉아서 다리 위로 뻗기** |
| 코르크 마개뽑기 자세 | 톱질 자세 | 인어 자세 | 백조 다이빙 자세 |
| 휴식 자세 | 한쪽 다리 차올리기 | 양다리 차올리기 | 목 당겨주기 |

# 고급 시리즈

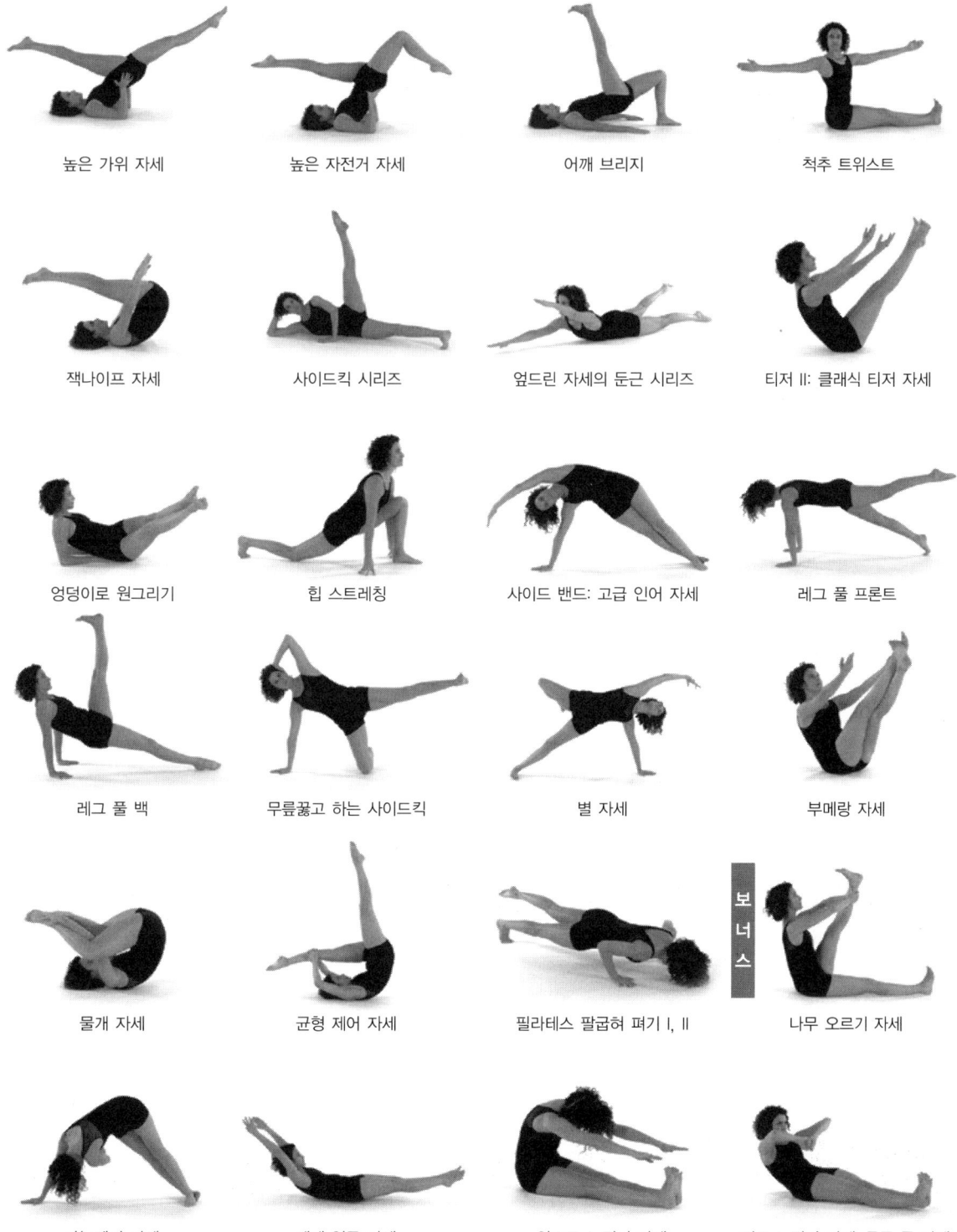

높은 가위 자세 / 높은 자전거 자세 / 어깨 브리지 / 척추 트위스트

잭나이프 자세 / 사이드킥 시리즈 / 엎드린 자세의 둔근 시리즈 / 티저 II: 클래식 티저 자세

엉덩이로 원그리기 / 힙 스트레칭 / 사이드 밴드: 고급 인어 자세 / 레그 풀 프론트

레그 풀 백 / 무릎꿇고 하는 사이드킥 / 별 자세 / 부메랑 자세

물개 자세 / 균형 제어 자세 / 필라테스 팔굽혀 펴기 I, II / 보너스 나무 오르기 자세

바늘꿰기 자세 / 세계 일주 자세 / 앞으로 노젓기 자세 / 뒤로 노젓기 자세: 둥근 등 자세

## 척추 안정화 동작(하중감 높은 굴절 동작 제외)

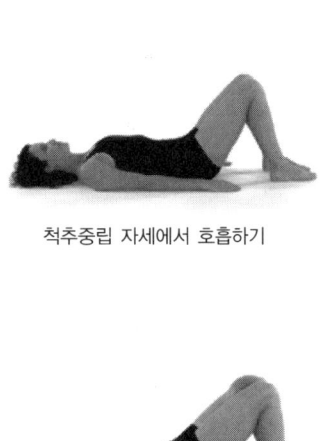
척추중립 자세에서 호흡하기

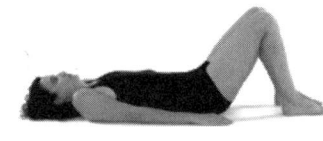
어깨 으쓱하기

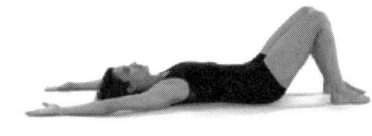
팔 뻗어주기

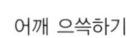
꼬리뼈 들기

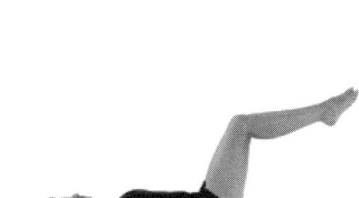
발꿈치 미끄러뜨리기

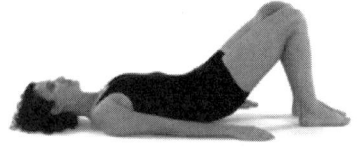
골반 안정화 동작

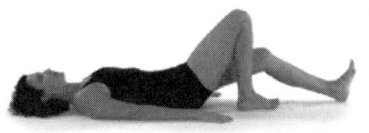
타이니 스텝

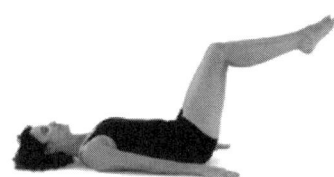
한쪽 다리로 원그리기 I

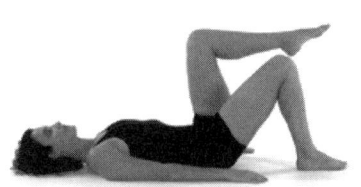
심복부 파악하기

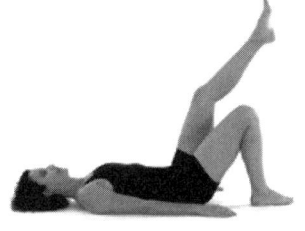
브리지

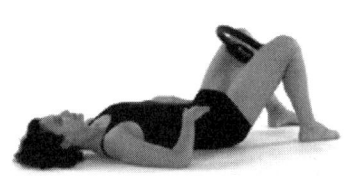
한쪽 다리 브리지

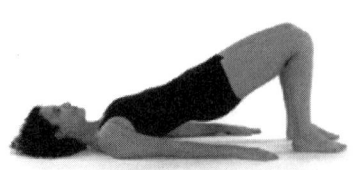
사이드킥 시리즈

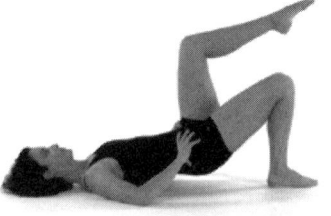
발꿈치 조이기

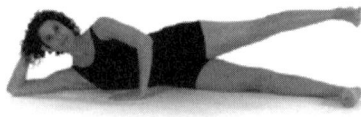
찰리 채플린 자세

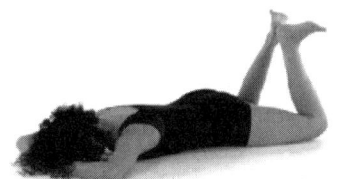
수영하는 다리 자세

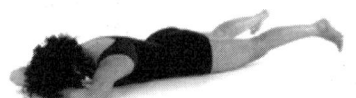
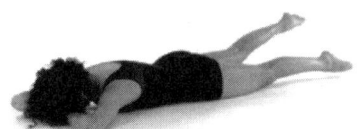

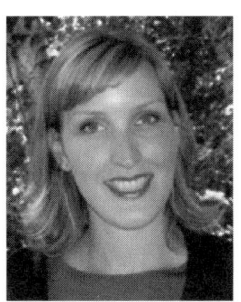

### 공동 저자에 대하여

리사 그라함은 뛰어난 무용수이자 마사지 치료사이며, 재활 기술과 교육을 전문으로 하는 필라테스 지도자이다. 그녀는 엘리 허먼 필라테스 연구소의 수석 지도자이며, 전세계에서 지도자 양성에 힘쓰고 있다. 현재 리사는 샌터크루즈에서 활동하며 자신의 필라테스 스튜디오인 에지얼 멍키에서 교습생들을 지도하고 있다.

리사 그라함에 대한 추가 정보는 www.agilemonkey.net에서 얻을 수 있다.

# 역자에 대하여

\* 가나다 순

**노수연**
- 가천대학교 운동재활복지학과 교수
- 사단법인 대한필라테스연맹 회장
- 서강대학교 겸임부교수
- 미국 Ellie Herman 국제필라테스 지도자 교육센터 한국지부 운영자
- 저서 : '임산부를 위한 30분 필라테스' (2006)
- 역서 : 'Ellie Herman의 도구를 이용한 필라테스' (2006)
        '모닝 필라테스' (2008)
- 동아대학교 체육학 박사

**박성미**
- 메디퀸, 퀸스메디, 최차혜 산부인과 임산부 필라테스 전문강사
- 서울 신월초등학교 명예교사
- Korea Pilates Federation Certificate 취득
- Ellie Herman Pilates Teaching 기구과정 수료

**배경진**
- 대구대학교 체육학과 겸임교수
- 미국 Ellie Herman Pilates Instructor
- 영국 Royal Academy of Dance Registed Teacher
- 배경진 Ballet-Pilates center 대표
- 역서 : '모닝 필라테스' (2008)
- 대구가톨릭대학교 체육학 박사

**여지영**
- 부산교육대학교 강사
- 동아대학교 체육대학 무용학과 강사
- 한국산업기술대학교 휘트니스센터 필라테스 강사
- Korea Pilates Federation Certificate 취득

**이명의**
- 롯데백화점 필라테스 강사
- 이명의 댄스센터 원장
- 신라대학교 필라테스 강사
- Ellie Herman Pilates Teaching 기구과정 수료

**이진숙**
- 대한필라테스연맹 부산지부장
- Ellie Herman Pilates Instructor
- 경남대학교 출강
- 역서 : '모닝 필라테스' (2008)
- 대표논문 : '필라테스의 현상학적 체험에 관한 연구'
- 동아대학교 체육학 박사

**정영수**
- 동아대학교 체육대학 무용학과 강사
- 부경대학교 평생교육원 필라테스 강사
- 성균관대학교 박사과정
- Ellie Herman Pilates Teaching 기구과정 수료